小脑与神经精神调控

主 编　石静萍　尹奎英

科学出版社

北京

内 容 简 介

本书是一部系统阐述小脑参与神经精神调控研究和应用的专著。从小脑的大体解剖结构到显微结构，再到其与儿童神经发育及功能定位的关系，为读者构建了坚实的基础知识框架。进而，深入探讨了小脑在认知、情绪、睡眠、精神行为及奖赏等高级神经活动中的重要角色。书中还详细阐述了小脑调控的机制，介绍了现代神经影像学和电生理技术在小脑信息采集与处理中的应用，以及多种小脑调控技术在阿尔茨海默病、孤独症谱系障碍、精神障碍、脑卒中康复等领域的应用和研究进展。

本书适合神经科学研究者、神经科医生阅读。

图书在版编目（CIP）数据

小脑与神经精神调控 / 石静萍，尹奎英主编 . -- 北京 : 科学出版社，2025. 6. -- ISBN 978-7-03-081322-0

Ⅰ. R322.85

中国国家版本馆 CIP 数据核字第 20250TOW87 号

责任编辑：沈红芬 / 责任校对：张小霞
责任印制：肖　兴 / 封面设计：龙　岩

科学出版社 出版

北京东黄城根北街16号

邮政编码：100717

http://www.sciencep.com

三河市春园印刷有限公司印刷
科学出版社发行　各地新华书店经销

*

2025年6月第　一　版　开本：787×1092　1/16
2025年6月第一次印刷　印张：15 3/4
字数：370 000

定价：168.00元

（如有印装质量问题，我社负责调换）

《小脑与神经精神调控》编写人员

主　编　石静萍　尹奎英

副主编　田敏捷　柯晓燕　章文斌　叶　伟　王　纯

编　者　（按姓氏笔画排序）

王　纯（南京医科大学附属脑科医院）

王永露（南京医科大学附属脑科医院）

王多浩（南京医科大学附属脑科医院）

王荧荧（南京医科大学附属脑科医院）

王钰涵（南京医科大学附属脑科医院）

牛　畅（中国电子科技集团公司第十四研究所）

尹奎英（中国电子科技集团公司第十四研究所）

石静萍（南京医科大学附属脑科医院）

叶　伟（北京大学分子医学南京转化研究院）

田敏捷（南京医科大学附属脑科医院）

曲良承（中国电子科技集团公司第十四研究所）

庄乾树（南京医科大学附属脑科医院）

刘卫国（南京医科大学附属脑科医院）

刘美良（北京师范大学人工智能学院、文理学院）

闫奕欣（南京医科大学附属脑科医院）

祁鑫洋（南京医科大学附属脑科医院）

许利刚（南京医科大学附属脑科医院）

孙　静（南京医科大学附属脑科医院）

牟　博（中国电子科技集团公司第十四研究所）

杜文韬（中国电子科技集团公司第十四研究所）

李绮雪（中国电子科技集团公司第十四研究所）

杨舒媛（南京医科大学附属脑科医院）

邱　畅（南京医科大学附属脑科医院）

汪　彤（南京医科大学附属脑科医院）

宋　波（南京医科大学附属脑科医院）

张雪梅（南京医科大学附属江宁医院）

范　艺（南京医科大学附属脑科医院）

赵　亮（南京医科大学附属脑科医院）

赵志文（北京师范大学人工智能学院、文理学院）

柯晓燕（南京医科大学附属脑科医院）

姚　群（南京医科大学附属脑科医院）

晏　壮（中国电子科技集团公司第十四研究所）

徐梓峰（南京医科大学附属脑科医院）

章文斌（南京医科大学附属脑科医院）

董文文（南京医科大学附属脑科医院）

遇　涛（首都医科大学宣武医院）

序　一

人类凭借进化赋予的超群智力，屹立于生物链之巅。智慧的源泉——人脑，至今仍是人体中最神秘的器官，其运作机制蕴藏着无数未解之谜。长久以来，学界普遍认为，人类独特的智力源自进化过程中大脑皮层面积的扩展，而小脑则主要司职于运动功能的调控，这一观点深入人心。

然而，科技的进步与研究的深入，逐渐揭示了小脑更为复杂的面貌。尽管小脑的体积仅及大脑的十分之一，但其神经元数量却超越了大脑，且其总收缩矫正表面积与大脑新皮层总表面积相近。这预示着小脑的功能远非仅限于运动调控，在漫长的进化历程中，它与大脑，与人类的认知、记忆、情绪等多方面建立了千丝万缕的联系。近年来的科研探索逐步证实了这一猜想：小脑几乎参与了所有的神经功能，涵盖了运动、认知、记忆、情绪、社交等广泛领域。同时，脑疾病研究也发现，许多病变在小脑中也有显著体现，甚至在部分病变的早期，小脑的变化更为明显，这进一步印证了大脑与小脑之间的紧密关联。

随着研究的深入，大脑-小脑的神经环路分析技术应运而生，结合解剖学、磁共振成像结构分析等手段，学者们已能借助小脑辅助进行部分疾病的早期诊断、进展程度的判断等。在一些新型调控技术中，小脑的部分区域更被作为靶点以提升治疗效果。

小脑的功能或许远不止于此，但就目前而言，小脑研究已取得了显著进展。然而，国内尚缺乏全面、详尽阐述小脑功能的专著。南京医科大学附属脑科医院神经内科的石静萍教授团队与中国电子科技集团公司的尹奎英首席专家团队，基于小脑与阿尔茨海默病的关联研究，在小脑特征提取、小脑环路分析等方面取得了显著成果，并在临床应用方面取得了显著进展。该书由两位专家携手主编，从小脑解剖等基础理论入手，逐步深入至最新的研究进展和成果，内容翔实、严谨，是了解和研究小脑功能现状不可或缺的参考资料。

我坚信，这部专著的问世，将对小脑相关的科研和实践产生积极的推动作用。在此，我要对作者付出的辛勤努力表示衷心的感谢。同时，我也期待这部专著能够广受读者喜爱，助力我国脑科学、智慧医疗等行业的发展，共同为推动人类智慧的探索与应用贡献力量。

北京天坛医院，中国工程院院士　江　涛

2024年8月

序　二

　　人脑作为人类智慧的源泉，蕴藏着无数未解之谜。长久以来，学界传统观点认为人类独特的智力源自进化过程中大脑皮层面积的扩展，而小脑则主要司职于运动功能的调控。然而，随着科技的进步与研究的深入，小脑更为复杂的面貌逐渐被揭示。尽管其体积仅及大脑的十分之一，然而小脑的神经元数量却远超越了大脑，且其总矫正表面积与大脑新皮层总表面积相近，这隐示着小脑的储备能力远大于运动调控单一功能之所需。借助先进的脑成像技术，近年来一系列实验结果发现小脑参与了广泛的人脑神经功能，涵盖运动、认知、情绪、社交等诸多领域，打破了小脑仅参与运动功能调控的狭隘传统观念。同时，脑疾病研究也发现与运动调控无关的一些疾病在小脑中有显著表现，甚至在有些疾病的早期，小脑的变化更为明显。随着大脑-小脑的神经元记录、标记、追踪、成像及计算模拟等技术的充分应用，进一步推动了人们对大脑-小脑神经环路结构与功能的深入了解。结合脑成像与功能分析等手段，学者们已经开始尝试将小脑变化运用到部分疾病的早期诊断和病程进展的综合判断中。在一些新型调控技术中，部分小脑区域也被作为刺激靶点进行调控治疗。

　　虽然对小脑的研究已取得了显著进展，人们对小脑的了解程度仍然远落后于大脑，国内至今尚缺乏详尽阐述小脑功能的专著。南京医科大学附属脑科医院的石静萍教授团队与中国电子科技集团公司的尹奎英首席专家团队，基于小脑与阿尔茨海默病的关联研究，在小脑特征提取、小脑环路分析和临床应用等方面取得了显著成果。该书由两位专家携手主编，并邀请了多位国内相关领域的专家、学者，从小脑解剖、生理等基础理论入手，逐步深入至最新的研究进展和成果，内容翔实、丰富，是了解和研究小脑现状有益的参考资料。这部专著的问世，将对小脑相关的科研和临床实践产生积极推动作用。我们期待这本书能够广受读者喜爱，助力与小脑相关的脑科学和脑疾病领域知识的普及与发展。

中国科学院大学、中国科学院生物物理所教授，中国科学院院士　陈　霖

北京大学讲席教授　高家红

2024年8月

前　言

一个人夜晚丢失了钥匙，他只在路灯下寻找。路人问："你确定钥匙是在这里丢的吗？"他回答："不确定，但这里比较亮，好找。"

在浩瀚的人类神经系统中，因为缺乏有效的观测手段，小脑长期被视为是主要负责协调运动、维持身体平衡的脑结构。近年来随着神经科学研究的深入，其复杂和多样的功能逐渐浮出水面，它远远超出了传统认知的范畴，深刻影响着人类的认知、情感、行为乃至精神健康，在神经精神调控领域展现出了前所未有的重要性。本书正是基于这一前沿视角，对小脑在神经精神领域中的多重角色及其调控机制做了一次全面梳理和总结。

本书两位主编带领的医工合作团队，近年在小脑信息采集与分析、小脑调控在神经精神领域的基础和临床应用方面做了基础性的交叉与探索性研究，并发表了相关研究论文，丰富了对小脑的探索和发现能力。本书汇集了多位编者的研究成果，并参阅了大量国内外的最新文献，从认知、情绪、睡眠、奖赏及精神行为等多个角度对小脑非运动功能进行了详尽的阐述，并着重分析了小脑与大脑之间的复杂神经环路，以及小脑如何通过其独特的储备能力和监督学习机制实现对神经信号的精细调控。本书还关注了当前小脑研究的热点技术和方法，如小脑脑电分析与小脑错误电位，以及小脑经颅磁刺激、小脑深部电刺激等技术。此外，本书通过多个疾病案例的分析，展示了小脑调控在阿尔茨海默病、孤独症谱系障碍、抑郁症、脑卒中康复等神经精神疾病治疗中的应用和前景。

本书是一部有关小脑在神经精神调控方面研究的专著，也是集学术性、前沿性和实用性于一体的著作。我们期望本书的出版能够为科研人员和临床医师提供有益的参考。我们相信，随着神经科学技术的不断进步和跨学科研究的深入，小脑在神经精神调控领域的潜力将得到更加充分的挖掘和利用。

由于我们对小脑调控功能的复杂性和多样性认知仍有局限，书中难免存在不足之处，希望广大读者不吝指正。

石静萍　尹奎英
2024年8月

目　录

第一章　小脑调控的解剖基础

第一节　小脑的大体解剖

小脑是脊椎动物脑的重要组成之一，位于大脑后方。在人体中，小脑位于颅后窝内、脑桥及延髓的背侧，上方借小脑幕与大脑相隔，下方为小脑延髓池。小脑的体积约为大脑的10%，大约140 cm³（Dekeyzer et al.，2023）。

一、小脑的结构及分区

（一）小脑的外部结构

1. 小脑的外部形态　小脑主要分为中央的小脑蚓部及两侧的小脑半球，通过三对小脑脚与脑干相连。小脑中间部狭窄卷曲，称为小脑蚓部；两侧部膨大，称为小脑半球（图1-1）。小脑蚓部与躯干的平衡功能有关，其中左侧蚓部管理左半身，右侧蚓部管理右半身，上蚓部管理上部，下蚓部管理下部。小脑半球协调四肢的运动，其中左侧半球管理左侧肢体，右侧半球管理右侧肢体。

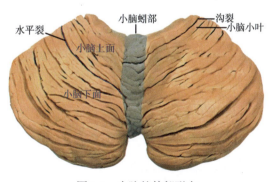

图1-1　小脑的外部形态

2. 小脑的表面结构　小脑表面有许多大致平行的浅沟（又称为沟裂），沟间稍隆起的部分称为小脑小叶，是小脑的结构单位（图1-1）。小脑表面的沟裂主要包括水平裂、原裂和后外侧裂。水平裂位于小脑表面的中部，横贯小脑，将小脑分隔为小脑上面与小脑下面，同时也将小脑蚓部分隔为小脑上蚓部与下蚓部。上蚓部有5个结构，分别为小舌、中央小叶、山顶、山坡、蚓小叶（图1-2）。下蚓部有4个结构，依次为蚓结节、蚓锥体、蚓垂、蚓小结，其中蚓小结突入第四脑室（图1-2）。原裂在小脑上面中部，呈"V"形，由后上方至前下方走行，于第四脑室附近将小脑分隔为小脑的前叶与后叶。在矢状位上可见一条较深的脑沟，即原裂（图1-2）。后外侧裂位于小脑下面蚓小结与蚓垂之间，分隔绒球小结叶与小脑体。

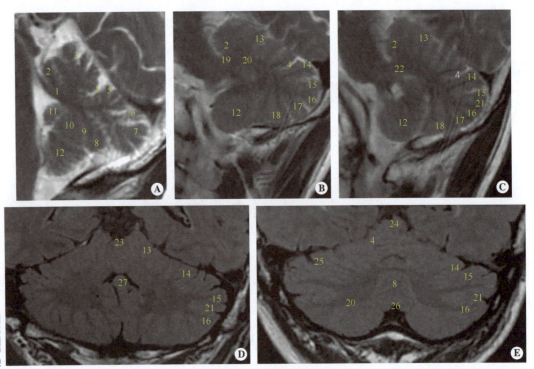

图1-2

图1-2 小脑的表面结构

A～C. MRI的T₁WI序列小脑矢状位图。A. 正中矢状位；B、C. 半球矢状位。D、E. T₂ Fliar序列小脑冠状位图。图中数字：
1. 小舌；2. 中央小叶；3、23. 山顶；4. 原裂；5、24. 山坡；6. 蚓小叶；7、26. 蚓结节；8. 蚓锥体；9. 次裂；10. 蚓垂；11、27. 蚓小结；
12. 小脑扁桃体；13. 方形小叶前部；14. 方形小叶后部；15. 上半月小叶；16. 下半月小叶；17. 薄小叶；18. 二腹小叶；19. 小脑上脚；
20. 齿状核；21. 水平裂；22. 小脑中脚；25. 上后裂

　　小脑叶包括绒球小结叶、前叶和后叶（图1-3）。绒球小结叶位于小脑下面，由绒球、绒球脚和蚓小结组成。绒球属于小脑半球的一部分，蚓小结属于下蚓部，突入第四脑室，绒球与蚓小结之间通过绒球脚相连。前叶是位于原裂上方的部分，包括上蚓部的前部（小舌、中央小叶、山顶）、半球的前部。后叶包括原裂以下大部分小脑皮层结构，分为旧区和新区两部分。后叶旧区包括小脑下蚓部的蚓锥体、蚓垂，小脑扁桃体。后叶新区包括小脑上蚓部的山坡、蚓小叶，下蚓部的蚓结节，小脑上半球和下半球的一部分。

　　小脑的表面从上面可以看到两侧小脑半球及中线结构。中线结构前端为中央小叶，根据表面结构突出于半球表面的程度，中线结构最高处为山顶结构，从山顶延伸往后部的平缓部为山坡，山坡后部为蚓叶。半球区域被两条原裂分为前、中、后三个部分。前部和中部分别

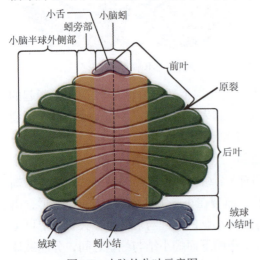

图1-3 小脑的分叶示意图

［引自：Felten DL，Shetty AN. 2009. Netter's Atlas of Neuroscience. 2nd ed. Philadelphia：WB Saunders.］

为方形小叶（前部）和方形小叶（后部），后部被水平裂又分为上半月小叶及下半月小叶。从下面观，中线前端结构为中央小叶，邻靠中央小叶由里到外的结构依次为中央小叶翼、小脑中脚和绒球。中央小叶后部紧靠前髓帆，而小脑上脚位于前髓帆和后髓帆之间。后髓帆后部为蚓小结，邻靠蚓小结由里到外结构依次为小脑扁桃体和二腹小叶。蚓小结后部结构依次为蚓垂、蚓锥体和蚓结节。邻靠蚓锥体两侧的半球结构为下半月小叶（图1-4）。

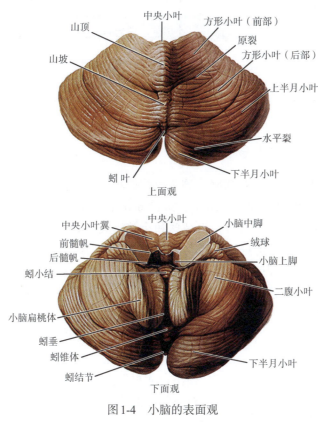

图1-4　小脑的表面观

［引自：柏树令.2008.系统解剖学.7版.北京：人民卫生出版社.］

（二）小脑的内部结构

小脑内部结构包括表面的皮层、深部的髓质和小脑核。小脑皮层为位于小脑表面的灰质。小脑髓质（又称为白质）由3类纤维构成：①小脑皮层与小脑中央核之间的往返纤维；②小脑叶内或小脑各叶之间的联络纤维；③小脑的传入和传出纤维，这些纤维参与小脑上、中、下3对小脑脚的组成。小脑核（又称为小脑中央核）位于白质中心，有4对核，由内侧向外侧依次为顶核、球状核、栓状核和齿状核。其中顶核最古老，属于原小脑，位于第四脑室顶上方小脑蚓的白质内；球状核和栓状核合称为中间核，在进化上属于旧小脑；齿状核最大，属于新小脑，位于小脑半球的白质内，呈皱褶的袋状，袋口（核门）朝向前内侧（图1-5）。

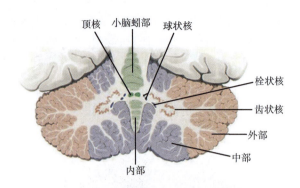

图1-5　小脑的内部核团

[引自：Schuenke M，Schulte E，Schumacher U，et al. 2015. Thieme Atlas of Anatomy: Head，Neck，and Neuroanatomy. New York：Thieme.]

（三）小脑的种系发生分区

从种系发生上小脑可以分为前庭小脑（也称原小脑）、脊髓小脑（也称旧小脑）和大脑小脑（也称新小脑或皮层小脑）（Herrup and Kuemerle，1997）。

前庭小脑是小脑最古老的部分，由绒球和小结构成（Mugnaini et al.，1997），其与前庭神经核关系密切，参与维持身体平衡、肌张力等功能（图1-6）。

脊髓小脑由小脑前叶和后叶中间带区构成，这部分主要接收脊髓小脑传入神经的投射（图1-6）。此外，前叶还接收视觉、听觉的传入信息，后叶中间带区还接收脑桥纤维的投射。前叶的传出纤维主要到达小脑顶核，换元后进入脑干网状结构；后叶中间带区的传出纤维主要在小脑间位核换元，投射至红核，其中部分纤维在红核不换元再投射至丘脑外侧腹核。在功能上，前叶对肌张力的调节既有抑制又有易化的双重作用，在进化过程中，前叶的抑制作用逐渐减弱，易化作用逐渐占主要地位；后叶中间带区也有控制肌张力的功能，同时也参与了随意运动功能的调控（Strick et al.，2009）。

大脑小脑为后叶的外侧部，主要接收大脑皮层传来的信息，见图1-6。这些皮层传入的纤维在脑桥换元，主要投射到对侧的后叶外侧。后叶的传出纤维在齿状核换元，投射到丘脑腹外侧核二次换元后投射到运动皮层。一般认为，皮层小脑参与调控运动计划的形成及运动程序的编制等功能（Roostaei et al.，2014）。

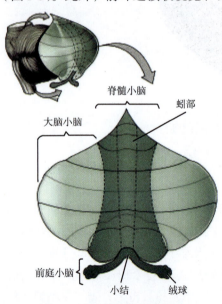

图1-6　小脑的种系发生分区

[引自：Purves D，Augustine GJ，David F. et al. 2011. Neurosciens. 5th ed. New York：Springer.]

（四）小脑的拉塞尔分区

为了简化命名便于研究，1947年，拉塞尔（Larsell）根据小脑表面的皱褶及裂等特征性标志和小脑各区的解剖结构，提出以罗马数字代表分区的命名系统。他将小脑从前到后分为10个小叶，蚓部小叶的部分为小叶Ⅴ区（vermis lobule），半球的小叶部分为H区（hemisphere lobule）（Larsell，1947）。

以小脑中央前裂为界，之前的部分为小叶Ⅰ、Ⅱ区，介于中央前裂及小脑顶前裂的部分为小叶Ⅲ区。小叶Ⅳ区前界为顶前裂，后界为顶间裂。小叶Ⅴ区介于顶间裂与原裂之间。原裂与后上裂之间为小叶Ⅵ区。在后上裂与水平裂之间，蚓部小叶的部分为小叶ⅦAf区，半球小叶的部分为脚Ⅰ区（Crus Ⅰ）。在水平裂与裆状旁正中裂之间，蚓部小叶的部分为小叶ⅦAt区，半球小叶的部分为脚Ⅱ区（Crus Ⅱ）。小叶ⅦB区位于裆状旁正中裂与二腹前裂之间。二腹前裂与次裂之间为小叶Ⅷ区。在Ⅷ区之内，又被二腹间裂分为前部的小叶ⅧA区及后部的小叶ⅧB区。次裂与后外侧裂之间为小叶Ⅸ区。后外侧裂之后为小叶Ⅹ区（图1-7）（Stoodley and Schmahmann，2010）。

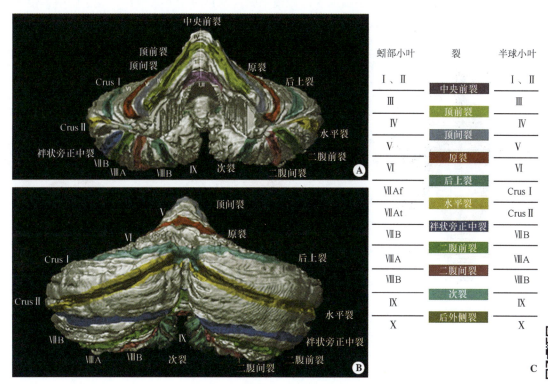

图1-7 小脑的10个小叶分区

［引自：Stoodley CJ，Schmahmann DJ. 2010. Evidence for topographic organization in the cerebellum of motor control versus cognitive and affective processing. Cortex，46：831-44.］

这种分区方式更为精细且更贴合小脑的功能分区，被广泛运用于小脑的功能研究。时至今日，研究者们基于此分区的功能研究，发现小脑几乎参与了所有的神经功能，包括感觉运动、前庭功能、认知、情绪–社会–心理及自主神经功能等（Strick et al.，2009）。

二、小脑的纤维连接

（一）小脑的传入纤维及传出纤维

小脑的连接纤维分为传入纤维和传出纤维。

小脑的传入纤维来自大脑皮层、脑干（前庭核、网状结构及下橄榄核等）、脊髓，分别汇聚成主要的纤维束：脊髓小脑束、前庭小脑束、脑桥小脑束和橄榄小脑束等，通过三对小脑脚传入小脑，最终投射至小脑皮层和小脑深部核团。脊髓小脑束分为前、后束，将肌腱、关节的深感觉分别经小脑上脚、小脑下脚投射至小脑蚓部；前庭小脑束从前庭神经核发出，将前庭细胞核发出的冲动经小脑下脚投射至同侧绒球小结和小脑顶核；脑桥小脑束纤维起自大脑额中回、颞中下回及枕叶，投射至同侧脑桥核，汇集成脑桥小脑束后交叉投射并经对侧小脑中脚至对侧小脑皮层；橄榄小脑束来自对侧下橄榄核，经小脑中脚传至小脑皮层（图1-8）（Roostaei et al.，2014）。

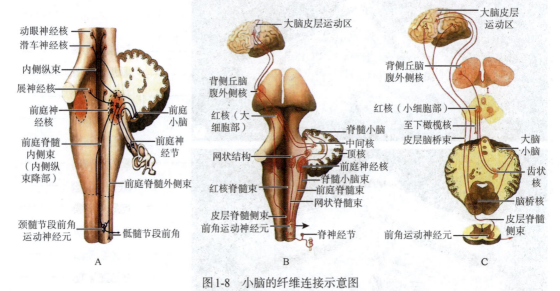

图1-8　小脑的纤维连接示意图

A.前庭小脑的主要传入、传出纤维联系；B.脊髓小脑的主要传入、传出纤维联系；C.大脑小脑的主要传入、传出纤维联系

［引自：柏树令.2008.系统解剖学.7版.北京：人民卫生出版社.］

小脑的传出纤维发自小脑的深部核团，主要为齿状核、顶核，经过小脑上脚（结合臂）离开小脑，再经过中间神经元（前庭外侧核、红核、脑干的网状核和丘脑核团）换元，到达大脑、脑干神经核及脊髓前角细胞，主要的纤维束有齿状核红核脊髓束、齿状核红核丘脑束及顶核脊髓束。

齿状核红核脊髓束纤维自齿状核发出，交叉投射至对侧红核，汇聚成齿状核红核脊髓束再交叉投射至同侧脊髓前角，参与运动的调节。齿状核红核丘脑束纤维自齿状核发出后交叉投射至对侧红核，再至丘脑，投射到大脑皮层运动区及运动前区，参与锥体束及锥体外系的调节。顶核脊髓束从小脑顶核发出经小脑下脚分别投射至延髓网状结构及前庭核，一部分经延髓网状纤维和部分前庭纤维投射至脊髓前角，参与运动功能的调节；另一部分从前庭核发出的纤维则与内侧纵束和眼肌神经核联系，参与眼球运动的调节（图1-8）（Roostaei et al., 2014; Glickstein and Doron, 2008）。

（二）三对小脑脚的纤维构成

小脑脚是小脑与脑干连接之处，是小脑接受外界纤维投射及发出投射纤维的"门户"（图1-9）。

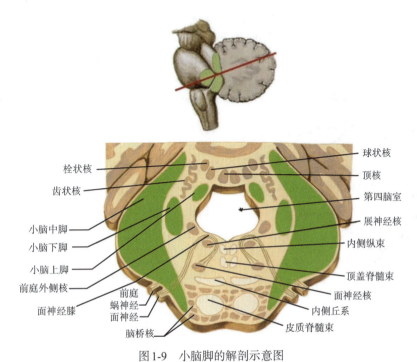

图1-9 小脑脚的解剖示意图

［引自：Felten DL，Shetty AN. 2009. Netter's Atlas of Neuroscience. 2nd ed. Philadelphia：WB Saunders.］

小脑下脚又称绳状体，与延髓相连，由小脑的传入纤维和传出纤维组成。其传入纤维来自前庭神经、前庭神经核、延髓下橄榄核、延髓网状结构至小脑的纤维，以及脊髓小脑后束、楔小脑束的纤维，这些小脑的传入纤维主要是谷氨酸能的兴奋性纤维。传出纤维有两类：一是发自绒球和部分小脑蚓部皮层，止于前庭神经核的小脑前庭纤维，其化学性质为γ-氨基丁酸能抑制纤维，对前庭神经核内的神经元起抑制作用；二是起于顶核、止于延髓的顶核延髓束纤维（包括顶核前庭纤维和顶核网状纤维），包含有谷氨酸能的兴奋性纤维和γ-氨基丁酸能、甘氨酸能的抑制性纤维（Glickstein and Doron, 2008）。

小脑中脚又称脑桥臂，与脑桥相连，是三对小脑脚中最粗大者。其主要成分为由对侧脑桥核发出的脑桥小脑纤维，另有少量脑桥网状核到小脑皮层的纤维；这些经小脑中脚的小脑传入纤维也主要以谷氨酸为神经递质，小脑中脚内的传出纤维稀少，为小脑至脑桥的纤维（Glickstein et al., 2009）。

小脑上脚又称结合臂，位于小脑和中脑之间。小脑上脚的主要成分为起自小脑中央核、止于对侧红核和背侧丘脑的小脑传出纤维，其中也有脊髓小脑前束、三叉小脑束及起自顶盖和红核的顶盖小脑束、红核小脑束等向小脑的传入纤维（Glickstein and Doron,

2008；Voogd and Glickstein，1998）。

三、小脑的血供

小脑的血供来源于椎-基底动脉系统，共有三对分支，分别是起源于基底动脉的小脑上动脉、小脑下前动脉和起源于椎动脉的小脑下后动脉（Gillilan，1969）。

小脑上动脉从基底动脉发出后，其近端走行于大脑后动脉的下方，然后转至大脑后动脉的内侧上行。其远端分为三支，即内侧支、中间支和外侧支。在小脑中，小脑上动脉负责小脑上面的血供（图1-10）（Delion et al.，2017，Gillilan，1969）。

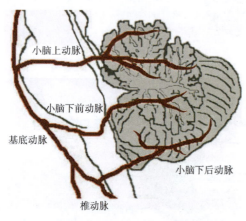

图1-10　小脑的动脉示意图

小脑下前动脉从基底动脉发出后围绕脑桥下外侧延伸，其近端的分支进入脑桥外侧部，另外的侧分支继续延伸，通过前庭蜗神经后再分为两支。其中一支沿小脑半球表面走行后与小脑下后动脉吻合，主要负责小脑下部前外侧的血供；另一支则负责小脑中脚及脑桥中间部的血供（图1-10）（Delion et al.，2017）。

小脑下后动脉从椎动脉发出后向后外侧走行于延髓及小脑扁桃体之间，分出内侧支和外侧支。内侧支向后走行于小脑半球和下蚓部之间，负责小脑半球下面和下蚓部的血供；外侧支走行于小脑下面到外侧缘，最终与小脑下前动脉和小脑上动脉吻合（图1-10）（Delion et al.，2017）。

（祁鑫洋　范　艺　叶　伟）

参 考 文 献

Dekeyzer S，Vanden BS，De Cocker L. 2023. Anything but little：a pictorial review on anatomy and pathology of the cerebellum. Clin Neuroradiol，33：907-929.

Delion M，Dinomais M，Mercier P. 2017. Arteries and veins of the cerebellum. Cerebellum，16：880-912.

Gillilan LA. 1969. The arterial and venous blood supplies to the cerebellum of primates. J Neuropathol Exp Neurol，28：295-297.

Glickstein M，Doron K. 2008. Cerebellum：connections and functions. The Cerebellum，7：589-594.

Glickstein M，Strata P，Voogd J. 2009. Cerebellum：history. Neuroscience，162：549-559.

Herrup K，Kuemerle B. 1997. The compartmentalization of the cerebellum. Annual Review of Neuroscience，20：61-90.

Larsell O. 1947. The development of the cerebellum in man in relation to its comparative anatomy. J Comp Neurol，87：85-129.

Mugnaini E，Dino MR，Jaarsma D. 1997. The unipolar brush cells of the mammalian cerebellum and cochlear nucleus：cytology and microcircuitry. Prog Brain Res，114：131-150.

Roostaei T，Nazeri A，Sahraian MA，et al. 2014. The human cerebellum. Neurologic Clinics，32：859-869.

Stoodley CJ，Schmahmann JD. 2010. Evidence for topographic organization in the cerebellum of motor control versus cognitive and affective processing. Cortex，46：831-844.

Strick PL，Dum RP，Fiez JA. 2009. Cerebellum and nonmotor function. Annu Rev Neurosci，32：413-434.

Voogd J，Glickstein M. 1998. The anatomy of the cerebellum. Trends Neurosci，21：370-375.

第二节　小脑的显微结构

小脑从外到内分为3层。外层主要由神经元胞体及一些纤维构成，为小脑皮层或叫小脑灰质。皮层下为白质或叫小脑髓质，由小脑皮层与小脑核之间的往返纤维、小脑叶片之间或小脑各叶之间的联络纤维、小脑的传入纤维和传出纤维构成。在白质下方为由成簇神经元构成的小脑深部核团（deep cerebellar nuclei，DCN）结构。

一、小脑皮层

小脑皮层由3层组成，由表向内分别为分子层、浦肯野细胞（Purkinje cell，PC）层（又称梨状细胞层）及颗粒细胞（granular cell，GC）层（图1-11）（Voogd and Glickstein，1998）。小脑皮层的神经元有5类：星形细胞、篮状细胞、PC、GC和高尔基细胞（图1-12）。星形细胞和篮状细胞位于分子层；PC位于PC层；GC和高尔基细胞位于GC层。从神经递质属性来看，除GC为谷氨酸能的兴奋性神经元外，其余4种神经元均为γ-氨基丁酸能的抑制性中间神经元。

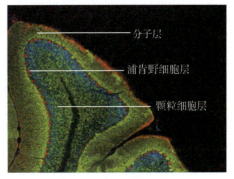

图1-11　小脑的皮层结构

［引自：Wagner MJ，Kim TH，Savall J，et al. 2017. Cerebellar granule cells encode the expectation of reward. Nature，544：96-100.］

分子层细胞成分少，主要由纤维［GC轴突及其发出的平行纤维（parallel fiber，PF）、高尔基细胞发出的抑制性纤维和PC的树突］组成，其间有一些神经元（星形细胞、篮状细胞）发挥抑制性中间神经元的作用（图1-12）（Voogd and Glickstein，1998）。这一层的结构更像是GC层向PC层传递信号的"中转站"，GC的无髓鞘轴索通过发出的PF（约20万根）与PC伸入此层的树突产生大量突触，通过GC突触前膜释放的谷氨酸能递质将兴奋性信号传递给下游的PC，调控PC的活动。而在此层的星形细胞、篮状细胞等中间神经元更像是"减速器"，起到抑制PC兴奋性、调控信号传递的作用。

PC层由单层排列的PC的大胞体组成。PC是大脑中最独特的神经元之一，这些细胞的树突发达，树突上覆盖着树突棘，分支很长，向外伸入分子层，分布在与小脑叶片纵轴垂直的平面上，其树突接收来自中枢系统各部分的综合信息，有些是兴奋性的，有些是抑制性的，有的为直达投射，有的通过中间神经元到达。小脑的传入纤维和中间神经元以PC为中心，构成了小脑皮层感觉运动整合功能的基本神经环路。PC轴突构成小脑皮层唯一的传出纤维，主要投射至DCN，通过γ-氨基丁酸神经递质传递抑制性信号。此外，由前庭小脑发出的传出纤维会绕过小脑神经核团直接投射至小脑外（Chen et al.，2022）。

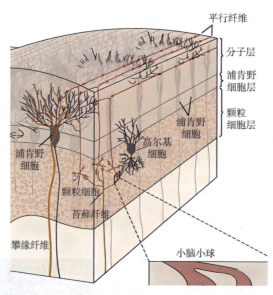

图1-12　攀缘纤维与苔藓纤维在小脑皮层中的结构示意图

〔引自：Kandel ER，Schwartz JH，Jessell TM，et al. 2012. Principles of Neural Science. 5th ed. New York：McGraw-Hill Medical.〕

　　GC层由小颗粒细胞紧密堆积在一起的胞体构成，其中还有一些抑制性的高尔基细胞。与PC相反，小脑GC是脑中最小的神经元之一。其细胞数占所有小脑神经元总数的95%以上。这些细胞的无髓鞘轴突主要伸向分子层，发出与各小脑小叶纵轴平行的纤维，与垂直于小脑小叶纵轴的PC树突发生突触连接。小脑GC神经递质为谷氨酸能，为小脑皮层唯一对靶细胞发挥兴奋作用的神经元。每个GC会发出约5个树突，在树突末端会膨大形成称为树突状爪的结构，接收苔藓纤维（MF）传入的兴奋性信号及高尔基细胞传入的抑制性信号（图1-12）（Apps and Garwicz，2005）。

二、小 脑 髓 质

　　小脑髓质主要由三组纤维构成：①小脑皮层与深部小脑核之间的往返纤维；②小脑叶内或小脑各叶之间的联络纤维；③小脑的传入纤维和传出纤维，这部分纤维组成了三对小脑脚（小脑下脚、中脚及上脚）与脑干相连。其中有两类比较特别的外部输入纤维，分别是苔藓纤维（mossy fiber，MF）及攀缘纤维（climbing fiber，CF）。MF多数起源于脑桥核，少部分来源于脊髓、前庭核等。MF投射至GC（Gravel and Hawkes，1990）。在GC层内，MF分出若干侧支，延伸至数个小脑小叶。在这些纤维末梢会膨大产生被称为玫瑰花结的放大物，单个MF产生20～30个玫瑰花结。在这些玫瑰花结内存在被称为小脑小球的结构单元，每个小脑小球中心为一个MF末梢产生的纤维莲座丛，其上长满苔藓样结构（Jakab and Hamori，1988）。MF正是通过这样的苔藓样结构与GC的树突状爪构成兴奋性突触，每个小脑小球与约50个GC接触，每个GC与4～5根MF形成突触。在小脑小球中还存在少量高尔基细胞发出的纤维投射到GC的树突状爪，形成抑制性突触（图1-12）。整个小脑小球结构被包裹在一层胶质细胞中（Xu-Friedman and Regehr，2003）。如此复杂的结构目前其功能尚不完全明确，有观点认为这样的结构可以让小脑对输入的复杂信号进行重新编码，对输入的信号进行更细致的区分和处理（Beckinghausen and Sillitoe，2019）。

CF来自橄榄核，进入小脑髓质后投射至对侧PC。在髓质中，CF会发出部分侧支纤维，投射至DCN。在PC层，CF末梢分裂为约10个末端分支，每个分支只与对应的一个PC形成突触，且每个PC只接收一根CF的投射。CF末梢分支到达PC后，会像藤蔓一样缠绕在PC周围，与其形成300多个突触（Heck et al.，2013）。这使得CF对PC具有很强的信号输入能力，从CF传递的单一动作电位可以在下游的PC产生一串连续的复杂动作电位信号（Bardin et al.，1983）。CF的功能目前仍存在诸多争议，有观点认为CF的输入主要作为参考信号进入PC，这些信号可以帮助PC修正一些错误的信号输入；而另一种观点则认为其直接决定了小脑的信号输出（Barmack and Yakhnitsa，2011）

三、小脑深部核团

在小脑左、右半球深部的髓质中，每侧各埋藏着4个由神经元群构成的神经核团，由内侧向外侧分别为顶核、球状核、栓状核和齿状核，其中栓状核和球状核常合称为间位核（图1-13）。顶核最古老，属于原小脑，位于第四脑室顶上方小脑蚓的白质内；球状核和栓状核在进化上属于旧小脑；齿状核最大，属于新小脑，位于小脑半球的白质内，呈皱褶的袋状，袋口（核门）朝向前内侧。DCN主要接受小脑皮层PC的纤维投射，也接受CF的侧支投射等。其中的大多数神经元具有较大的细胞体，这些神经元为兴奋性谷氨酸能神经元，投射到小脑以外的下游区域。此外，深部核团中还分布少量小细胞，这些细胞是抑

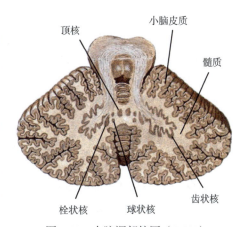

图1-13　小脑深部核团（DCN）

制性的γ-氨基丁酸能神经元，并专门投射到下橄榄核（Beckinghausen and Sillitoe，2019）。这些深部核团接收来自小脑皮层的信息输入，并将信息传出小脑，到达脊髓、前庭神经核、丘脑、大脑皮层等处。DCN更像是小脑信息传递的中转站，是小脑信息传递出小脑前对信息进行汇总加工之处。

四、小脑的微区结构

从微观解剖角度来看，小脑皮层似乎是均一重复的结构。但随着研究的深入，研究者发现小脑的结构是有功能分隔的。通过免疫染色标记小脑皮层中的斑马蛋白Ⅱ（一种位于醛缩酶C上的抗原蛋白，在小脑中该蛋白质只在PC中表达），小脑皮层会呈现出明暗相间

的条带状结构，宛若斑马身上的条纹，斑马蛋白由此得名（Ahn et al.，1994）。被染色的暗条带即斑马蛋白Ⅱ阳性的PC区域，未被染色的明条带即斑马蛋白Ⅱ阴性的PC区域，而单个明暗条带则被定义为个"斑马条带"（图1-14）（Sillitoe and Hawkes，2002）。

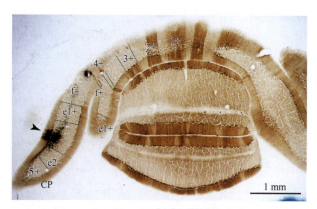

图1-14　小脑的斑马条带

〔引自：Cermminara NL，Aoki H，Loft M，et al. 2013. Structural basis of cerebellar microcircuits in the rat. The Journal of Neuroscience，33：16427-16442.〕

随后，研究者发现在这些区域内还存在着微区结构。有些微区被定义为一组具有相同躯体感受野的PC，每个这种微区包含约1000个PC，排列成一条长而狭窄的条带，垂直于皮层皱褶（Brochu et al.，1990）。

有些微区是因CF而被定义，即所谓"攀缘纤维微区"。一个CF的分支通常会激活属于同一微区的PC，来自同一个CF的侧支所支配的微区会被同步调控（Buisseret-Delmas et al.，1993）。研究发现身体不同部位的本体感觉信号会映射到小脑皮层的特定区域，且一个部位的信号往往会映射到不连续的几个微区内，表明CF微区活动的同步性。此外，还有以MF定义的微区。这些微区是MF末梢投射的区域，在小脑皮层上表现为散在分布的"马赛克"样结构（Shambes et al.，1978）。有观点认为这三种微区归属于同一结构，研究发现CF微区和MF微区在空间上几乎是重合的，且分布在斑马条带的分界处（图1-15）（Apps and Hawkes，2009）。这样的复合微区结构的具体功能目前仍不完全明确，有观点认为这些结构是小脑处理信息的基本单位。

五、小脑的神经微环路

与大脑皮层不同，小脑皮层没有结构异质性。整个小脑皮层几乎都是一样的三层结构（图1-16），且不同亚区的内部神经微环路结构也几乎是恒定的（Schmahmann et al.，2019）。小脑接收的外部信息主要由CF和MF传入，其中MF直接将信号传递到GC的胞体，而CF传递的信息一部分沿着纤维主干传递至PC，一部分沿着纤维侧支传递至深部核团（Apps and Garwicz，2005）。

到达GC的信息还会受到深部核团发出的兴奋性信号及高尔基细胞发出的抑制性信号调控，高尔基细胞本身还会受到深部核团发出的抑制性信号调控。这些信号在GC整合后，沿着

GC轴突到达分子层的PF，而PF又会受到高尔基细胞发出的抑制性信号及分子层中的中间神经元（星形细胞、篮状细胞）的抑制性信号调控，这些信号最终通过PC树突到达PC的胞体。

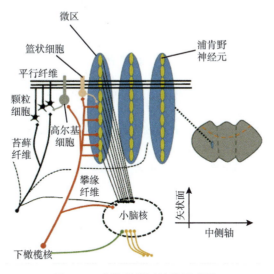

图1-15 小脑的微区结构示意图

解剖学上观察到两种主要输入系统（苔藓纤维和攀缘纤维）之间的功能一致性。苔藓纤维与浦肯野细胞的矢状树突树相交，而攀缘纤维输入则垂直于平行纤维进入小脑皮层。有10~15个浦肯野细胞排列在矢状微区，接受相同的攀缘纤维输入。平行纤维输入（即苔藓纤维输入）与攀缘纤维输入两者的信号组合。每个微区根据攀缘纤维输入整合平行纤维输入，从而将特定重组的输出发送到小脑深部核团神经元［引自：Mitoma H，Kakei S，Yamaguchi K，et al. 2021. Physiology of cerebellar reserve：redundancy and plasticity of a modular machine. Int J Mol Sci，22：4777.］

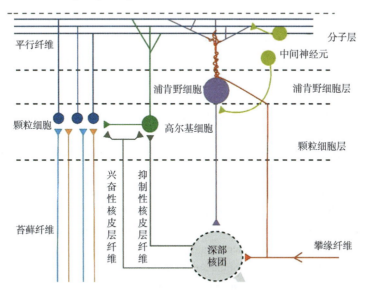

图1-16 小脑内部神经微环路示意图

［引自：Thanawalla AR，Chen AI，Azim E，et al. 2020. The cerebellar nuclei and dexterous limb movements. Neuroscience，450：168-183.］

PC接收到由MF传入、经GC等加工的信号，连同由CF传入的信号进行加工处理，同时还受到中间神经元的抑制性调控。然后，PC将处理好的信息传递至DCN。最后，信息到达DCN后，连同部分CF侧支传入的信号，经DCN整合后传递出小脑，到达下游神经元（Voogd and Glickstein，1998）。

（祁鑫洋　叶　伟）

参 考 文 献

Ahn AH，Dziennis S，Hawkes R，et al. 1994. The cloning of zebrin Ⅱ reveals its identity with aldolase C. Development，120：2081-2090.

Apps R，Garwicz M. 2005. Anatomical and physiological foundations of cerebellar information processing. Nature Reviews Neuroscience，6：297-311.

Apps R，Hawkes R. 2009. Cerebellar cortical organization：a one-map hypothesis. Nat Rev Neurosci，10：670-681.

Bardin JM，Batini C，Billard JM，et al. 1983. Cerebellar output regulation by the climbing and mossy fibers with and without the inferior olive. J Comp Neurol，213：464-477.

Barmack NH，Yakhnitsa V. 2011. Topsy turvy：functions of climbing and mossy fibers in the vestibulo-cerebellum. Neuroscientist，17：221-236.

Beckinghausen J，Sillitoe RV. 2019. Insights into cerebellar development and connectivity. Neurosci Lett，688：2-13.

Brochu G，Maler L，Hawkes R. 1990. Zebrin Ⅱ：a polypeptide antigen expressed selectively by Purkinje cells reveals compartments in rat and fish cerebellum. J Comp Neurol，291：538-552.

Buisseret-Delmas C，Yatim N，Buisseret P，et al. 1993. The X zone and C X subzone of the cerebellum in the rat. Neurosci Res，16：195-207.

Chen X，Du Y，Broussard GJ，et al. 2022. Transcriptomic mapping uncovers Purkinje neuron plasticity driving learning. Nature，605：722-727.

Gravel C，Hawkes R. 1990. Parasagittal organization of the rat cerebellar cortex：direct comparison of Purkinje cell compartments and the organization of the spinocerebellar projection. J Comp Neurol，291：79-102.

Heck DH，De Zeeuw CI，Jaeger D，et al. 2013. The neuronal code（s）of the cerebellum. J Neurosci，33：17603-17609.

Jakab RL，Hamori J. 1988. Quantitative morphology and synaptology of cerebellar glomeruli in the rat. Anat Embryol（Berl），179：81-88.

Schmahmann JD，Guell X，Stoodley CJ，et al. 2019. The theory and neuroscience of cerebellar cognition. Annu Rev Neurosci，42：337-364.

Shambes GM，Gibson JM，Welker W. 1978. Fractured somatotopy in granule cell tactile areas of rat cerebellar hemispheres revealed by micromapping. Brain Behav Evol，15：94-140.

Sillitoe RV，Hawkes R. 2002. Whole-mount immunohistochemistry：a high-throughput screen for patterning defects in the mouse cerebellum. J Histochem Cytochem，50：235-244.

Voogd J，Glickstein M. 1998. The anatomy of the cerebellum. Trends Neurosci，21：370-375.

Xu-Friedman MA，Regehr WG. 2003. Ultrastructural contributions to desensitization at cerebellar mossy fiber to granule cell synapses. J Neurosci，23：2182-2192.

第三节　小脑与儿童神经发育

人类小脑具有神经发育持续时间长、出生后体积增长迅速、神经元数量庞大等特点。

小脑神经元数量约占人脑神经元总数的80%，其高度保守的微环路结构与大脑皮层、脑干等区域形成广泛连接，不仅在运动控制中起作用，而且还通过前额叶–小脑环路参与工作记忆和语言处理等认知功能。小脑的发育经历了很长一段时间，从胚胎早期一直延续到青少年时期，这种持续的发育使小脑容易受到各种发育障碍的影响。因此，对小脑与儿童神经发育及发育障碍进行研究非常必要。

一、小脑结构的发育

小脑发育始于胚胎第4周菱脑峡的形成，孕6周后进入快速分化阶段。自孕中期后生长发育加速，在孕24～40周，小脑体积增加了500%，是同期颅内生长最快的脑结构。至出生后的18个月，小脑解剖结构的发育基本完成，但突触重塑和功能网络优化持续至青少年期（Koning et al.，2017）。

（一）小脑外部形态的发育

小脑起源于后脑翼板背侧的菱形唇，后者在中线处融合而形成小脑板，即小脑始基（图1-17）。

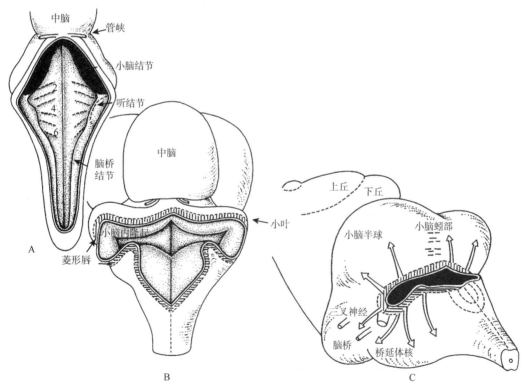

图1-17 人类小脑的早期发育

A. 孕4周；B. 胚胎末期（孕3～8周）；C. 孕12～13周。灰色为"V"形小脑结节，上下菱形唇分别由垂直和水平孵化。在C中，空心箭头表示从菱形唇迁移的路径。图中2、4、6表示菱形体［引自：Ten Donkelaar HJ, Lammens M, Wesseling P, et al. 2003. Development and developmental disorders of the human cerebellum. J Neurol，250：1025-1036.］

　　其进一步的形态变化可以总结为：在孕6～7周时，小脑结节的尾部和侧向分支迅速增厚，并向下隆起至第四脑室，在小脑板内侧部和外侧部产生隆起，分别形成蚓部原基和半球原基。小脑板中央出现浅沟，逐渐形成后外侧裂，将未来的絮凝层（即绒球小结叶）与小脑主体分隔开，初步预示未来蚓部与半球的分离，但有细胞迁移至该处，小脑板尾端开始增厚，形成绒球和小结叶的原基，未来将构成前庭小脑。

　　在孕12～13周时，小脑半球与蚓部清晰可见。中线蚓部增厚，两侧小脑半球向外膨大（图1-18）。原裂出现，分隔小脑前叶和后叶，后外侧裂完全形成，进一步将小脑主体与絮凝层分隔。后脑衍化为小脑和脑桥。菱脑腔扩张形成第四脑室，其顶板由薄层上皮覆盖，薄层上皮未来分化为上、下髓帆。第四脑室底面呈菱形，后脑背侧的翼板局部增厚，形成内侧和外侧菱形唇，内侧菱形唇细胞向中线迁移融合，形成蚓部，外侧菱形唇细胞向外迁移并增殖，形成外颗粒层，推动小脑半球的发育（Ten Donkelaar et al.，2003）。

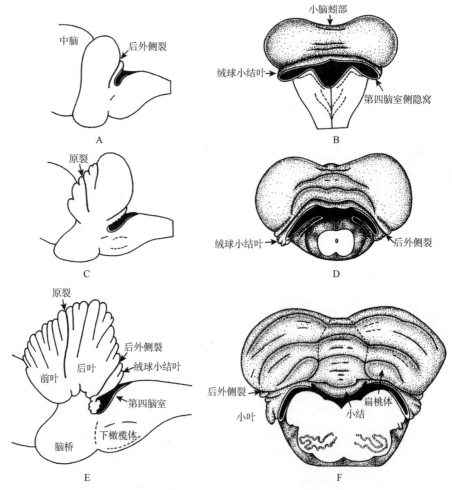

图1-18　胎儿小脑发育侧面视图（左）和背面视图（右）

A、B. 孕13周；C、D. 孕16～17周；E、F. 孕20～21周［引自：Ten Donkelaar HJ，Lammens M，Wesseling P，et al. 2003. Development and developmental disorders of the human cerebellum. J Neurol，250：1025-1036.］

（二）小脑毗邻结构的发育

孕中期是胎儿颅后窝和第四脑室等小脑毗邻结构发育的关键时期。孕14～20周时颅后窝与小脑的体积不相符，从脑磁共振图像上观察，颅后窝内有很大空隙，这与颅骨和小脑发育不同步有关。孕14～16周时，被盖–小脑蚓角逐渐减小，孕17～18周时消失，第四脑室与颅后窝池的联系消失，变为独立的空间（路涛等，2022）。若在此期间小脑蚓的闭合不良则易导致Dandy-Walker畸形（Dandy-Walker malformation，DWM），并伴发小脑蚓的发育不良。孕20周左右时，颅后窝内空隙明显变小，说明在这一时期小脑的增长较颅骨快，此时如果颅骨发育迟缓，颅后窝过小，则会引起小脑扁桃体下部疝入枕骨大孔。

（三）小脑半球的发育

1. 神经元及突触的发育　小脑的神经元发育可以概括为4个基本步骤：后脑小脑始基形成；出现两个细胞增殖区室，产生PC和GC；GC向内迁移；形成小脑环路和进一步分化（图1-19）。

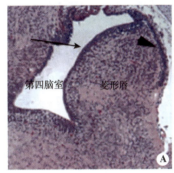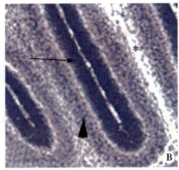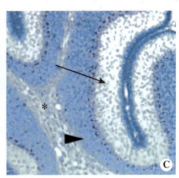

图1-19　小脑神经元的迁移

A. E14小鼠小脑始基，箭（→）表示室管层神经上皮，箭头（▶）表示神经上皮的增殖细胞，沿菱形唇的外侧缘迁移至外GC层；B. P6小鼠小脑，外GC密集排列在边缘区（→），外GC层已开始向内GC层迁移，星号（＊）表示小脑髓质；C. P12小鼠小脑，由于外GC层细胞几乎全部迁移至内GC层，内GC层明显增厚，为分子层〔引自：邓锦波，徐晓波，范文娟.2010. 小脑发育及其基因调节. 解剖科学进展，16：181-186.〕

小脑皮层各部分的细胞结构大致相同，小脑各个区域的功能都是通过该结构与大脑皮层的连接建立起来的。这一结构可分为3个明显的细胞层：从表面的浅层——分子层、中层——PC层，到最深层——GC层。分子层是最厚的一层，由两种抑制性神经元（星形细胞和位于PC体附近的篮状细胞）构成。GC层密集地排列着大量的GC和中间神经元，这些细胞主要是高尔基细胞，也包括许多不同的胶质细胞，每个GC细胞有1条无髓的轴突，伸入分子层的深部，分裂成2个PF，PF在分子层中水平移动时，与PC的树突形成突触，称为小脑小球，MF终止于GC层，GC层是小脑皮层的输入层。PC层主要由PC细胞体和贝格曼胶质细胞组成，由于只有PC的轴突进入白质，因而所有进入小脑的冲动都集中于该细胞，然后达到小脑的传出通路。

小脑的发育关键期为孕7个月、孕8个月。在电镜下，小脑发育至孕7个月时，外GC

层明显增厚，厚度可达孕6个月时2～3倍，细胞间距较孕6个月时增大；此时分子层较厚；在中间层深部可见PC排列成1～2层；内GC层界限较清楚。发育至孕8个月时，外GC层细胞的密度较大，但比孕7个月时变薄，PC轮廓更加清晰，排列成一行，PC数目减少，细胞间距加大，主树突根部清晰；神经元核周质更加丰富，轴突和树突可以分辨；核周质中有丰富的粗面内质网、滑面内质网、线粒体、核糖体，高尔基体趋于成熟，可见大量分泌泡；可见较多的有髓神经纤维，其髓鞘结构趋于成熟，但仍可见处于不同发育阶段的髓鞘结构，其板层呈松散的环状（钱雪松等，2000）。

当处于新生儿期时，Lavezzi等（2006）认为出生后小脑外GC层祖细胞具有高度的增殖活动，有研究发现新生儿的小脑皮层仍存在十几微米厚深染的外GC层细胞，表明新生儿期小脑皮层神经元的增生仍在继续；内GC层细胞密度至出生后仍然有增加的趋势，表明GC层细胞的迁移还在继续。还有研究观察小鼠小脑皮层的组织发生，认为哺乳动物GC层细胞的迁移和分化在出生后18个月完成。

2. 小脑神经环路的发育 一些来自解剖学、临床和神经影像学数据的证据使研究者认识到小脑和基底神经节、多个大脑皮层区域（尤其是原发性和关联性区域）及丘脑和下丘脑之间的联系非常密切。小脑皮层上各部分的细胞结构大致相同，小脑各个区域的功能都是通过小脑皮层与大脑皮层的连接建立起来的（Kipping et al.，2018）。

在胎儿、新生儿和6个月大的婴儿中开始出现分布式小脑-皮层功能组织的发展（Herzmann et al.，2019），小脑-皮层功能组织在儿童中期（6岁）达到拓扑耦合强度的峰值（Kipping et al.，2017）。与此同时，在青春期和青年期，侧小脑（脚Ⅰ区和脚Ⅱ区）作为功能性小脑连接体的拓扑中心，其功能连通性持续下降，这与相应小脑-丘脑-皮层白质束的结构完整性增加有关。研究发现儿童计划能力与儿童侧小脑-额叶功能连接呈负相关，儿童时期大脑对计划能力的适应部分是通过小脑-皮层功能连接参与实现的（Van den Heuvel et al.，2018）。

小脑皮层的传入纤维分为3种：MF、CF和去甲肾上腺素能纤维。MF、CF为兴奋性纤维；去甲肾上腺素能纤维为抑制性纤维。GC起源于上菱形唇并接收MF的输入；PC起源于脑室区，并接收来自CF的输入。MF系统将来自各种小脑前核的感觉信息传递到GC树突，然后通过无髓鞘T形轴突传输此信息，统称为PF；CF系统起源于延髓下橄榄核，并攀缘到PC树突上（陈依琪等，2023）。去甲肾上腺素能纤维来自脑干的蓝斑核，对PC有抑制作用，PC发出的轴突组成小脑皮层唯一的传出纤维，终止于小脑白质内的神经核（Hull and Regehr，2022）。

小脑神经环路的一个重要特征是抑制性和兴奋性输入在小脑皮层与深部核团中进行比较。在深部核团的水平，来自MF和CF侧支的兴奋性输入与来自PC的抑制性输入会合，后者的抑制性输入形成了前者的兴奋性信号。在小脑皮层，来自PF的信号直接激活PC，但也通过激活抑制性中间神经元（星形细胞、篮状细胞和高尔基中间神经元）来抑制这些细胞的活性。PC接收来自局部γ-氨基丁酸能分子层中间神经元的抑制性输入，抑制其他邻近的PC和中间神经元，星形细胞调节由PF激活的同一组PC的活性，而来自篮状细胞的轴突垂直于PF并对PC侧支发挥抑制作用。

小脑环路的发育与学习、记忆及高级认知和情感功能有关。CF能够将错误信号传递给小脑，这些信号对运动学习至关重要，因为它们可以帮助小脑根据先前运动的错误调整运动命令。在小脑皮层水平，CF和PF激活的时间对小脑的可塑性和学习至关重要，来自这两种纤维输入的一致性影响了小脑功能模块内分布式放电和协同效应的可塑性。此外，GC的兴奋性输入由高尔基细胞调节，高尔基细胞接收来自MF的输入，在某些区域，PC的侧支与高尔基细胞接触，并在输入层形成额外的循环连接，这对小脑在视觉、听觉、触觉甚至嗅觉信息等的整合处理中起到了重要作用（Sathyanesan et al.，2019）。

3. 毛细血管的发育　血管在小脑皮层内的细胞迁移过程中扮演着重要角色，毛细血管为小脑组织发育提供营养物质，因此它的发育对小脑组织的成熟有重要作用。发育至孕6个月时，毛细血管已基本定形，毛细血管管腔较大，也较规则；内皮细胞连接处存在紧密连接结构，其胞质有突入管腔和突入基底面的微绒毛状突起；内皮细胞外有周细胞突起，可见少量细胞器。发育至孕8个月时，毛细血管管腔较早期变小，且不规则，内皮细胞突起变细增长；基膜由早期的薄而疏松变为较厚且致密。

（四）小脑蚓部的发育

小脑蚓部需要经过漫长的成长期，从胚胎后期开始，约出生后15周末时基本发育完全，出生18周后可采用影像学检查以清晰显示蚓部结构（对于不足18周的新生儿，临床上要慎重诊断蚓部发育不良），直到生后12个月小脑蚓部功能基本成熟，其间任何先天性或后天性因素均有可能造成小脑蚓部发育异常（毛琼等，2020）。小脑蚓部主要经脊髓小脑束纤维调节，其具有调节中枢与运动控制的作用，且已有研究表明，在学习与语言等方面，小脑蚓部具有调节高级认知与情感功能的作用（Tréhout et al.，2019）。

中晚孕期：王彤和张军（2018）通过对856例中晚孕期胎儿头部磁共振图像进行回顾分析，发现蚓部前后径于孕35～38周增长最快，约每周增长1.4 cm，孕33～35周、38～40周最慢，平均每周增长不及0.8 cm，其余各胎龄组约每周增长1 cm；上、下蚓高度和面积均于孕36～38周增长最快，孕32～34周最慢，且研究中发现上蚓高度始终大于下蚓。

胎儿及新生儿期：有研究通过床旁颅脑超声动态监测发现，在胎龄25～41周，胎儿小脑横径、小脑上/下蚓高度、小脑蚓部前后径、小脑蚓部周长、小脑蚓部面积和蚓部/颅后窝池均与胎龄呈显著线性相关，其中正中矢状位蚓部前后径、面积与胎龄相关性最强，提示临床工作中用该指标评估胎儿及新生儿小脑蚓部发育不良情况较为可靠（刘瑞可等，2021）。

二、影响小脑发育的因素

由于小脑生长发育时间早、后期生长发育迅速且整个生长发育持续时间长，所以小脑在出生前后均容易受到不良因素的影响，可能导致行为功能障碍和患慢性疾病的风险增加，这可能与小脑GC在此时期的增殖和迁移较为活跃有关（Hernandez-Castillo et al.，2019）。基因与环境的相互作用对这些个体差异有很大影响，主要是通过影响基因表达的DNA结构和染色质功能而影响小脑发育。这些DNA分子和染色质功能的物理修饰或表观遗传变化能够调节基因组的运作，并可能对小脑结构和功能产生影响，特别是在生命早期（Miguel et al.，2019）。

（一）遗传因素的影响

在新生儿中，个体间高度可变的甲基化区域称为可变甲基化区域，在25%的病例中仅由基因型解释。研究发现发育中的小脑甲基化异常和基因表达改变与孤独症谱系障碍、雷特综合征和脆性X染色体综合征等神经发育障碍有关。例如，$Snf2h$基因能够通过控制染色质的组成形式对小脑发育产生特殊的影响，动物实验中，如果在小鼠发育早期去除这一基因，其小脑就只能发育成正常大小的三分之一，出现小脑性共济失调症状，如平衡、精细和运动协调能力受到影响。

（二）宫内环境的影响

对75%可变甲基化区域的最佳解释是基因型与不同子宫内环境的相互作用，宫内环境包括母亲吸烟、饮酒，母亲精神状态，母亲身体健康状况，宫内胎儿生长状况等。

1. 母亲吸烟、饮酒　宫内接触烟草会抑制胎儿脑部调节基因的表达，这些基因影响脑的生长、髓鞘形成和神经元迁移，从而改变脑的结构和功能。与产前吸烟相关的长期风险包括认知和运动功能下降、智力发育受损、双相障碍、抑郁、成瘾、注意缺陷多动障碍等。孕期饮酒可能会对儿童的智商、心理健康、记忆力和语言或视觉表现等产生不利影响。

2. 母亲精神状态　除了母亲的身体状态外，其产前心理压力和孕期精神状态的改变也与后代的社会情感发展有关，产前抑郁症的影响比焦虑更强烈。研究表明，孕期家庭成员死亡、遭遇灾难，以及慢性压力如贫困、失业、犯罪等会影响怀孕时间和新生儿出生体重。产前母亲焦虑与胎盘11β-羟类固醇脱氢酶2下调有关，它会催化胎盘中糖皮质激素快速失活，增加胎儿对母体皮质醇的暴露，从而影响后代的前额叶及颞叶功能，以及大脑连接皮层、下丘脑-垂体-肾上腺轴的发育，影响神经发育和神经认知功能，增加后代发生行为和心理健康问题的风险。

3. 妊娠期糖尿病、高血压及先兆子痫　研究表明，不同类型的母亲妊娠期高血压，特别是早发型子痫前期，与后代神经发育障碍如注意缺陷多动障碍、孤独症谱系障碍和智力障碍的风险增加有关。ω-3脂肪酸被广泛认为会影响胎儿和婴儿的神经发育，妊娠期糖尿病和先兆子痫都与母亲的ω-3脂肪酸状态改变、胎盘ω-3脂肪酸代谢改变、脐带血ω-3脂肪酸水平降低有关，并对婴儿的神经发育和以后的脑健康产生影响。

4. 宫内胎儿生长不良　宫内生长不良与发育迟缓有关，并增加了精神健康问题的风险。一项荟萃分析表明，出生体重极低与儿童和青少年时期出现注意缺陷多动障碍、内化问题和社会问题有关，成年后出现抑郁、焦虑和社交困难的风险也更大。血管发育异常可能也会影响小脑发育，产前小脑组织单细胞RNA测序显示神经元和血管细胞类型的基因富集。例如，$PDGFRB$在产前小脑的周细胞中高度富集表达及在产生PC的残余心室区短暂表达会引起小脑发育障碍。同时，研究表明$BRAF$、$DDX3X$、$FGFR1$、$FOXP1$、

PPP1CB、*SETD2*等小脑畸形基因会破坏血管表达基因，通过继发性产前灌注不足或出血改变小脑发育进程（Aldinger et al.，2019）。

（三）围产期不良事件

严重的围产期不良事件也会显著影响神经发育结局。其中，围产期缺氧–缺血、缺氧–缺血性脑病尤为突出，是新生儿发病和死亡的最常见原因。

小脑的异常生长发育将会影响神经系统发育，小脑发育情况可以作为神经元增殖和迁移障碍的一个评价指标，了解小脑异常发育的因素也至关重要。

三、小脑发育异常

小脑畸形可分为单侧畸形和双侧畸形。单侧小脑畸形最可能由后天损伤引起，如与早产相关的小脑内出血。双侧小脑畸形则可根据所涉小脑部位的不同，进一步分为中线畸形、蚓部畸形及蚓部和小脑半球同时发生畸形（Ten Donkelaar et al.，2003）。脑桥发育不全合并小脑畸形被认为是一个单独的分类，即脑桥小脑发育不全（pontocerebellar hypoplasia，PCH）。人类小脑畸形的磁共振成像（MRI）表现见图1-20。

（一）小脑蚓部发育不全

大部分大脑畸形均可发现蚓部畸形，包括：①经常出现蚓部再生障碍，如Dandy-Walker畸形（Dandy-Walker malformation，DWM）、茹贝尔综合征（Joubert syndrome，JS）和Walker-Warburg综合征（Walker-Warburg syndrome，WWS）；②偶尔出现蚓部再生障碍，如梅克尔–格鲁伯综合征（Meckel-Gruber syndrome，MKS）和史–莱–奥综合征（Smith-Lemli-Opitz syndrome，SLOS）。

DWM是一种罕见的先天性脑畸形，发病率为1/35 000～1/25 000。DWM特征性地表现为三联征：①不同程度的小脑蚓部发育不全（cerebellar vermis hypoplasia，CVH）；②第四脑室囊状扩张，颅后窝扩张引起横窦、小脑幕和窦汇上移；③脑积水。DWM的临床表现无特异性，与脑积水引起的小脑结构缺陷、颅内压增高及颅后窝囊肿有关。经典的DWM症状一般出现在婴儿期，主要表现为头痛、呕吐、脑神经麻痹、智力低下、锥体综合征、痉挛性偏瘫、癫痫发作，严重者出现痉挛状态、病理征阳性，还可因压迫延髓呼吸中枢导致呼吸衰竭而死亡（Zhang et al.，2019）。

JS是一种罕见的先天性脑发育畸形的神经系统障碍性遗传病，是一种遗传异质性原发性纤毛病，其特征是小脑和脑干畸形、臼齿征、可变器官受累。根据临床表现可将JS分为6个亚型，分别为单纯JS；JS合并眼异常；JS合并肾异常；JS合并眼、肾异常；JS合并肝异常；JS合并口、颜面和肢体异常。JS临床表现为肌张力减退、共济失调、发育迟缓，常合并智力障碍，新生儿期表现为呼吸类型改变和眼部运动异常，为多系统受累，常见为视网膜营养不良、肥胖、多指/趾、智力障碍、肾功能不全和性腺功能减退等。此外，少数病例有小脑半球增大、颅后窝增宽、侧脑室增宽和胼胝体发育不良等。

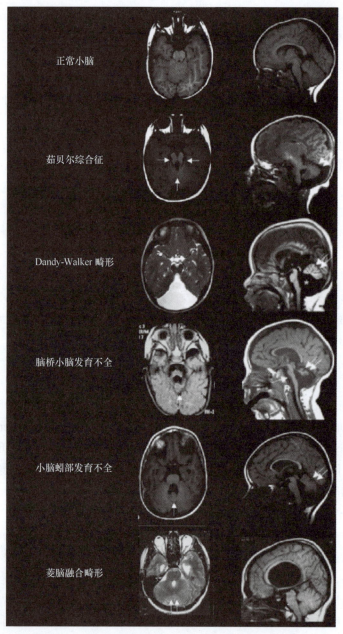

正常小脑

茹贝尔综合征

Dandy-Walker 畸形

脑桥小脑发育不全

小脑蚓部发育不全

菱脑融合畸形

图1-20　　图1-20　人类正常小脑和小脑畸形的磁共振成像表现

左排：中脑－后脑连接处（峡部）水平的轴向图像。右排：中线矢状面图像。正常情况下，峡部形状相对呈圆形，小脑蚓部饱满。除菱脑融合畸形（RES）外，其余情况下小脑蚓部发育不全（右排双箭头）。在茹贝尔综合征（JS）中，峡部呈臼齿（箭头处）形状。在Dandy-Walker畸形（DWM）中，颅后窝充满液体（白色区域），底部显示第四脑室呈囊性扩张，其向前旋转。脑桥小脑发育不全（PCH）也累及脑干。注意峡部和蚓部变小（左排单箭头），脑干体积减小（右排单箭头）。小脑蚓部发育不全（CVH）表现为蚓部变小，无其他相关特征。RES显示两个小脑半球融合，蚓部被这种融合所取代（左排双箭头）［引自：Millen KJ，Gleeson JG.2008. Cerebellar development and disease. Curr Opin Neurobiol，18：12-19.］

　　WWS是一种罕见的常染色体隐性遗传病，是先天性肌营养不良中最严重的一种，它与Ⅱ型鹅卵石无脑回畸形、脑积水、小脑蚓部发育不良、眼部异常及先天性肌营养不良有关，患儿在生命早期就会出现肌无力和肌萎缩，大多数患儿在3岁前死亡。

MKS和SLOS均表现为常染色体隐性遗传特征。MKS的临床特征为脑畸形，主要为枕叶脑疝、多囊肾、多指（趾）畸形、唇裂或腭裂、心脏和生殖器异常、中枢神经系统畸形、肝纤维化和骨发育不良等。SLOS的常见体征是腭裂，男性生殖器畸形、多指（趾）畸形、小头畸形、上睑下垂、心脏缺陷、听力或视力丧失等。

（二）中线畸形

阿诺尔德–基亚里畸形（Arnold-Chiari malformation，ACM）又称小脑扁桃体下疝畸形），是小脑中线结构的畸形。ACM是指以小脑扁桃体下疝到枕骨大孔或伴延髓和第四脑室延长下移为特征的先天性颅后窝发育畸形，因下疝的小脑扁桃体压迫延髓、后组脑神经或影响脑脊液循环而引起多种临床症状，约95%的患者合并脊髓脊膜膨出。其症状常不典型，易误诊或漏诊而延误病情。

（三）小脑发育不全（蚓部、中线同时异常）

蚓部、中线同时异常的典型表现为菱脑融合畸形（rhombencephalosynapsis，RES），RES是一种独特的小脑畸形，其蚓部缺陷或缺失，大脑半球在中线融合。部分患者还存在其他脑畸形，如伴导水管狭窄的中脑融合、特征性颅面特征（前额突出、中脸扁平、眼距过宽、耳畸形）和躯体畸形（心脏、肾脏、脊柱和肢体缺陷）。

（四）脑桥小脑发育不全

脑桥小脑发育不全的特征是脑桥体积较小，伴不同程度的小脑发育不全，甚至小脑几乎完全缺失。大多数类型的脑桥小脑发育不全出现在胎儿期，提示菱形唇缺损，*MATH1*基因是该疾病的候选基因。大多数脑桥小脑发育不全是常染色体隐性遗传病，其中大多数的相关基因缺陷尚未被确定。

小脑的这些畸形大都发生在胚胎时期，因此研究胚胎时期小脑的发育情况对研究小脑畸形有重要的指导作用。

（王钰涵　柯晓燕）

参 考 文 献

陈依琪，韩曼，邹佳，等.2023.运动技能学习的小脑环路机制.生命科学，35：157-164.

刘瑞可，李桂芳，杜学谦，等.2021.新生儿小脑发育与胎龄的相关性研究.中国临床解剖学杂志，39：140-144.

路涛，张凤，吴成倩，等.2022.妊娠中晚期正常胎儿颅后窝生长发育规律.中国医学影像技术，38：1041-1044.

毛琼，夏德君，宋慧玲.2020.MRI评价胎儿小脑蚓部发育及其与胎龄的关系.中国妇幼健康研究，31：613-616.

钱雪松，李陈莉，仝宇红，等.2000.人胚胎小脑皮质神经细胞的发育.解剖科学进展，3：282-285.

王彤，张军.2018.正常胎儿小脑蚓部发育MRI评价.磁共振成像，9：27-32.

Aldinger KA，Timms AE，Thomson Z，et al. 2019. Redefining the etiologic landscape of cerebellar malformations. Am J Hum Genet，105：606-615.

Hernandez-Castillo CR，Limperopoulos C，Diedrichsen J. 2019. A representative template of the neonatal cerebellum. Neuroimage，184：450-454.

Herzmann CS，Snyder AZ，Kenley JK，et al. 2019. Cerebellar functional connectivity in term-and very preterm-born infants. Cereb Cortex，29：1174-1184.

Hull C，Regehr WG. 2022. The cerebellar cortex. Annu Rev Neurosci，45：151-175.

Kipping JA，Margulies DS，Eickhoff SB，et al. 2018. Trade-off of cerebello-cortical and cortico-cortical functional networks for planning in 6-year-old children. Neuroimage，176：510-517.

Kipping JA，Tuan TA，Fortier MV，et al. 2017. Asynchronous development of cerebellar，cerebello-cortical，and cortico-cortical functional networks in infancy，childhood，and adulthood. Cereb Cortex，27：5170-5184.

Koning IV，Dudink J，Groenenberg IAL，et al. 2017. Prenatal cerebellar growth trajectories and the impact of periconceptional maternal and fetal factors. Hum Reprod，32：1230-1237.

Lavezzi AM，Ottaviani G，Terni L，et al. 2006. Histological and biological developmental characterization of the human cerebellar cortex. Int J Dev Neurosci，24：365-371.

Miguel PM，Pereira LO，Silveira PP，et al. 2019. Early environmental influences on the development of children's brain structure and function. Dev Med Child Neurol，61：1127-1133.

Sathyanesan A，Zhou J，Scafidi J，et al. 2019. Emerging connections between cerebellar development，behaviour and complex brain disorders. Nat Rev Neurosci，20：298-313.

Ten Donkelaar HJ，Lammens M，Wesseling P，et al. 2003. Development and developmental disorders of the human cerebellum. J Neurol，250：1025-1036.

Tréhout M，Zhang N，Blouet M，et al. 2019. Dandy-Walker malformation-like condition revealed by refractory schizophrenia：a case report and literature review. Neuropsychobiology，77：59-66.

Van den Heuvel MI，Turk E，Manning JH，et al. 2018. Hubs in the human fetal brain network. Dev Cogn Neurosci，30：108-115.

Zhang N，Qi Z，Zhang X，et al. 2019. Dandy-Walker syndrome associated with syringomyelia in an adult：a case report and literature review. J Int Med Res，47：1771-1777.

第四节　小脑功能定位

一、小脑功能定位发展史

　　小脑位于颅后窝，在小脑幕下方、脑桥及延髓的背侧。借助三对小脑脚即小脑下脚（绳状体）、中脚（桥臂）、上脚（结合臂）分别与延髓、脑桥及中脑相连。最近研究发现人类小脑皮层的总收缩矫正表面积约为人大脑新皮层总表面积的80%，人小脑中容纳的总神经元数量和网络的大小分别是大脑的4倍和2倍（Sereno et al.，2020），其能量约占人脑整个能量消耗的1/5（Howarth et al.，2010）。小脑的这些解剖新认识与人类独特行为和认知的进化过程密切相关。19世纪末，Sherrington（1897）首次发现电刺激小脑前叶可抑制去大脑僵直，自此开启了对小脑解剖及功能的研究。20世纪初，英国解剖学家朗格（Smith，1903）首次提出小脑的功能是控制运动，并将其分为3个部分：小脑前叶、小脑中叶和小脑后叶。1904年Bolk基于精确的解剖学观察，开创性地提出了小脑精确的解剖功能分区。20世纪五六十年代，随着电生理技术的进步，人们开始使用单个神经元的记录和刺激来研究小脑的功能分区。这些研究发现，不同的小脑区域对不同的运动和感觉信息有特定的响应。例如，小脑前叶主要参与手部和躯干的控制，小脑后叶主要参与眼球和头部的控制（Adrian，1943）。20世纪70～90年代，随着计算机技术的发展和脑成像技术的应用，人们开始使用功能磁共振成像（functional magnetic resonance imaging，fMRI）和正电子发射断层成像（positron emission tomography，PET）等技术来研究小脑的功能分区。这些脑成像技术结合任务范式进一步帮助佐证且细分了小脑功能分区，即小脑的不同区域在不同的运动控制和协调中起着不同的作用，并且这些区域之间存在着紧密的功能联系。例如，小脑前叶与大脑运动皮层区域功能相关，而小脑后叶与大脑的前额叶、颞叶和顶叶认知皮层区域有关（Moore et al.，2017；Buckner，2013；Bernard et al.，2012；Stoodley and Schmahmann，2009）。这些功能分区的研究结果深化了人们对小脑功能分区的认识，并且为研究小脑疾病和神经康复提供了新的思路和方法。

解剖追踪研究揭示了几乎整个新皮层和小脑之间的广泛沟通（Strick et al.，2009）。脑桥投射不仅来自运动区，还来自前额叶、顶叶、颞上叶和海马旁区（Schmahmann et al.，1997）。此外，齿状核的投影返回到一组类似的皮层关联区域（Dum and Strick，2003）。这些功能环路的存在强烈表明小脑的作用远远超出了运动控制。一些临床影像学检查和神经心理测试中的表现揭示了小脑广泛参与执行功能、语言和情感等认知功能（Kansal et al.，2017）。这些功能分区的研究结果深化了人们对小脑功能分区的认识，并且为研究小脑疾病和神经康复提供了新的思路和方法。

二、小脑主要功能的定位

（一）小脑运动功能定位

20世纪初，人们对小脑运动功能的看法发生了变化。1904年Bolk在检查了60多种不同哺乳动物的小脑后，认为横向分区才是小脑最重要的分区，这不同于以往矢状分区的观点。根据这个观点，他依据小脑的原裂将小脑分为前叶和后叶。前叶是一个单一的、不成对的结构；而后叶由几个部分组成，其中一些位于中线上，另一些横向对称分布（Bolk，1904）。

近年来出现的PET和fMRI等神经影像学研究证实了经典的小脑代表区观点，其特征是存在两种身体形象的排序图，其中一种在小脑前叶，另一种在小脑后叶。小脑前叶的头尾对齐揭示了身体部位的倒置顺序。在小脑蚓部小叶Ⅴ、中间小叶HⅣ和HⅤ及半球小叶HⅥ和HⅧ中，手臂、肘关节、手腕和所有手指的运动都有单独的代表；足部则在半球小叶HⅡ～HⅣ中有代表。舌和嘴唇的代表位置在前叶后缘的小叶HⅥA中。在小脑后叶，手指和脚趾的代表位置在小叶HⅧ和HⅨ之间的二腹前裂附近，其中脚趾主要在小叶HⅨ，位于手指代表的后部和侧部。手臂和面部的代表位置在HⅧ（图1-21）（Takanashi et al.，2003；Grodd et al.，2001）。

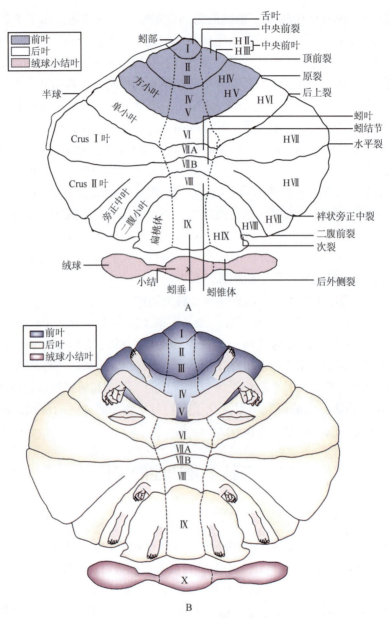

图1-21 小脑皮层的展开示意图

A. 显示小叶（按名称和数量）和主要裂缝；B. 人类小脑中手臂、脚和嘴唇的脑区分布图。根据拉塞尔的分区，大脑半球的小叶由前缀"H"表示［引自：Manni E，Petrosini L. 2004. A century of cerebellar somatotopy：a debated representation. Nature Reviews. Neuroscience，5：241-249.］

在生理和临床观察的同时，右侧或左侧运动的fMRI激活也主要是同侧的。如果双侧结构参与运动，如嘴唇和舌的运动，那么半球的激活是双侧的和对称的，两者之间有较低的蚓部激活。相反，手部运动在Ⅴ～Ⅷ、HⅤ和HⅧ中显示出同侧激活。

尽管上肢和下肢在小脑中的激活区域位置不同且互不重叠，但小脑的躯体定位功能远不如初级感觉运动皮层精确——例如，同一肢体（如上肢的手部与肘部）内部没有明显的功能分区。然而，即使实验中让上下肢执行形式相同的运动范式，也要注意这些运动功能是在不同的情境中进行的（如手部抓握需要精细协调，而步态调节涉及全身平衡），因此它们的神经活动也会不同。

最新的研究（Guell et al., 2018; Diedrichsen and Zotow, 2015）将这些任务的活动模式投影到小脑皮层的平面图上，揭示了一个复杂但连贯的功能组织。图1-22显示手、脚和嘴

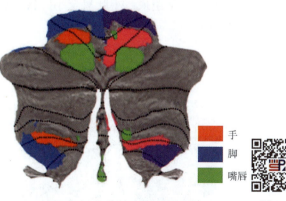

图例：
- 手
- 脚
- 嘴唇

图1-22　小脑运动激活的图谱

图1-22

［引自：Diedrichsen J, Zotow E.2015.Surface-based display of volume-averaged cerebellar imaging data. PLoS One, 10: e0133402.］

唇运动代表的小脑小叶的有序排列。脚的运动占据了小叶Ⅰ～Ⅳ和小叶ⅧA的侧面。手的运动在小叶Ⅴ/Ⅵ的边界和小叶Ⅷ的内侧，这些区域也包含单个手指运动的表征。嘴唇运动在第Ⅵ小叶和第ⅦA内侧（Wiestler et al., 2011）。

综上所述，对于上部小脑而言，头尾和中侧向的对齐构成了倒置的身体拓扑图。尽管面部区域内部无法分辨明显的区别，但上肢内部有单独的代表，揭示了不仅肢体关节近端和远端之间存在差异，而且在主裂上沿一个条带对齐单个手指。就像在大脑皮层感觉运动区域的身体拓扑表示一样，小脑中不同身体部位的代表区域大小不反映它们的外周范围，而是反映不同运动对感觉输入的不同需求。

（二）小脑在非运动功能中的定位

2个世纪以来对小脑功能的研究主要集中在小脑的运动控制上（Manto et al., 2012）。尽管可以追溯到19世纪初的临床病例描述和动物研究的实验证据不时表明小脑病理学与各种非运动认知和情感功能障碍之间存在联系（Schmahmann, 1997, 1991），但几十年来，因果关系一直被忽视。20世纪中期，研究人员开始研究小脑与认知和情绪之间的联系（Heath, 1977; Snider and Maiti, 1976; Snider, 1950）。1988年，Petersen等通过单词处理的功能剖析，发现参与者在做与单词描述一致的动作时，会在右侧小脑中观察到强烈的反应（Posner et al., 1988）。这吸引了科学家们的注意，随后，Schmahmann发表了具有里程碑意义的《小脑与认知》，拉开了人们探索小脑参与运动之外的情绪和认知的序幕（Küper et al., 2011; Baillieux et al., 2008）。

小脑在非运动功能中作用的解剖学基础是大脑-小脑环路（皮层-小脑和小脑-丘脑-皮层环），这些环路将小脑与运动皮层及大脑半球的关联皮层和脑旁区连接起来。与大脑皮层不同，整个小脑皮层的细胞结构非常均匀。由于这种同质性，神经成像和神经心理学研究主要依赖于小脑沿着上下轴的宏观解剖折叠成10个小叶（编号为Ⅰ～Ⅹ）。前叶由小

叶Ⅰ至小叶Ⅴ组成，小叶Ⅵ至小叶Ⅸ构成后叶，小叶Ⅹ及部分蚓部构成绒球小结叶，见图1-23A。

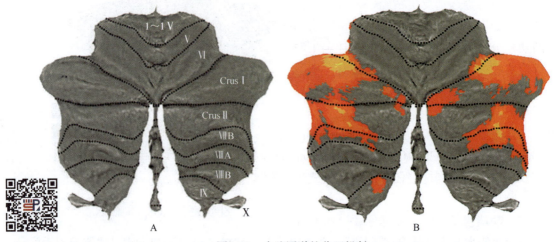

图1-23

图1-23　小脑图谱的分区投射

A. 小脑图谱的分区投射到平面图上；B. 工作记忆，2-back任务和0-back任务条件之间的对比度〔引自：Diedrichsen J，Zotow E. 2015. Surface-based display of volume-averaged cerebellar imaging data. PLoS One，10：e0133402.〕

在基于任务的fMRI研究中显示（图1-23B），小叶Ⅵ和Ⅶ（Crus Ⅰ、Crus Ⅱ和小叶ⅦB1）外侧区有激活，而情绪处理则在小叶ⅦAt、小叶Ⅵ和Crus Ⅰ的中线后蚓部区有激活（Stoodley and Schmahmann，2009）。语言激活右侧小叶Ⅵ、Crus Ⅰ和Crus Ⅱ，与支配语言的左侧大脑皮层刚好相反（Mariën et al.，2014a）。视觉空间处理涉及小叶Ⅵ和Ⅶ，特别是左侧Crus Ⅰ。这包括空间导航、空间定位、形状和颜色组合的编码、心理转换任务。工作记忆与双侧小叶Ⅵ、Ⅶ（Crus Ⅰ和ⅦB）双边关系密切相关。执行功能在通常与背外侧前额叶皮层协调的小脑小叶Ⅵ和Ⅶ（Crus Ⅰ和ⅦB）中产生双边激活（Stoodley et al.，2012）。研究表明，后蚓部及边缘小脑区域在情绪调节、社会认知和神经精神现象中具有重要作用。当个体处理情绪刺激（如识别面部表情、观看情感图片、判断声音中情感语调）、参与移情反应，或加工恐慌、悲伤等负性情绪及对不愉快刺激产生厌恶反应时，小脑一些区域（左Ⅵ小叶、中线Ⅶ小叶、右Ⅵ小叶和Crus Ⅰ区）呈现显著激活（Stoodley et al.，2009）。Baumann和Mattingley（2012）发现小叶Ⅸ～Ⅺ与几种主要情绪（幸福、愤怒、厌恶、恐惧和悲伤）相关。小叶ⅧA被厌恶、悲伤和幸福激活，而小叶Ⅸ激活参与愤怒和厌恶。以下为常见的4种小脑非运动功能新的定位研究。

1. 工作记忆　多种研究表明，执行工作记忆任务时小脑有明显的激活迹象。Luis等（2015）对20名老年受试者进行测试，通过神经心理学评估、fMRI及维持4个条件刺激和2个记忆负荷相结合的核心n-back任务范式设计的方法，发现老年人群成功的工作记忆过程伴随着涉及与额顶叶网络一起工作的小脑区的一种激活模式。

一项荟萃分析显示，小脑存在功能亚区，其中在空间工作记忆任务中，左侧小脑Ⅵ区明显激活，而执行言语工作记忆任务时右侧小叶Ⅵ和ⅧB显示明显激活。在工作记忆的fMRI研究中，最常用的有两种范式：Sternberg 任务和 n-back 任务（Tomlinson et al.，2014）。Sternberg 任务包括编码、维持和检索三个阶段，这些阶段在感觉和运动需求方面不同。小脑的上部/外侧区域（小叶Ⅵ/Crus Ⅰ）在编码期间最活跃，并且在整个维持阶段激活下降。右上小脑的激活与左下额叶皮层的激活一致，这种小脑激活模式可能与内部运动（发音）表现有关。右下小脑（小叶ⅦB/ⅧA）在维持期最活跃，这种激活与左下顶叶皮层的激活相结合，与语音存储有关。当执行（检索）需求低时，大脑皮层和小脑的激活都会减少（Peterburs et al.，2016）。

Küper 等（2016）采用 n-back 任务对 27 名平均年龄为（26.6 ± 38）岁的参与者进行研究，同时使用 fMRI 技术观察脑区的激活。该研究分别采用 0-back（作为运动控制任务）、1-back 和 2-back 工作记忆任务进行小脑激活程度研究，发现随着工作记忆需求的增加，小脑的激活程度也随之增加，表明小脑在工作记忆功能环路中起着重要作用。近期有一项关于工作记忆的研究，如图 1-23B 中显示了工作记忆任务激活的区域，发现 2-back 任务下双侧小脑小叶 HⅥ 和 HⅦ 最外侧部分的两个区域显著活动增加。

2. 执行功能　执行任务被认为涉及前额叶认知控制机制，这些机制与规划和整合实现特定目标所需的不同过程有关。许多类型的任务都可以归类为执行任务，包括注意力引导、决策、工作记忆和在规则改变后抑制先前正确的策略。这些任务根据其性质激活广泛分布的脑网络。例如，Sternberg 任务也可以被视为执行功能任务。工作记忆和执行功能涉及的区域有重叠。然而，在右Ⅵ小叶中也有一些工作记忆的特定区域。

在比较分析中，两个区域位于左小脑半球，且在所有涉及情感、语言、工作记忆和空间处理的任务中，均与执行功能密切相关：一个位于Ⅵ/Crus Ⅰ小叶的聚集区，另一个则位于ⅦB小叶。猴的解剖学研究显示，前额叶皮层和Ⅶ小叶（Crus Ⅰ、Crus Ⅱ和ⅦB小叶）之间有相互连接（Kelly and Strick，2003）。因此，这些发现与小脑参与执行功能的脑–小脑环路的概念一致，脑–小脑环路可能是小脑参与执行功能的基础（Bellebaum and Daum，2007）。

3. 情绪处理　一些影像研究发现，在观看情感图像或面部表情时，小脑会被激活（Paradiso et al.，1997）。一项研究调查了人们对他人疼痛的共情能力（Singer et al.，2004），发现在Ⅵ小叶的左右对称区域中出现了小脑的激活。该研究调查了识别情感语调的神经相关性，并在情感对比基线条件下发现了小脑的激活（左Ⅵ小叶、中线Ⅶ小叶、右Ⅵ小叶和Crus Ⅰ），但在情感条件与元音识别条件对比时未发现激活（Wildgruber et al.，2005）。情感对比基线条件下发现的小脑激活区域与一项类似任务的PET研究中报告的一些区域相对应（Imaizumi et al.，1997）。在这两项研究中，小脑激活被发现在中线Ⅶ小叶和侧后半球（Ⅵ小叶和Crus Ⅰ）。

在几项荟萃分析中表明小脑参与情绪处理（Stoodley and Schmahmann，2009），而且表明在右侧小叶Ⅵ、Ⅳ/Ⅴ和双侧Crus Ⅰ中可以发现情绪处理特有的一致激活。有人认为特定形式的情绪过程可能在小脑中有不同的反应（Schutter and Van Honk，2005）。通过在情绪领域进行分类，发现与积极情绪相比，双侧Crus Ⅰ和右侧Ⅳ/Ⅴ叶在处理负面情绪方面有独特的激活。

4. 语言处理　语言作为最复杂的认知功能之一，不仅依赖于复杂的大脑皮层组织，还依赖于小脑的皮层组织（Price，2012）。Petersen等（1988）首次发现了语言产生中右外侧小脑会被激活。越来越多的神经成像研究发现，语言处理任务（特别是词汇生成）时，小脑的特定区域（尤其是右侧小脑后外侧区域）会被激活。而左侧小脑可能会促进语言产生过程中的执行功能（Mendoza-Halliday et al.，2014；Stoodley and Schmahmann，2009）。

多项研究表明，大脑前额叶、后顶叶和颞上回皮层与小脑后叶Ⅵ、Crus Ⅰ、Crus Ⅱ和ⅦB之间形成的神经环路与语言功能调控密切相关（Mariën and Beaton，2014；Bernard et al.，2012）。研究还发现，小脑的右后外侧小叶Ⅵ、Crus Ⅰ和Crus Ⅱ与语音和语义处理过程相关，如在动词生成、语言工作记忆、语言流畅性等方面具有重要作用。最近一项研究利用fMRI和经颅直流电刺激（transcranial direct current stimulation，tDCS）揭示了小脑在双语语言生成中的精确非对称功能分布，表明右侧小脑更多参与语言控制（Yuan et al.，2022）。

三、小脑功能定位新进展

随着分子影像学和电生理技术的进步及对小脑功能组学研究的进一步深入，近期有研究设计出新的评估人类小脑多个功能区域的多领域任务测试集（multi-domain task battery，MDtB）和基于磁共振成像（magnetic resonance imaging，MRI）的大样本脑影像学研究。作者使用了多领域任务测试集，以此来激活和评估小脑的不同功能区域，包括情感、工作记忆、控制注意力、语言和语音等功能。结果表明，小脑有多个功能区域，每个区域在执行任务时呈现特定的激活模式，揭示了小脑功能的边界。

例如，左右运动与小脑双手运动区的激活增加有关，位于小叶Ⅴ和Ⅵ边界的手前部区域，以及小叶ⅧB的下部区域。眼球扫视运动激活小脑蚓部Ⅵ区。在动词生成任务中观察到贯穿Crus Ⅰ、Crus Ⅱ和ⅦB的右侧化激活，而在生物运动任务中观察到横跨Crus Ⅰ和Crus Ⅱ的左侧化激活。与先前的工作记忆研究一致，n-back任务激活了小叶Ⅶ的两个不同横向区域。休息状态（与所有其他条件的平均值相对比）与Crus Ⅰ和Crus Ⅱ中的中半球区域的双侧激活相关联，有效地形成了默认模式网络的小脑组成部分。类似的小脑区域在心理理论和电影任务期间也被强烈激活。指动序列和视觉搜索任务分别导致小脑手部和眼动相关区域的强烈激活。与此同时，被动的图片观看任务（悲伤表情）并没有引起小脑的太多激活（King et al.，2019）。被动观看引人入胜的电影片段（风景电影、动画电影）会产生可靠而具体的活动模式。总之，指动序列、心理旋转、空间定位等任务需要思考、计划、判断时双侧小脑多个部位激活，见图1-24。

图1-25显示区域1、2和3三个运动区域主要与左手活动、右手活动和扫视运动相关。后部联合运动区域（区域4）主要与行为观察有关。对于其余区域，主导特征涉及一系列

认知过程。Crus Ⅰ/Ⅱ中半球方面的区域5和6分别向左和右半球侧化，与注意力和工作记忆相关的特征（如分散注意力和主动维持）相关。在两个半球的更中央位置是区域7和8，最适合描述与叙事相关的特征（区域7）和词汇理解（区域8）。右半球区域9的活动，位于区域8的侧面，最好解释为与语言处理相关的特征（如语言流畅和词汇理解）。最后，区域10包括Crus Ⅰ/Ⅱ最外侧面，主要由自传回忆主导。该区域与前额极和其他与默认模式网络相关的区域显示出强烈的任务无关相关性。总体而言，小脑大部分区域的活动可以通过与认知过程相关的特征来解释，而非运动过程。

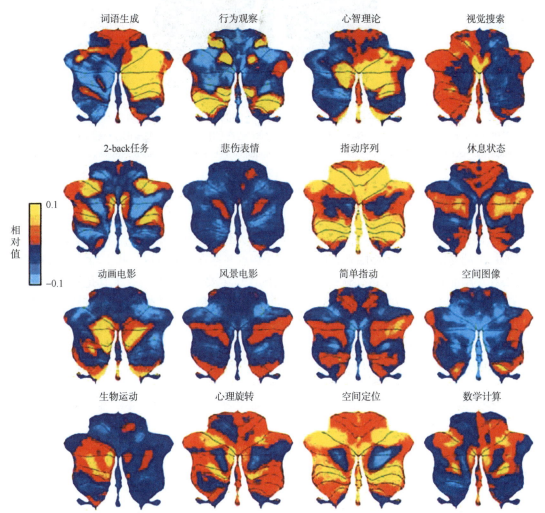

图1-24　多领域任务测试集（MDtB）下小脑皮层的相关激活模式

相对于所有条件下的平均激活水平，红黄色表示激活增加，蓝色表示激活减少〔引自：King M，Hernandez-Castillo CR，Poldrack RA，et al. 2019. Functional boundaries in the human cerebellum revealed by a multi-domain task battery. Nature Neuroscience，22：1371-1378.〕

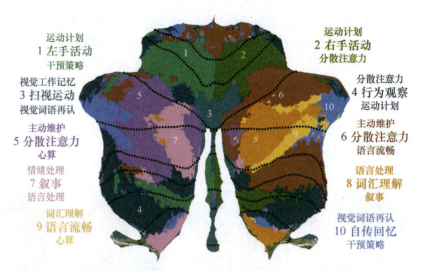

图1-25　多领域任务测试集（MDtB）分割的10个功能区的认知特征

列出了最能描述每个区域的三个特征，字体大小表示这些特征权重的强度［引自King M，Hernandez CR，Poldrack RA，et al. 2019. Functional boundaries in the human cerebellum revealed by a multidomain task battery. Nature Neuroscience，22：1371-1378.］

四、小　结

　　在人体生理功能中，无论是基本运动和平衡，还是高级认知任务、情绪调控都离不开小脑所提供的支持与调节。小脑具有功能多样化特点并存在功能分区，其中与运动相关的脑区主要在小脑前叶的Ⅰ～Ⅴ区，认知功能相关的区域主要是小脑后叶，尤其是Ⅵ、CrusⅠ、CrusⅡ和ⅦB。与大脑定位比较，小脑功能区的边界有重叠。复杂的认知活动需要小脑多个功能区，甚至双侧小脑的参与。现代解剖学技术和功能性脑成像技术较好地揭示了小脑的功能区域与特定的大脑网络耦合，通过与大脑不同水平上形成广泛的神经功能环路实现对各种运动和非运动功能的调控。新的小脑功能图谱有助于指导基于小脑靶点的精准调控。

（石静萍　宋　波　田敏捷）

参考文献

Adrian ED. 1943. A fferent areas in the cerebellum connected with the limbs. Brain：a Journal of Neurology，66：289-315.

Baillieux H，De Smet HJ，Paquier PF，et al. 2008. Cerebellar neurocognition：insights into the bottom of the brain. Clinical Neurology and Neurosurgery，110：763-773.

Baumann O，Mattingley JB. 2012. Functional topography of primary emotion processing in the human cerebellum. NeuroImage，61：805-811.

Bellebaum C，Daum I. 2007. Cerebellar involvement in executive control. Cerebellum（London，England），6：184-192.

Bernard JA，Seidler RD，Hassevoort KM，et al. 2012. Resting state cortico-cerebellar functional connectivity networks：a comparison of anatomical and self-organizing map approaches. Frontiers In Neuroanatomy，6：31.

Bolk L. 1904. Das Cerebellum der Säugetiere：eine vergleichende anatomische untersuchung. Nederl Bydragen

Anat, 3: 1-136.

Buckner RL. 2013. The cerebellum and cognitive function: 25 years of insight from anatomy and neuroimaging. Neuron, 80: 807-815.

Diedrichsen J, Zotow E. 2015. Surface-based display of volume-averaged cerebellar imaging data. PLoS One, 10: e0133402.

Dum RP, Strick PL. 2003. An unfolded map of the cerebellar dentate nucleus and its projections to the cerebral cortex. Journal of Neurophysiology. 89: 634-639.

Grodd W, Hülsmann E, Lotze M, et al. 2001. Sensorimotor mapping of the human cerebellum: fMRI evidence of somatotopic organization. Human Brain Mapping, 13: 55-73.

Guell X, Gabrieli JDE, Schmahmann JD. 2018. Triple representation of language, working memory, social and a single large cohort. NeuroImage, 172: 437-449.

Heath RG. 1977. Modulation of emotion with a brain pacemamer. Treatment for intractable psychiatric illness. The Journal of Nervous and Mental Disease, 165: 300-317.

Howarth C, Peppiatt-Wildman CM, Attwell D. 2010. The energy use associated with neural computation in the cerebellum. Journal of Cerebral Blood Flow and Metabolism: Official Journal of the International Society of Cerebral Blood Flow and Metabolism, 30: 403-414.

Imaizumi S, Mori K, Kiritani S, et al. 1997. Vocal identification of speaker and emotion activates different brain regions. Neuroreport, 8: 2809-2812.

Kansal K, Yang Z, Fishman AM, et al. 2017. Structural cerebellar correlates of cognitive and motor dysfunctions in cerebellar degeneration. Brain: a Journal of Neurology, 140: 707-720.

Kelly RM, Strick PL. 2003. Cerebellar loops with motor cortex and prefrontal cortex of a nonhuman primate. The Journal of Neuroscience: the Official Journal of the Society For Neuroscience, 23: 8432-8444.

King M, Hernandez-Castillo CR, Poldrack RA, et al. 2019. Functional boundaries in the human cerebellum revealed by a multi-domain task battery. Nature Neuroscience, 22: 1371-1378.

Küper M, Dimitrova A, Thürling M, et al. 2011. Evidence for a motor and a non-motor domain in the human dentate nucleus: an fMRI study. NeuroImage, 54: 2612-2622.

Küper M, Kaschani P, Thürling M, et al. 2016. Cerebellar fMRI Activation Increases with Increasing Working Memory Demands. Cerebellum (London, England), 15: 322-335.

Luis EO, Arrondo G, Vidorreta M, et al. 2015. Successful working memory processes and cerebellum in an elderly sample: a neuropsychological and fMRI study. PLoS One, 10: e0131536.

Manto M, Bower JM, Conforto AB, et al. 2012. Consensus paper: roles of the cerebellum in motor control: the diversity of ideas on cerebellar involvement in movement. Cerebellum (London, England), 11: 457-487.

Mariën P, Ackermann H, Adamaszek M, et al. 2014. Consensus paper: language and the cerebellum: an ongoing enigma. Cerebellum (London, England), 13: 386-410.

Mariën P, Beaton A. 2014. The enigmatic linguistic cerebellum: clinical relevance and unanswered questions on nonmotor speech and language deficits in cerebellar disorders. Cerebellum & Ataxias, 1: 12.

Mendoza-Halliday D, Torres S, Martinez-Trujillo JC. 2014. Sharp emergence of feature-selective sustained activity along the dorsal visual pathway. Nature Neuroscience, 17: 1255-1262.

Moore DM, D'mello AM, Mcgrath LM, et al. 2017. The developmental relationship between specific cognitive domains and grey matter in the cerebellum. Developmental Cognitive Neuroscience, 24: 1-11.

Paradiso S, Andreasen NC, O'leary DS, et al. 1997. Cerebellar size and cognition: correlations with IQ, verbal memory and motor dexterity. Neuropsychiatry, Neuropsychology, and Behavioral Neurology, 10: 1-8.

Peterburs J, Cheng DT, Desmond JE. 2016. The association between eye movements and cerebellar activation in a verbal working memory task. Cerebral Cortex, 26: 3802-3813.

Petersen SE, Fox PT, Posner MI, et al. 1988. Positron emission tomographic studies of the cortical anatomy of single-word processing. Nature, 331: 585-589.

Posner MI, Petersen SE, Fox PT, et al. 1988. Localization of cognitive operations in the human brain. Science (New York), 240: 1627-1631.

Price CJ. 2012. A review and synthesis of the first 20 years of PET and fMRI studies of heard speech, spoken language and reading. NeuroImage, 62: 816-847.

Schmahmann JD. 1997. Rediscovery of an early concept. International Review of Neurobiology, 41.

Schmahmann JD, Pandya DN. 1997. Anatomic organization of the basilar pontine projections from prefrontal cortices in rhesus monkey. The Journal of Neuroscience: the Official Journal of the Society For Neuroscience, 17: 438-458.

Schmahmann JD. 1991. An emerging concept. The cerebellar contribution to higher function. Archives of Neurology, 48: 1178-1187.

Schutter DJLG, Van Honk J. 2005. The cerebellum on the rise in human emotion. Cerebellum (London, England), 4: 290-294.

Sereno MI, Diedrichsen J, Tachrount M, et al. 2020. The human cerebellum has almost 80% of the surface area of the neocortex. Proceedings of the National Academy of Sciences of the United States of America, 117: 19538-19543.

Sherrington CS. 1897. Double (antidrome) conduction in the central nervous system. Proc Roy Soc Lond, 61: 243-246.

Singer T, Seymour B, O'doherty J, et al. 2004. Empathy for pain involves the affective but not sensory components of pain. Science (New York), 303: 1157-1162.

Smith GE. 1903. Notes on the morphology of the cerebellum. Journal of Anatomy and Physiology, 37: 329-332.

Snider RS. 1950. Recent contributions to the anatomy and physiology of the cerebellum. Archives of Neurology and Psychiatry, 64: 196-219.

Snider RS, Maiti A. 1976. Cerebellar contributions to the Papez circuit. Journal of Neuroscience Research, 2: 133-146.

Stoodley CJ, Schmahmann JD. 2009. Functional topography in the human cerebellum: a meta-analysis of neuroimaging studies. NeuroImage, 44: 489-501.

Stoodley CJ, Valera EM, Schmahmann JD. 2012. Functional topography of the cerebellum for motor and cognitive tasks: an fMRI study. NeuroImage, 59: 1560-1570.

Strick PL, Dum RP, Fiez JA. 2009. Cerebellum and nonmotor function. Annual Review of Neuroscience, 32: 413-434.

Takanashi M, Abe K, Yanagihara T, et al. 2003. A functional MRI study of somatotopic representation of somatosensory stimulation in the cerebellum. Neuroradiology, 45: 149-152.

Tomlinson SP, Davis NJ, Morgan HM, et al. 2014. Cerebellar contributions to spatial memory. Neuroscience Letters, 578: 182-186.

Wiestler T, Mcgonigle DJ, Diedrichsen J. 2011. Integration of sensory and motor representations of single fingers in the human cerebellum. Journal of Neurophysiology, 105: 3042-3053.

Wildgruber D, Riecker A, Hertrich I, et al. 2005. Identification of emotional intonation evaluated by fMRI. NeuroImage, 24: 1233-1241.

Yuan Q, Li H, Du B, et al. 2022. The cerebellum and cognition: further evidence for its role in language control. Cerebral Cortex (New York, 1991), 33: 35-49.

第二章 小脑的生理功能与疾病

第一节 小脑经典的生理功能

在神经科学探索的历史上，小脑一直是一个古老而又神秘的结构，小脑是重要的运动调节中枢，有大量的传入和传出联系。小脑对大脑皮层、躯干四肢等部位传入的神经冲动进行整合，并通过传出纤维调整有关神经和肌肉的运动。小脑就像一个大的调节器，通过与大脑、脑干和脊髓之间复杂的传入与传出联系，参与躯体平衡和肌张力的调节，以及随意运动和语言的协调。

根据经典观点，大脑-小脑环路长期以来被认为是小脑控制运动新皮层活动的调节环路，在涉及运动规划、运动协调、运动学习和记忆的躯体功能中起关键作用（Sakai，1980）。小脑是重要的运动调节中枢，其结构和功能经过了漫长的进化过程，绒球小结叶是小脑最古老的部分，被称为古小脑，它主要接收来自前庭神经核的传入纤维，调节躯干肌肉的活动，在维持身体平衡和肌张力等方面起重要作用；前、后叶的蚓部及后叶蚓部的后外侧部出现得稍晚，称为旧小脑，主要接收来自头部和身体的本体感受与外感受的传入信息，参与调节肌张力；小脑半球的大部分和部分蚓部出现得最晚，称为新小脑，它在人类最为发达，主要接收来自大脑皮层的传入纤维，传统的观念认为该部位主要参与随意运动的调节。近年随着成像技术的进步和计算建模系统的同步发展，研究发现新小脑还参与认知和情绪的调节。小脑经典的功能是维持躯体平衡，控制姿势和步态，调节肌张力及协调随意运动的准确性，当小脑损害时会出现共济失调、肌张力降低、语言障碍、眼球震颤等。

一、协调运动与平衡功能

小脑在运动控制中起着关键作用，小脑主要是作为与皮层和基底神经节运动协调的处理器（Koziol et al.，2014）。小脑周围小叶主要控制手和脚的运动，其上部代表上肢，下部代表下肢；中线结构如蚓部主要调节步态和平衡，前叶（小叶Ⅳ、Ⅴ）和后叶（小叶Ⅵ、Ⅷ）参与精细运动的调控（Lopez et al.，2020）。小脑的传出纤维在发出的过程中经历两次交叉，对躯体活动发挥同侧协调作用。小脑协调运动传导通路如图2-1所示。

对于正常的姿势和运动，需要来自前庭系统及肌肉、肌腱和关节传入信息的输入。Sherrington将小脑病变引起的缺陷解释为运动系统的本体感受输入丧失（Levine，2007）。

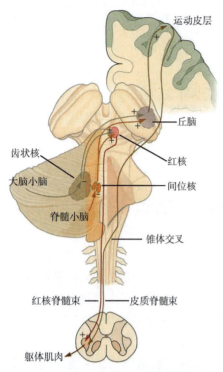

运动皮层

齿状核

大脑小脑

脊髓小脑

丘脑

红核

间位核

锥体交叉

红核脊髓束　　　皮质脊髓束

躯体肌肉

图2-1　小脑协调运动传导通路示意图

躯体的平衡调节是一个反射性过程，绒球小结叶是该反射活动的中枢。躯体平衡变化的信息感受器是前庭器官，该信息经前庭神经和前庭神经核传入小脑的绒球小结叶，小脑发出对躯体平衡的调节冲动经由前庭脊髓束到达脊髓前角运动神经元，再经脊神经到达肌肉系统，协调了肌肉运动和肌张力，从而使躯体保持平衡。小脑蚓部病变可引起头和躯干共济失调，导致平衡障碍，姿势和步态异常。上蚓部损害患者向前倾倒，下蚓部损害患者向后倾倒。小脑半球控制同侧肢体的协调运动并维持正常的肌张力，一侧小脑损害时，行走时患者向患侧倾倒，同侧肢体的共济失调，以及肌张力减低、腱反射减弱或消失。

对随意运动的协调则是由新小脑完成的。新小脑病变会引起肌张力减低和随意运动的协调性障碍，称为小脑性共济失调，主要表现为运动的准确性和动作的协调性障碍。在大脑皮层与小脑之间存在着双向的神经联系，大脑皮层发出的运动信息在下行过程中由侧支在脑桥核换神经元，再由脑桥核发出纤维进入小脑，形成皮层脑桥小脑束；而小脑向大脑皮层的投射是由新小脑皮层的浦肯野细胞轴突传至深部的齿状核，再由齿状核发出纤维出小脑，经丘脑腹外侧核到达大脑皮层运动区，形成齿状核丘脑皮层束，这两条传导束构成了小脑调节大脑皮层运动区活动的关键环路。肌肉在接收到运动冲动而发生收缩时，肌肉中本体感受器又将它们所感受的本体冲动经脊髓小脑束传入小脑。所以，在随意运动中，小脑既接受大脑皮层发出的运动指令，又获取了肌肉执行运动指令的信息，在对两者进行分析之后，小脑皮层的浦肯野细胞发出的冲动对DCN，主要是齿状核的活动进行调整，反馈信息再经齿状核丘脑皮层束传到大脑皮层运动区，通过易化或抑制作用调整大脑皮层运动区的活动。另外，小脑在接收脊髓小脑束传来的肌肉运动的本体信息后，经红核脊髓束将调节性冲动反馈回脊髓，从而调整脊髓运动神经元的活动。

有研究认为小脑的功能不仅是经典的运动控制和协调，小脑也是运动跟踪系统，其在运动的控制和协调中发挥重要作用，这是因为动物需要跟踪移动物体、跟踪其自身的运动指令及分析运动的感知结果以便控制运动。该理论不仅预测了已知小脑运动障碍的后果，还预测了由小脑功能障碍引起的特定类型的感知缺陷，即无法准确地跟踪和预测环境中移动物体的轨迹（Paulin，1993）。此外，Timothy等研究发现小脑参与整合运动系统的当前状态与内部产生的运动命令，以预测未来的运动状态（Ebner and Pasalar，2008）。有研究通过对健康人群进行小脑外侧经颅磁刺激（transcranial magnetic stimulation，TMS），结果发现小脑刺激的初始方向和最终手指位置的误差显著高于对照。小脑TMS的平均方向误差与计划中的到达运动一致，表明TMS会破坏小脑预估这个时间间隔的手指位置，从而增加最终误差（Miall et al.，2007）。

二、调节肌张力

小脑调节肌张力活动表现为抑制和易化两个方面。小脑抑制肌张力主要是小脑前叶蚓部的功能，小脑对肌张力的易化作用是由前叶的两侧部位来完成的。小脑对肌张力的抑制或易化作用是通过脑干网状结构中的肌张力抑制区和易化区实现的，通过网状脊髓束控制脊髓前角γ运动神经元的活动。易化区的下行冲动可以加强γ运动神经元的活动，使肌张力加强；抑制区则可减弱γ运动神经元的活动，使肌张力减弱。此外，小脑还可以通过前庭外侧核调节肌张力活动，通过前庭脊髓束将紧张性冲动传至脊髓，加强脊髓前角α运动神经元的活动，使肌张力增强。从小脑的蚓部皮层到前庭外侧核有直接的纤维投射和经顶核的间接纤维投射。一方面，直接纤维投射对前庭外侧核是抑制性的通路，它通过减弱前庭外侧核的活动，进而抑制脊髓α运动神经元的活动，导致肌张力减低；另一方面，间接纤维投射是一条兴奋性通路，它可以加强前庭外侧核的活动，使肌张力增加。所以，局限于蚓部皮层的损伤导致去大脑动物的僵直现象增加，而顶核的损伤则使去大脑动物的肌张力减低。传统认为肌张力异常是由基底神经节病变引起的，然而目前有研究发现在许多形式的肌张力障碍中观察到小脑活动和功能连接的异常（Filip et al., 2013）。肌张力障碍的小鼠模型也显示小脑丘脑-皮层通路的结构和功能异常（Desimone et al., 2016）。目前，正在探索将深部脑刺激（deep brain stimulation，DBS）和小脑TMS作为某些形式肌张力障碍的潜在治疗方法（Tewari et al., 2017；Teixeira et al., 2015）。

三、协调语言功能

小脑蚓部或脑干内与小脑联系的神经通路病变可导致发音和构音器官肌肉运动不协调，又称共济失调性构音障碍，表现为构音模糊，声音强弱不等甚至呈暴发样，言语不连贯，呈吟诗样。以往关于小脑构音障碍的病因研究主要集中在由小脑内侧上动脉供血的小脑蚓旁区。另外，有研究表明小脑性构音障碍主要由小脑上动脉供血的小脑上部受损引起（Erdemoglu and Duman，1998）。Ogawa等（2004）报告了一名小脑梗死患者，由于小脑上半球梗死而表现出孤立性小脑构音障碍。Ackermann等（2007）报道，功能性MRI发现，右侧小脑半球与左侧额叶的中央前回下部相连，并有助于语言产生，因此小脑右半球在语言协调功能中占优势。

四、协调眼球运动

小脑作为一个网络枢纽，通过与脑干及其他部位的相互连接来优化眼球运动（Shemesh and Zee，2019）。小脑顶核、绒球和小结与前庭神经核有着密切的神经联系，小脑损害时常伴有眼球运动异常，表现为眼球震颤。小脑性眼震的特点主要是眼震与头位明显相关，而且眼震的方向多变，如由水平性变为旋转性等。不同部位的病变可表现为不同的眼震类型：小脑蚓部病变可出现上跳性眼震；绒球病变常出现水平性眼震，可伴下跳性眼震成分；小结病变可出现下跳性眼震。小脑协调眼球运动传导通路如图2-2所示。

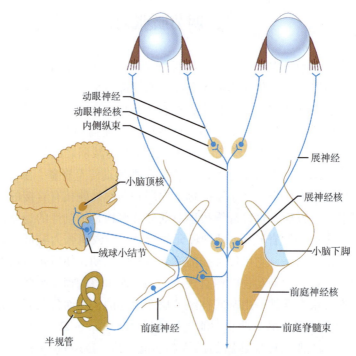

动眼神经
动眼神经核
内侧纵束
小脑顶核
绒球小结节
半规管
展神经
展神经核
小脑下脚
前庭神经核
前庭神经
前庭脊髓束

图2-2 小脑协调眼球运动传导通路示意图

小脑中与眼球运动控制有关的三个关键区域：①绒球/副绒球（扁桃体）复合体，主要参与高频、短暂的前庭反应，也参与平稳的追踪维持和稳定的凝视保持；②小结/腹侧蚓垂，主要参与低频、持续的前庭反应；③背侧蚓部/小脑顶后核，主要负责扫视的准确性（Shemesh and Zee，2019）。

绒球/副绒球病变与以下表现相关：①相对高频的前庭反应缺陷（如头部脉冲测试）；②追踪受损和前庭－眼反射（vestibulo-ocular reflex，VOR）抑制受损；③固定受损，包括自发性眼球震颤和凝视诱发的眼球震颤，特别是在水平面上。绒球/副绒球（扁桃体）复合体病变的主要缺陷是对环境中移动物体的跟踪受损，以及无法保持凝视。相关实验进行了猴双侧绒球/副绒球毁损，为视追踪功能定位在小脑提供了坚实的证据。受损的追踪功能和不完全抑制诱导的前庭眼球震颤是实验性绒球/副绒球综合征的主要特征（Rambold et al.，2002）。绒球/副绒球复合体的病变损害了偏心位置的凝视保持，因此眼睛向中心漂移，产生凝视诱发的眼球震颤（Zee et al.，1981）。下跳性眼球震颤既是双侧绒球/副绒球损害猴的特征，也是人类许多小脑疾病的常见特征。关于其机制的各种假说已经被提出，包括由前半规管介导的VOR通路的去抑制引起的中枢前庭张力失衡；绒球内负责垂直凝视速度方向的浦肯野细胞存在"上下"非对称性，这些细胞更偏好向下的追踪运动；受耳石信号调控的固有重力通路脱抑制，这种脱抑制导致眼球自发向上漂移（Bremova et al.，2015；Marti et al.，2008）。另外，水平位置性眼球震颤（右耳和左耳向下位置均向地性跳动），可模仿来自外半规管的良性外周阵发性位置性眩晕，也与小脑扁桃体病变有关（Choi et al.，2018b）。

小结/腹侧蚓垂的病变与低频、持续的前庭反应（由速度存储机制介导）的缺陷相关，包括垂直平面的自发性眼球震颤和水平平面的周期性交替性眼球震颤。这类患者通常也会主诉幻视。位置性眼球震颤曾被报道在前庭小脑的两个区域都有病变。周期性交替性眼球震颤（periodic alternating nystagmus，PAN）即每90s反向的水平渐强–渐弱急跳性眼球震颤可能在小结/蚓垂消融后出现（Lee et al.，2017）。PAN的发病机制：①脑干中不受抑制的不稳定的速度存储机制；②可能位于脑干内的完整的适应性网络，其使持续的、不适当的眼球震颤无效；③不能利用视网膜上的图像运动作为误差信号来抑制眼球震颤（Leigh et al.，1981）。位置性眼球震颤也可发生在小结病变中，可模仿来自水平半规管的良性外周阵发性位置性眩晕。但是，与扁桃体损伤的向地性水平性眼球震颤相反，小结性眼球震颤是背地性水平性眼球震颤（Choi et al.，2018a）。

　　背侧蚓部/小脑顶后核的病变与扫视准确性的缺陷相关：双侧小脑蚓部病变可导致扫视性眼球运动辨距不足，双侧小脑顶核病变可导致扫视性眼球运动辨距过度。当扫视缺陷严重时，这些患者可能会抱怨阅读困难。实验性双侧小脑背侧蚓部损伤可导致扫视的起始时间（潜伏期）、准确性（轨迹、幅度和方向）、速度和加速度等急性异常（Kojima et al.，2010）。

（王多浩　石静萍）

参 考 文 献

Ackermann H，Mathiak K，Riecker A. 2007. The contribution of the cerebellum to speech production and speech perception：clinical and functional imaging data. Cerebellum，6：202-213.

Bremova T，Glasauer S，Strupp M. 2015. Downbeat nystagmus：evidence for enhancement of utriculo-ocular pathways by ocular vestibular evoked myogenic potentials? Eur Arch Otorhinolaryngol，272：3575-3583.

Choi JY，Glasauer S，Kim JH，et al. 2018a. Characteristics and mechanism of apogeotropic central positional nystagmus. Brain，141：762-775.

Choi SY，Jang JY，Choi JH，et al. 2018b. Persistent geotropic positional nystagmus in unilateral cerebellar lesions. Neurology，91：e1053-e1057.

Desimone JC，Febo M，Shukla P，et al. 2016. *In vivo* imaging reveals impaired connectivity across cortical and subcortical networks in a mouse model of DYT1 dystonia. Neurobiol Dis，95：35-45.

Ebner TJ，Pasalar S. 2008. Cerebellum predicts the future motor state. Cerebellum，7：583-588.

Erdemoglu AK，Duman T. 1998. Superior cerebellar artery territory stroke. Acta Neurol Scand，98：283-287.

Filip P，Lungu OV，Bareš M. 2013. Dystonia and the cerebellum：a new field of interest in movement disorders? Clin Neurophysiol，124：1269-1276.

Kojima Y，Soetedjo R，Fuchs AF. 2010. Effects of GABA agonist and antagonist injections into the oculomotor vermis on horizontal saccades. Brain Res，1366：93-100.

Koziol LF，Budding D，Andreasen N，et al. 2014. Consensus paper：the cerebellum's role in movement and cognition. Cerebellum，13：151-177.

Lee SU，Choi JY，Kim HJ，et al. 2017. Impaired tilt suppression of post-rotatory nystagmus and cross-coupled head-shaking nystagmus in cerebellar lesions：image mapping study. Cerebellum，16：95-102.

Leigh RJ，Robinson DA，Zee DS. 1981. A hypothetical explanation for periodic alternating nystagmus：instability in the optokinetic-vestibular system. Ann N Y Acad Sci，374：619-635.

Levine DN. 2007. Sherrington's "The Integrative action of the nervous system"：a centennial appraisal. J Neurol Sci，253：1-6.

Lopez AM, Trujillo P, Hernandez AB, et al. 2020. Structural correlates of the sensorimotor cerebellum in Parkinson's disease and essential tremor. Mov Disord, 35: 1181-1188.

Marti S, Straumann D, Büttner U, et al. 2008. A model-based theory on the origin of downbeat nystagmus. Exp Brain Res, 188: 613-631.

Miall RC, Christensen LO, Cain O, et al. 2007. Disruption of state estimation in the human lateral cerebellum. PLoS Biol, 5: e316.

Ogawa K, Suzuki Y, Kamei S, et al. 2004. A case of cerebellar infarction with pure dysarthria. Rinsho Shinkeigaku, 44: 111-113.

Paulin MG. 1993. The role of the cerebellum in motor control and perception. Brain Behav Evol, 41: 39-50.

Rambold H, Churchland A, Selig Y, et al. 2002. Partial ablations of the flocculus and ventral paraflocculus in monkeys cause linked deficits in smooth pursuit eye movements and adaptive modification of the VOR. J Neurophysiol, 87: 912-924.

Sakai H. 1980. Cerebellar dysarthria: historical background and new concept of functional localization (author's transl). No To Shinkei, 32: 1235-1245.

Shemesh AA, Zee DS. 2019. Eye movement disorders and the cerebellum. J Clin Neurophysiol, 36: 405-414.

Teixeira MJ, Schroeder HK, Lepski G. 2015. Evaluating cerebellar dentatotomy for the treatment of spasticity with or without dystonia. Br J Neurosurg, 29: 772-777.

Tewari A, Fremont R, Khodakhah K. 2017. It's not just the basal ganglia: cerebellum as a target for dystonia therapeutics. Mov Disord, 32: 1537-1545.

Zee DS, Yamazaki A, Butler PH, et al. 1981. Effects of ablation of flocculus and paraflocculus of eye movements in primate. J Neurophysiol, 46: 878-899.

第二节　小脑与认知

　　小脑的功能在很长一段时间里被认为是维持躯体平衡、协调运动及调节肌张力。自20世纪70年代起，关于小脑在高级功能中的作用研究不断增加。1998年Schmahmann和Sherman发现小脑受损后，患者会出现诸如抽象推理能力受损和情绪调节障碍等变化，提出了小脑认知情感综合征（cerebellar cognitive affective syndrome，CCAS）的概念。越来越多的证据表明，小脑不仅具有调控运动功能，还参与高级的感知、认知和情感功能，如工作记忆、语言、视空间、执行和情感处理等，并提示小脑在额顶颞叶、边缘系统环路中可能具有重要的作用（Molinari and Leggio，2007）。小脑参与认知的具体病理生理学机制尚不明确，目前研究认为小脑通过与大脑的特定区域形成神经功能环路，进而影响大脑的高级认知（Schmahmann and Sherman，1998）。

一、小脑的解剖结构与功能连接

　　小脑位于大脑后下方的颅后窝内，分为绒球小结叶和小脑体两大部分，小脑体又分为中间的蚓部和两侧膨大的小脑半球。根据纤维联系，小脑可分为接收前庭器官输入的前庭小脑（绒球小结叶）、接收脊髓输入的脊髓小脑（蚓部和小脑半球内侧部），以及接收大脑皮层输入的皮层小脑。小脑对认知的作用有可能是通过与新皮层的相互作用。因为从化学的角度，新皮层在进化上出现最晚且随着动物的不断进化而增大；从解剖学的角度，小脑与新皮层之间存在密集的神经联系（图2-3）。

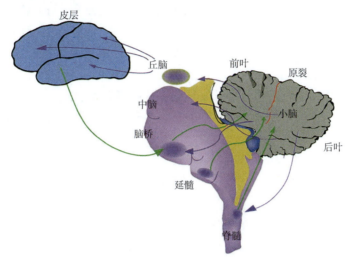

图2-3　小脑、大脑主要的输入和输出环路示意图

传入连接用绿色表示，传出连接用紫色表示

基于小脑影像学图谱将小脑分为10个小叶：前叶由小叶Ⅰ～Ⅴ组成，后叶包括小叶Ⅵ～Ⅸ，绒球小结叶对应小叶Ⅹ；与小脑的其他小叶相比，小叶Ⅵ和小叶Ⅶ是小脑中最宽的区域，它们的外侧半球从蚓部延伸得最远，属于新小脑，具有认知加工、功能执行，以及高阶思维过程调控等功能。新小脑与大脑皮层相关区域，特别是顶叶和前额叶皮层区域存在纤维联系，参与了大脑认知神经环路及情绪、自主神经功能和感觉运动的控制。因此，小脑和大脑之间正确的相互作用对于认知功能调控来说是必要的。最近的神经影像学研究表明，大脑、小脑连接可能更密切，通常大脑区域发出纤维投射到小脑的对侧区域，但20%～30%的大脑纤维束连接终止于小脑的同侧区域。而小脑发出的大多数神经纤维经对侧丘脑投射到对侧大脑皮层的相应区域，但部分小脑发出纤维经同侧丘脑投射至同侧大脑皮层特定功能区。

随着临床神经科学、病理学、影像学等的不断发展，研究发现小脑紧密堆积的褶皱实际上包含的表面积是大脑皮层表面积的80%（Sereno et al.，2020），并且小脑皮层结构的80%与认知相关的大脑区域相连接，并通过前馈和后馈小脑通路与认知相关的大脑区域形成闭合环路（Raymond and Medina，2018）。小脑独特的形态和功能特征使其具有突出的调控能力。小脑内多个功能单元（微区）可接收MF传递冗余的外围和中心信息，多个微区接收的冗余信息特征有利于单个微区损伤后内部模型重建的补偿（Guediche et al.，2015）。作者团队前期研究发现，小脑后叶损害后大脑结构网络拓扑属性发生变化，患者多领域认知功能受损，大脑网络的全局效率、局部效率属性下降，尤其在与认知相关的双侧楔前叶、额颞叶、扣带回等关键节点效率发生显著改变，表明小脑后叶对大脑全局及认知网络发挥着重要的整合和调节作用（Wang et al.，2019，2022）。目前的观点认为，小脑对不同认知领域的功能调节可能取决于小脑特定区域与大脑不同功能区之间的神经环路。一项任务态功能影像学研究表明，单纯的运动性任务可同时激活大脑运动感觉皮层区及小脑的Ⅳ～Ⅴ区和Ⅷ区，而认知相关性任务则激活大脑前额叶、顶叶皮层及小脑Ⅵ区和Ⅶ区（Stoodley et al.，2012）。Bernard等（2012）研究发现大脑的运动区域与非运动区域在小脑的投射区不同，小脑前叶Ⅰ～Ⅵ区（尤其是Ⅳ区和Ⅴ区）及Ⅷ区与大脑运动皮层区域功能相关，而小脑后叶，如Ⅵ、CrusⅠ、CrusⅡ和Ⅶb区，在功能上与大脑的前额叶、颞叶和顶叶认知皮层区有关。此外，一项荟萃分析提示小脑双侧Ⅵ区和右Ⅶ区与语言功能相关，双侧Ⅵ区和右Ⅷa区与工作记忆相关，执行功能与双侧CrusⅠ区相关，处理速度与小脑躯体运动区域中的灰质（前叶和小叶Ⅷ区）相关。这些研究提示，小脑特定脑区与大脑皮层不同区域存在密切的神经功能环路。小脑通过这些环路进而对大脑的不同认知功能活动进行调控。

二、感知觉加工

小脑的主要功能之一是处理来自身体各部分的感觉输入，尤其是与运动相关的感觉信息。早在1996年，Gao等在《科学》上发表的论文中，通过fMRI技术揭示了小脑参与感觉获得和辨别过程。研究显示，当参与者在进行皮肤刺激试验时，即使没有明显的手指运动，刺激仍能激活小脑齿状核。进一步的研究发现，在需要进行触觉辨别时，小脑的活动显著增强（图2-4）。这表明小脑不仅在运动控制中发挥作用，同时在感知过程中扮演着重要角色。

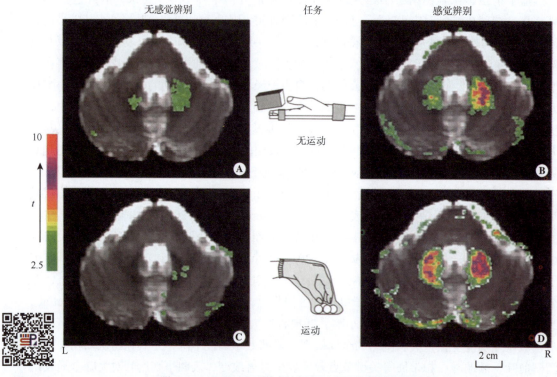

图2-4　fMRI显示不同感知任务下小脑齿状核的激活

A. 皮肤刺激（CS）；B. 皮肤辨别（CD）；C. 抓取物体（GO）；D. 抓物辨别（GOD）。对每个任务的功能和解剖图像进行了共同配准，针对每个任务进行了组 t 检验，比较任务引起的变化与静息状态的差异。激活的检测阈值设定为 $t=2.5$，且要求相邻的像素数量达到5个。相对于整个小脑平面采样结果，所检测到的激活在统计上是显著的（ $P < 0.05$ ）［引自：Gao JH，Parsons LM，Bower JM，et al. 1996. Cerebellum implicated in sensory acquisition and discrimination rather than motor control. Science，272：545-547.］

此外，感觉减弱（sensory attenuation）是一个与小脑功能密切相关的现象，是指自我触碰的感觉强度往往低于外部施加的相同刺激。这种现象的一个经典例子是，当我们用一只手抓另一只手时，所感受到的触觉强度明显低于他人或物体施加的相同力量。这种现象表明，小脑通过内部前馈模型在预测和处理感觉信息时起到了重要作用。研究发现（Kilteni and Ehrsson，2020），当我们自我触碰时，小脑会预测触觉的结果，并在感知过程中对这些自我产生的信号进行抑制。这种机制使得小脑在整合感官信息和调节感知方面显得尤为重要。

在一项针对小鼠的研究中（Khilkevich，et al.，2024），研究者记录了小鼠在学习识别模糊视觉输入变化时的脑活动。结果显示，在证据积累的过程中，小脑与运动准备活动之间存在密切的联系。视觉反应从感觉区域的瞬时激活转变为前运动皮层和小脑的持续表征，使得小鼠能够在决策过程中有效地整合感官输入。

小脑还与其他脑区紧密相连，形成了一个复杂的神经网络，这种网络支持多种感知觉和运动控制的功能。例如，小脑与前额叶皮层之间的功能连接有助于整合感官信息并优化决策过程。这种连接使得小脑在感知觉的灵敏度和信噪比之间达成平衡，从而在行动准备和感知反馈之间实现良好的协调。

总的来说，小脑在感知觉加工中的作用不仅仅限于运动控制，它通过对感觉信息的处理和整合，在感知决策、运动准备和执行过程中发挥了关键作用。这一发现为我们理解小脑的功能提供了新视角。

三、工作记忆任务

工作记忆是一种在认知任务中临时存储和处理信息的系统，如推理、学习和语言理解，核心部分被认为是"中央执行系统"、监督和注意控制系统。工作记忆任务的完成需要对信息进行编码、存储和检索。已有研究指出，小脑参与言语工作记忆，小脑损伤患者会出现言语工作记忆障碍（Schreck et al.，2018）。一项荟萃分析揭示了在空间工作记忆任务中，左侧小脑Ⅵ区明显激活，而言语工作记忆任务时右侧小叶Ⅵ区和ⅧB区明显激活。在工作记忆的任务态fMRI研究中，最常用的是n-back和Sternberg任务范式。有学者对受试者分别采用0-back（作为运动控制任务）、1-back和2-back工作记忆任务（口头的和抽象的方式）发现，在工作记忆任务中，小脑的激活随着执行需求的增加而扩大，并且在工作记忆任务后的新皮层激活也会对更高的工作记忆负荷做出反应（Küper et al.，2016）。Sternberg任务要求受试者通过排练记住一组简短的字母，出现目标字母时受试者通过按下按钮判断是否与所记字母匹配，主要包括编码、维持和检索三个阶段。小脑的上部/外侧区域（小叶Ⅵ/Crus Ⅰ）在编码期间激活最明显，并且在整个维持阶段激活下降。右上小脑激活与左下额叶皮层的激活一致，可能与内部运动（发音）表现有关。右下小脑（小叶ⅦB/ⅧA）在维持期最活跃，与左下顶叶皮层的激活相一致，和语音存储有关。当执行（检索）需求低时，大脑皮层和小脑的激活都会减少（Peterburs et al.，2016）。此外，小脑齿状核在信息处理场景中被激活，包括背外侧前额叶皮层在内的前额叶执行区同时被激活。这表明小脑和"中央执行系统"存在相互作用，参与工作记忆的加工处理过程

（Marvel and Desmond，2010）。

四、语言加工任务

小脑作为神经科学研究中较晚被探索的结构，其在语言功能调控中的作用较少受到关注。早期韦尼克关于失语症的研究仅推测小脑可能参与语言功能调控。随着语言功能研究的不断深入，研究者逐渐关注到小脑在语言识别、控制中的作用。研究表明，小脑能够辨别和纠正语言错误，并在流畅表达、语法处理及写作技巧等方面发挥作用。小脑损伤可能导致失语症或小脑缄默综合征（Patay，2015）。

具体而言，小脑后叶Ⅵ、Crus Ⅰ、Crus Ⅱ和ⅦB区与大脑前额叶、后顶叶和颞上回皮层形成的神经环路密切参与言语功能的调控（Du et al.，2018）。Xiang等（2003）通过fMRI研究发现，在执行不同难度的语义辨别任务时，小脑后下部激活显著增强，且激活强度随着任务难度增加而增大。这表明小脑在语义辨别过程中起重要作用，且其激活程度受到任务难度的调节。

研究采用词语流畅性范式（如动词生成、语言流畅、口头工作记忆）进一步发现，小脑后外侧右半球的特定区域（小叶Ⅵ、Crus Ⅰ和Crus Ⅱ及ⅧA的右后侧区域）与语音、语义处理，以及词汇习得和言语检索有关，如动词生成、言语工作记忆、语言流畅性等（Stoodley Schmahmann，2009）。另一项fMRI研究也表明，小脑双侧小叶Ⅳ区和Ⅴ区参与外部语言的运动执行，而双侧小叶Ⅵ和Crus Ⅰ区则参与内部语言的计划与准备；在信息保持阶段，右侧小叶ⅦB区和Ⅷ区活跃，可能与语音存储过程相关（Pleger and Timmann，2018；Peterburs et al.，2016）。

此外，语言切换任务作为传统语言任务的补充，要求双语者在两种语言之间切换，从而产生跨语言干扰，需要语言控制来消除该干扰。最近有研究通过小脑皮层的激活模式揭示了小脑在语言控制中的作用。使用任务态fMRI和经颅电刺激（transcranial electrotherapy stimulation，tES）发现，双侧小脑后外侧参与语言控制功能，且与大脑皮层相应区域形成功能网络，左侧小脑更偏向控制网络，而右侧小脑更多地涉及语言产生。一项语言切换任务的fMRI研究表明，与非切换条件相比，双语切换条件下被测试者在双侧小脑Ⅵ区和Ⅷ区的激活显著增加，且右侧小脑背外侧似乎直接参与语言产生。通过对右侧小脑进行直流电刺激，还可显著提高语言控制表现（Yuan et al.，2022）。

五、空间认知加工

空间认知是认知的基础，小脑具有空间高级认知功能，参与空间记忆与空间信息加工过程，主要包括线的二等分、空间转换、心理旋转、方向判断和空间导航等。fMRI研究发现，线的二等分测试主要激活左侧小脑和大脑右侧顶叶皮层，心理旋转测试主要激活双侧小脑，编码形状–颜色组合时激活小脑左侧Crus Ⅰ区（Neuner et al.，2007）。也有研究者认为小脑可影响海马位置细胞的特性，参与自我运动信息加工，并且参与海马体的空间表征构建（Lefort et al.，2015）。

六、社会认知加工

社会认知是指能促进同种个体间行为应答的信息加工过程，它让人们感知、解释和存储有关自己和他人的信息。社会认知的扭曲常被认为是导致社会认知和情感严重异常的潜在功能障碍，而右侧小脑后区通过与背内侧前额叶皮层、左/右侧颞顶联合区连接在社会认知中发挥着至关重要的作用（Van Overwalle and Mariën，2016），脑损伤可能会导致缺乏同理心及社会线索识别和整合能力下降等表现。荟萃分析发现，在镜像网络、心智化网络和抽象判断等社会认知过程中，小脑中存在大量活跃的集群，并且小脑参与镜像和心智化活动的脑区与大脑相应的功能区域相连通。因此，在社会认知判断中，小脑活动反映了不同的镜像和心智功能，参与更抽象、更复杂的心智化过程（Van Overwalle et al.，2014）。对小脑受损患者的fMRI研究结果表明，患者在直觉感知的低层次处理和更复杂的心智化（指理解他人心理状态的能力）层面都有受损。

综上所述，小脑参与认知处理过程，包括工作记忆、语言功能、空间认知、社会认知等。小脑通过与大脑之间形成的广泛神经功能环路对大脑的认知功能区域进行调控。同时，Herzfeld等提出小脑可以通过"错误信号"的监督学习机制，实时监测认知的模式、变化及错误，更新信息并将其适应性反馈到大脑皮层，以提高认知系统的效率。大量动物和临床解剖及影像等研究表明，小脑的认知功能集中于进化上出现最晚的新小脑区及齿状核和顶核，尤其是小叶Ⅵ和Crus Ⅰ、Crus Ⅱ，在工作记忆、语言、空间和社会认知等高阶功能中发挥重要作用。此外，小脑仍存在认知功能亚区，如小脑双侧Ⅶ区和右Ⅷa区与工作记忆相关、双侧Ⅵ区和右Ⅶ区与语言功能相关等，即不同的功能亚区对不同的认知过程产生调控作用。

（姚　群　石静萍）

参 考 文 献

Bernard JA，Seidler RD，Hassevoort KM，et al. 2012. Resting state cortico-cerebellar functional connectivity networks：a comparison of anatomical and self-organizing map approaches. Front Neuroanat，6：31.

Clausi S，Olivito G，Lupo M，et al. 2018. The cerebellar predictions for social interactions：theory of mind abilities in patients with degenerative cerebellar atrophy. Front Cell Neurosci，12：510.

Du X，Rowland LM，Summerfelt A，et al. 2018. Cerebellar-stimulation evoked prefrontal electrical synchrony is modulated by GABA. Cerebellum，17：550-563.

Gao JH，Parsons LM，Bower JM，et al. 1996. Cerebellum implicated in sensory acquisition and discrimination rather than motor control. Science，272：545-547.

Guediche S，Holt LL，Laurent P，et al. 2015. Evidence for cerebellar contributions to adaptive plasticity in speech perception. Cereb Cortex，25：1867-1877.

Jima Y，Soetedjo R，et al. 2018. Encoding of error and learning to correct that error by the Purkinje cells of the cerebellum. Nat Neurosci，21：736-743.

Khilkevich A，Lohse M，Low R，et al. 2024. Brain-wide dynamics linking sensation to action during decision-making. Nature，634：890-900.

Kilteni K, Ehrsson HH. 2020. Functional connectivity between the cerebellum and somatosensory areas implements the attenuation of self-generated touch. J Neurosci, 22: 894-906.

Küper M, Kaschani P, Thürling M, et al. 2016. Cerebellar fMRI activation increases with increasing working memory demands. Cerebellum, 15: 322-335.

Lefort JM, Rochefort C, Rondi-Reig L. 2015. Cerebellar contribution to spatial navigation: new insights into potential mechanisms. Cerebellum, 14: 59-62.

Marvel CL, Desmond JE. 2010. Functional topography of the cerebellum in verbal working memory. Neuropsychol Rev, 20: 271-279.

Molinari M, Leggio MG. 2007. Cerebellar information processing and visuospatial functions. Cerebellum, 6: 214-220.

Neuner I, Stöcker T, Kellermann T, et al. 2007. Wechsler memory scale revised edition: neural correlates of the visual paired associates subtest adapted for fMRI. Brain Res, 1177: 66-78.

Patay Z. 2015. Postoperative posterior fossa syndrome: unraveling the etiology and underlying pathophysiology by using magnetic resonance imaging. Childs Nerv Syst, 31: 1853-1858.

Peterburs J, Cheng DT, Desmond JE. 2016. The association between eye movements and cerebellar activation in a verbal working memory task. Cereb Cortex, 26: 3802-3813.

Pleger B, Timmann D. 2018. The role of the human cerebellum in linguistic prediction, word generation and verbal working memory: evidence from brain imaging, non-invasive cerebellar stimulation and lesion studies. Neuropsychologia, 115: 204-210.

Raymond JL, Medina JF. 2018. Computational principles of supervised learning in the cerebellum. Annu Rev Neurosci, 41: 233-253.

Schmahmann JD, Sherman JC. 1998. The cerebellar cognitive affective syndrome. Brain, 121: 561-579.

Schreck L, Ryan S, Monaghan P. 2018. Cerebellum and cognition in multiple sclerosis. J Neurophysiol, 120: 2707-2709.

Sereno MI, Diedrichsen J, Tachrount M, et al. 2020. The human cerebellum has almost 80% of the surface area of the neocortex. Proc Natl Acad Sci USA, 117: 19538-19543.

Stoodley CJ, Schmahmann JD. 2009. Functional topography in the human cerebellum: a meta-analysis of neuroimaging studies. Neuroimage, 44: 489-501.

Stoodley CJ, Valera EM, Schmahmann JD. 2012. Functional topography of the cerebellum for motor and cognitive tasks: an fMRI study. Neuroimage, 59: 1560-1570.

Van Overwalle F, Baetens K, Mariën P, et al. 2014. Social cognition and the cerebellum: a meta-analysis of over 350 fMRI studies. Neuroimage, 86: 554-572.

Van Overwalle F, Mariën P. 2016. Functional connectivity between the cerebrum and cerebellum in social cognition: a multi-study analysis. Neuroimage, 124: 248-255.

Wang D, Yao Q, Lin X, et al. 2022. Disrupted topological properties of the structural brain network in patients with cerebellar infarction on different sides are associated with cognitive impairment. Front Neurol, 13: 982630.

Wang D, Yao Q, Yu M, et al. 2019. Topological disruption of structural brain networks in patients with cognitive impairment following cerebellar infarction. Front Neurol, 10: 759.

Xiang H, Lin C, Ma X, et al. 2003. Involvement of the cerebellum in semantic discrimination: an fMRI study. Human Brain Mapping, 18: 208-214.

Yuan Q, Li H, Du B, et al. 2022. The cerebellum and cognition: further evidence for its role in language control. Cereb Cortex, 33: 35-49.

第三节　小脑与情绪

　　小脑在过去被认为主要参与运动及躯体平衡调控，直到Schmahmann（1998）提出CCAS模型用以阐述小脑病变患者认知和情感功能缺陷的一致性表现，才使相关神经科学研究开辟出全新的小脑功能研究方向。近年来随着科学技术的进步及小脑研究的广泛开展，小脑被发现参与了语言处理、躯体和内脏信息整合、注意力控制、空间和执行功能、工作记忆及情绪等多个非运动功能（Petrosini et al.，2022）。其中，情绪是指由外部世界的刺激引起的、由大脑的某些区域对身体和大脑的其他部分所引发的一系列神经生理反应，这些反应的集合被定义为情绪状态。情绪涉及复杂的大脑网络，这些大脑网络以边缘系统为中心，目前边缘系统的经典网络已经扩展到包括纹状体、前额叶及部分小脑组织（图2-5）。

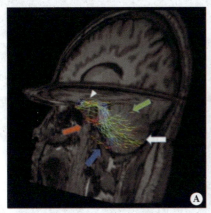
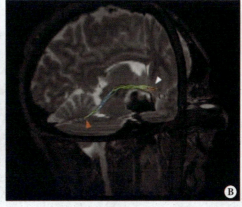

图2-5　小脑–边缘系统环路的三维多平面视图　　　图2-5

　　〔引自：Arrigo A，Mormina E，Anastasi G，et al. 2014. Constrained spherical deconvolution analysis of the limbic network in human，with emphasis on a direct cerebello-limbic pathway. Front Hum Neurosci，8：987.〕

　　解剖学证据显示，小脑前叶与绒球小结叶参与共济运动，小脑后叶主要调控认知功能，而小脑蚓部与顶核被认为是边缘小脑，参与边缘网络，主要负责调控情绪（Schmahmann，2010）。其中，边缘小脑的内侧部在情绪处理中起关键作用，该区域的不同小脑位点与不同的情绪表现相关联，并且这些位点与脑岛、前扣带回、内侧前额叶、杏仁核和海马体等参与调节和控制情绪的脑区之间存在多种信息传递（Schraa-Tam et al.，2012）。边缘小脑的外侧部分则在情绪加工中发挥作用，如工作记忆、注意力分配、情绪评估、反应选择等（Schmahmann，2021）。此外，小脑还参与情绪的自动处理，包括面部表情、惊吓、退缩、回避反射和疼痛处理过程（Moulton et al.，2011）。到目前为止，情绪过程已被细致划分为情绪处理、情绪学习与记忆、情绪认知评估和情绪的表情及行为体现等多个部分，而小脑在以上过程中的作用已初步达成共识，本节将介绍小脑在情绪领域中的重要贡献。

一、小脑与情绪处理

　　情绪处理包括情绪的评估、经验和表达，是指对情绪刺激产生的认知和行为反应。

近年来，相关脑影像学研究大多通过视频、叙述和面部表情图片等多种情绪刺激来诱导某种情感状态，情绪刺激主要被分为5类：喜悦、愤怒、厌恶、恐惧和悲伤。一项fMRI研究发现，每种类型的情绪刺激都会导致小脑的不同活动模式，并且恐惧和愤怒（小叶Ⅵ和小脑脚Ⅰ）、愤怒和厌恶（小叶Ⅸ）及快乐和悲伤（小叶Ⅷ）相关的不同情绪活动模式中存在局部重叠的区域（Baumann and Mattingley，2012）。这表明不同的小脑亚区在功能上代表5种主要情绪，不同情绪处理过程在相分离的同时也存在部分共享的神经环路（图2-6）。值得注意的是，小脑蚓部和蚓旁部能够引起全部5种情绪的激活，这与目前多数研究结果一致，并且小脑蚓部在处理负面情绪刺激时似乎较积极刺激表现出更大的影响（Park et al.，2010），揭示了内侧小脑在情绪处理中的关键作用。

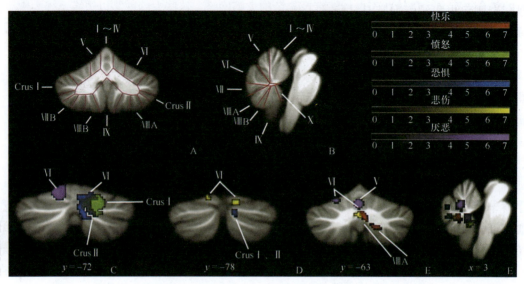

图2-6

图2-6　fMRI研究中不同情绪刺激在小脑各亚区的活动模式分布

x、y为MNI空间坐标轴，其数值用于定位图示脑区的解剖位置。x标注左右位置，用于区分小脑左右半球及中线结构；y标注前后位置，用于显示小脑从前到后的不同矢状切面

［引自：Baumanno O，Mattingley JB. 2012. Functional topography of primary emotion processing in the human cerebellum. Neuroimage，61：805-811.］

随着脑影像学技术的发展，研究者们观察到了小脑与大脑间紧密的功能联系。Buckner等（2011）通过静息态fMRI对1000名受试者的17个不同大脑网络中大脑–小脑间的功能连接进行定量分析，发现不同小脑区域在功能上均与特定的大脑网络相耦合，二者间成比例投射，证明小脑网络能够与大脑皮层一同参与调控多种功能。这意味着小脑可能像前额叶等大脑皮层一样在情绪处理过程中发挥重要而复杂的作用。不仅如此，解剖学和电生理研究进一步支持了小脑在情绪处理过程中的作用，表明小脑能够将信息投射到大脑中与情绪处理相关的区域，包括下丘脑、杏仁核、基底神经节等结构，并与视觉系统、边缘系统和大脑皮层区域相互协同，共同维持对情绪信息的获取和分析（Jung et al.，2022）。此外，小脑还与分泌或储存5-羟色胺、去甲肾上腺素和多巴胺等参与情绪处理的神经递质的脑干区域之间存在相互连接的神经环路。在形态学结构上，小脑具有遍布皮层的连接、强大的信息处理能力和高水平的可塑性，这使其拥有快速处理内部和外部信号的能力，为

此有研究提出小脑前馈模型。该模型认为小脑能够快速检测并产生纠正信号，有助于在高精度时间响应中保持最佳性能（Adamaszek et al.，2017），根据这种观点，小脑在情绪处理中被认为是一种支持结构，快速精准地对认知和情感反应进行细微调整。综上，小脑已被纳入在一个能够决定外部情绪刺激的意义并调节反应过程的广泛脑网络中，是情绪信息处理的重要参与者。

二、小脑与情绪学习及记忆

研究发现，个体在情绪学习与记忆方面都有很强的动机，以便指导大脑在类似的情况下改变其行为策略。其中，恐惧相关过程对生存至关重要，对个体具有非常强烈的情绪影响（Ledoux et al.，2000）。现有证据表明，小脑可能参与情绪领域的学习和记忆过程，并在其中发挥复杂的作用。

近年来，许多脑影像学研究观察到小脑的激活与习得性恐惧有关。一篇荟萃分析发现（图2-7），小脑的激活位点集中在小叶Ⅳ、Ⅴ、Ⅵ和Ⅸ，而这些区域同时也负责情绪、认知和记忆过程（Lange et al.，2015）。1990年，Supple的一项动物实验证明，小脑蚓部损害可以阻止恐惧条件下表现出的心动过缓。随后大量的补充证据显示，小脑尤其是小叶Ⅷ有助于恐惧条件反射的冻结，并且小脑蚓部和中间核的不可逆失活显著影响了情境恐惧测试中冻结的恢复（Sacchetti et al.，2007），这表明在恐惧记忆的习得与巩固过程中小脑均有参与。由此可见，小脑很可能参与了在恐惧条件反射范式中习得的上述过程。

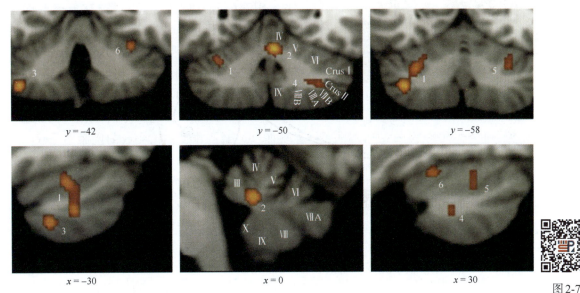

图2-7　基于人类 fMRI 数据荟萃分析的与习得性恐惧相关的小脑皮层区域

图中数字为在与恐惧学习相关的小脑区域中，存在激活依然估计有显著性的6个簇群编号

［引自：Lange I，Kasanova Z，Gossens L，et al. 2015. The anatomy of fear learning in the cerebellum: a systematic meta-analysis. Neuroscience and Biobehavioral Reviews，59: 83-91.］

在形成新的情绪记忆过程中，小脑可能与其他几个参与情绪学习的结构相互作用，如杏仁核、丘脑、导水管周围灰质和感觉皮层。其中，基底外侧杏仁核是恐惧学习的关键

图2-7

部位，可以影响小脑内情绪学习相关可塑性的形成，而对小脑蚓部的刺激能够诱导基底外侧杏仁核的电生理反应。这些证据表明，小脑与杏仁核在情感关联过程中很可能存在双向作用（图2-8）。此外，小脑蚓部与感觉皮层的相互作用在联想性恐惧记忆中也十分重要。情感记忆形成和长期记忆的存储或检索过程都涉及感觉皮层，在情感学习与记忆过程中，情感记忆信息通过皮层–脑桥–小脑环路到达小脑蚓部，这表明小脑可能通过浦肯野纤维在感觉皮层中接收编码的情绪记忆相关信息。一项PET研究成功定位到个体情绪激动事件心理回忆过程中的脑影像信号，发现大脑中线两侧的小脑组织在悲伤、愤怒和恐惧时明显被激活，而小脑左侧区域在快乐时被激活，右外侧小脑则仅在愤怒和恐惧时被激活（Damasio et al., 2000）。综上，以小脑蚓部为代表的小脑区域可能与感觉刺激、情绪状态和运动反应相互连通，共同构成整个情绪学习与记忆过程。

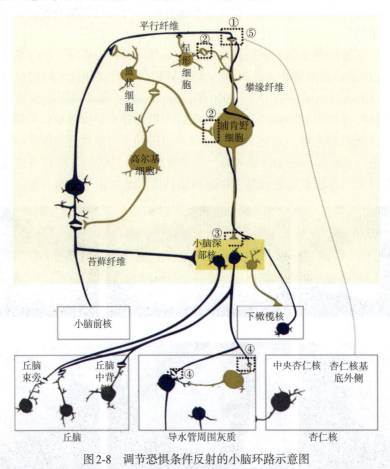

图2-8　调节恐惧条件反射的小脑环路示意图

［引自 Make M，Pakusch J，Ernst TM，et al. 2022. Cerebellum and emotion memory. Adv Exp Med Biol，1378：53-73.］

三、小脑与情绪认知

情绪认知是指个体识别事物所传达的情感效价的能力，从而获得对物质和社会环境的心理表征。认知评价决定了事件的情感意义，并最终影响情绪状态的表达（Coutinho et al.，2018）。这一过程在精神障碍患者的表现中尤为明显，因为患者可能失去区分愉快和不愉快经历及为这些经历分配适当情绪效价的能力。例如，抑郁障碍患者对消极情绪刺激的关注要多于对积极情绪刺激的关注，而精神分裂症患者则表现为难以从某一事件中提取出决定这种经历是愉快还是不愉快所需的情感内容。根据内容评价模型，前额叶通常被认为是情绪认知过程中介导产生情绪和行为倾向的重要结构，其在情绪加工中的关键作用之一即是对某一事件情感意义的评价（Dixon et al.，2017）。

　　而越来越多的研究发现，小脑也能够调节情绪认知过程，从而适应情境并改善情绪状态的表达。首先，神经解剖学证据表明，小脑与前额叶等区域存在双向连接的紧密环路（Benagiano et al.，2018），为小脑参与情感认知过程提供了有力支持。其次，行为研究发现，脑卒中后小脑病变患者表现出更大的冒险行为态度，同时患者被测试出识别恐惧的能力受损，患者的后悔情绪体验减少。另一项研究针对以社会观点接受障碍为特征的小脑萎缩患者，发现其小脑后小叶与参与社会情感推理脑区之间的功能连接减少（Clausi et al.，2018）。上述证据表明，小脑异常会损害情绪的认知评估过程。

　　随着神经调控技术的不断发展，研究者发现刺激小脑也能够影响情绪识别的准确性。TMS技术已被应用于小脑调控，有研究以小脑为刺激靶点并观察受试者的情绪认知，发现小脑刺激显著损害了面部表情的显性评估功能（Tomlinson et al.，2013）。不仅如此，小脑刺激也会影响情绪的内隐评价过程，导致对情绪表达面孔的性别判断能力下降，而对中性面孔则没有影响（Ferrari et al.，2018）。这表明小脑对情绪评估的支持和调节受损时，其他与情绪相关的前额叶等脑区会进行功能补偿，从而影响其他认知功能的准确性。另一项脑刺激研究补充了小脑参与快速情绪评估过程的证据，该研究通过向小脑施加直流电刺激，发现靶向小脑的电刺激会导致识别情绪面部表情的反应时间显著缩短（Ferrucci et al.，2012）。综上，小脑被认为参与情绪的认知部分，并发挥对情绪刺激的快速而准确的评估作用。

四、小脑与情绪表达

　　情绪表达是指使用非语言手段来交流情感信息，包括面部表情、动作和姿势信号及声音信号。这类沟通信号往往表现为特定的、即时的行为反应，能够帮助我们快速而精准地识别出表达的情绪，在人与人之间的社会互动中必不可少（Mclellan et al.，2012）。情绪表达失调可以表现为情绪表达的夸张或钝化，经典假说认为，它是由直接控制面部和呼吸功能的皮层下核抑制功能失调所致。然而，这种假设无法解释情绪表达强度的变化，以及与情境不恰当的情绪表现（Choi et al.，2013）。早期有研究发现，情感表达障碍患者的脑干与小脑相连的白质环路受损。因此，情绪表达障碍也被部分解释为是小脑对下行大脑输入的部分神经传递受阻所致，并且情绪表达失调在小脑功能异常患者的主要行为和情感变化中很常见，如从冷漠到病理性哭泣和大笑。上述神经损伤的特定模式与小脑功能障碍的临床特征被共同用于解释情绪表达失调的复杂模式（Schmahmann，2019），并对小脑在维持和调节情绪表达方面可能起关键作用的假设进行证据支持。在表情信号的情绪表达中，面部肌肉的细微运动可以显著影响感知到的社会信息。例如，微笑表情的微小差别可能会消除或导致敌对行为，因此面部表情运动的精确控制在情绪表达中发挥重要作用。

　　脑影像学证据表明，小脑在观察动态面部情绪表情时被显著激活。一项fMRI研究测量了面部表情的动态肌电图，发现小脑活动与面部表情运动显著相关（De Stefani et al.，2019）。研究进一步发现，包括边缘系统、基底神经节、小脑和脑干在内的广泛执行控制网络参与了面部表情的表达（Sato et al.，2023）。小脑在其中通过齿状核和中间核将信息投射到面部肌肉，并且与红核、面部神经核和脑干相连，从而参与对面部表情运动的调节控制（图2-9）。

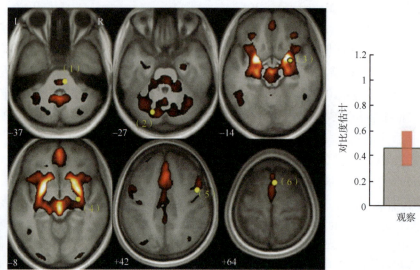

图2-9　　　　　图2-9　　在观察和执行任务时的显著活动区域图像及平均效应大小

图中（1）～（6）分别代表不同的激活脑区。（1）为面神经核；（2）为小脑；（3）为杏仁核；（4）为苍白球；（5）为腹侧运动前皮层；（6）为辅助运动区。图中左下角数值含义：图像中所示区域在z轴位与蒙特利尔神经病学研究所坐标（z=0）的相对距离

［引自：Sato W，Kochiyama T，Yoshikawa S. 2023. The widespread action observation/execution matching system for facial expression processing. Human Brain Mapping，44：3057-3071.］

　　此外，情绪表达的生成及其检测并不受意识控制，而是在极短时间内进行自动调节，该过程通常在几毫秒内发生，这需要提前预测信息传递的状态轨迹和情绪表达的信息调控过程。基于这一原理，小脑的前馈模型假设目前已在情绪表达领域得到公认，该理论认为小脑能够生成情绪感知、感觉运动和认知状态的精确预测，不仅参与生成面部表情，还有助于感知者对其进行评估与表达。

（王　纯　张雪梅　徐梓峰）

参 考 文 献

Adamaszek M，D'Agata F，Ferrucci R，et al. 2017. Consensus paper：cerebellum and emotion. Cerebellum，16：552-576.

Arrigo A，Mormina E，Anastasi GP，et al. 2014. Constrained spherical deconvolution analysis of the limbic network in human，with emphasis on a direct cerebello-limbic pathway. Front Hum Neurosci，8：987.

Baumann O，Mattingley JB. 2012. Functional topography of primary emotion processing in the human cerebellum. Neuroimage，61：805-811.

Benagiano V，Rizzi A，Lorusso L，et al. 2018. The functional anatomy of the cerebrocerebellar circuit：a review and new concepts. J Comp Neurol，526：769-789.

Buckner RL，Krienen FM，Castellanos A，et al. 2011. The organization of the human cerebellum estimated by intrinsic functional connectivity. Journal of Neurophysiology，106：2322-2345.

Choi DH，Jeong BO，Kang HJ，et al. 2013. Psychiatric comorbidity and quality of life in patients with post-stroke emotional incontinenc. Psychiatry Investig，10：382-387.

Clausi S，Olivito G，Lupo M，et al. 2018. The cerebellar predictions for social interactions：theory of mind abilities in patients with degenerative cerebellar atrophy. Front Cell Neurosci，12：510.

Coutinho E，Gentsch K，van Peer J，et al. 2018. Evidence of emotion-antecedent appraisal checks in electroencephalography and facial electromyography. PLoS One，13：e189367.

Damasio AR，Grabowski TJ，Bechara A，et al. 2000. Subcortical and cortical brain activity during the feeling of self-generated emotions. Nat Neurosci，3：1049-1056.

De Stefani E，Nicolini Y，Belluardo M，et al. 2019. Congenital facial palsy and emotion processing：the case of Moebius syndrome. Genes，Brain，and Behavior，18：e12548.

Dixon ML，Thiruchselvam R，Todd R，et al. 2017. Emotion and the prefrontal cortex：an integrative review. Psychol Bull，143：1033-1081.

Ferrari C，Oldrati V，Gallucci M，et al. 2018. The role of the cerebellum in explicit and incidental processing of facial emotional expressions：a study with transcranial magnetic stimulation. Neuroimage，169：256-264.

Ferrucci R，Giannicola G，Rosa M，et al. 2012. Cerebellum and processing of negative facial emotions：cerebellar transcranial DC stimulation specifically enhances the emotional recognition of facial anger and sadness. Cogn Emot，26：786-799.

Jung SJ，Vlasov K，D'Ambra AF，et al. 2022. Novel cerebello-amygdala connections provide missing link between cerebellum and limbic system. Front Syst Neurosci，16：879634.

Lange I，Kasanova Z，Goossens L，et al. 2015. The anatomy of fear learning in the cerebellum：a systematic meta-analysis. Neuroscience and Biobehavioral Reviews，59：83-91.

Ledoux JE. 2000. Emotion circuits in the brain. Annu Rev Neurosci，23：155-184.

Mark M，Pakusch J，Ernst TM，et al. 2022. Cerebellum and emotion memory. Adv Exp Med Biol，1378：53-73.

Mclellan TL，Wilcke JC，Johnston L，et al. 2012. Sensitivity to posed and genuine displays of happiness and sadness：a fMRI study. Neurosci Lett，531：149-154.

Moulton EA，Elman I，Pendse G，et al. 2011. Aversion-related circuitry in the cerebellum：responses to noxious heat and unpleasant images. J Neurosci，31：3795-3804.

Park JY，Gu BM，Kang DH，et al. 2010. Integration of cross-modal emotional information in the human brain：an fMRI study. Cortex，46：161-169.

Petrosini L，Picerni E，Termine A，et al. 2024. The cerebellum as an embodying machine. Neuroscientist，30（2）：229-246.

Sacchetti B，Sacco T，Strata P. 2007. Reversible inactivation of amygdala and cerebellum but not perirhinal cortex impairs reactivated fear memories. European Journal of Neuroscience，25：2875-2884.

Sato W，Kochiyama T，Yoshikawa S. 2023. The widespread action observation/execution matching system for facial expression processing. Human Brain Mapping，44：3057-3071.

Schmahmann JD，Sherman JC. 1998. The cerebellar cognitive affective syndrome. Brain，121：561-579.

Schmahmann JD. 2010. The role of the cerebellum in cognition and emotion：personal reflections since 1982 on the dysmetria of thought hypothesis，and its historical evolution from theory to therapy. Neuropsychol Rev，20：236-260.

Schmahmann JD. 2019. The cerebellum and cognition. Neurosci Lett，688：62-75.

Schmahmann JD. 2021. Emotional disorders and the cerebellum：neurobiological substrates，neuropsychiatry， and therapeutic implications. Handb Clin Neurol，183：109-154.

Schraa-Tam CK，Rietdijk WJ，Verbeke WJ，et al. 2012. fMRI activities in the emotional cerebellum：a preference for negative stimuli and goal-directed behavior. Cerebellum，11：233-245.

Tomlinson SP，Davis NJ，Bracewell RM. 2013. Brain stimulation studies of non-motor cerebellar function：a systematic review. Neurosci Biobehav Rev，37：766-789.

van Dun K，Manto M. 2018. Non-invasive cerebellar stimulation：moving towards clinical applications for cerebellar and extra-cerebellar disorders. Cerebellum，17：259-263.

第四节   小脑调控与睡眠

人的一生中近三分之一的时间都在睡觉，而睡眠在记忆形成和巩固等关键大脑功能中扮演着重要角色（Cheng et al.，2021；Klinzing et al.，2019）。完整的睡眠功能是维持生理和心理健康的基础，而平稳睡眠的基础是神经元的可塑性。Adamantidis等（2019）研究认为，调节睡眠的神经网络主要起源于新皮层和皮层下结构，近年随着对小脑功能多样性认识的拓展，小脑调控在睡眠障碍中发挥的作用逐渐受到关注，为睡眠障碍的临床干预提供了新的策略（Liu et al.，2023）。

一、睡眠障碍的概述

根据多导睡眠图（polysomnography，PSG）监测，整夜睡眠可细分为非快速眼动（nonrapid eye movement，NREM）睡眠阶段1～3和快速眼动（rapid eye movement，REM）睡眠阶段。一个NREM和一个REM构成一个睡眠周期，每夜4～6个周期，其中NREM占总睡眠时间的75%～80%。在人类夜间睡眠中，NREM3又称为慢波睡眠（slow wave sleep，SWS），NREM在早期占主导地位，而REM在睡眠临近结束时会变得更加明显。在PSG监测时，SWS的特点是缓慢的高振幅脑电振荡，即慢波活动（slow wave activity，SWA），而REM睡眠的特征是类似觉醒的快速和低振幅振荡活动。在临床表现上，REM睡眠最明显的变化是出现快速、不规则的眼球运动，同时表面肌电图记录到的肌电活动明显减少。而NREM2睡眠则是成年人NREM睡眠的主要形式，其脑电特征是间断出现明显的睡眠纺锤波和K复合波及轻微的SWA（Rasch and Born，2013）（图2-10）。

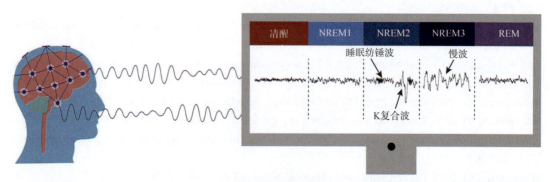

图2-10   睡眠分期

睡眠障碍会造成生理及心理功能受损（Watson et al.，2015）。根据第三版《国际睡眠障碍分类法》，睡眠障碍主要被分为以下7类：失眠症、睡眠相关呼吸障碍、中枢性嗜睡症、昼夜节律睡眠–觉醒障碍、睡眠相关运动障碍、异态睡眠和其他睡眠障碍（Sateia，2014）。

二、小脑参与睡眠活动

（一）小脑参与睡眠的解剖基础

小脑是睡眠调节网络的积极参与者（Xu et al.，2021）。研究表明，小脑在NREM睡眠期的活动强度比清醒期要低（Canto et al.，2017），部分小脑神经元上表达了与睡眠节律控制相关的时钟基因，且小脑与睡眠–觉醒调节相关的神经元环路有着良好连接。睡眠中的小脑活动最早是在20世纪70年代初被详细描述的。在小脑中，除了单胺类神经传入（Schweighofer et al.，2004），还存在两种主要传入（De Zeeuw et al.，2011）：起源于脑干的MF和来自下橄榄核的CF，两者汇聚于PC和小脑核神经元，后者构成小脑的整体输出。实验研究发现，小鼠PC和DCN神经元在小鼠睡眠–觉醒周期转换的过程中会发生显著的活动变化，而且这种变化先于状态转换的启动（Zhang et al.，2020）。此外，DCN神经元向腹侧丘脑投射的侧支也可以与小脑皮层中PC形成突触联系，提示小脑PC和DCN神经元之间的相互作用，两者共同参与睡眠–觉醒的调控。另外，一项在小鼠中进行的示踪研究提示小脑小叶Ⅷ～Ⅹ中的PC直接将其轴突投射到臂旁内侧核（medial parabrachial nucleus，MPB），从而通过调节MPB的生理功能参与控制睡眠–觉醒周期及心血管和呼吸反应的神经网络（Hashimoto et al.，2018）。

（二）睡眠与小脑神经元可塑性

在哺乳动物的大脑中，绝大多数神经元和突触位于小脑中，这使得小脑在成年期仍然具有高度的可塑性。浦肯野纤维作为小脑唯一的输出神经元，连接了数量庞大的兴奋性PF突触，PF突触的兴奋性输入驱动着PC的简单尖峰活动，而睡眠状态下PF分支突触数目明显减少（Loschky et al.，2022）。一项在猴身上进行的研究提示，在睡眠期间小脑神经元电活动与新皮层具有惊人的相似性，而且信息流会在脑皮层–小脑网络中发生频率相关性的逆转（Xu et al.，2021）。在与SWS相关的低频下，信息流普遍的方向性是从新皮层到小脑，但在非SWS中信息流主要从小脑流向丘脑和新皮层（Xu et al.，2021；Watson et al.，2014；Rowland et al.，2010）。睡眠时小脑网络的输出似乎是通过睡眠纺锤波传递，这种纺锤波频率可有效驱动新皮层环路的可塑性（Jackson and Xu，2023）。因此，人们推测从小脑传递的信息可能推动睡眠中新皮层活动的持久变化，这类似于海马体中短期存储的情景记忆到新皮层中巩固为长期记忆的过程。目前研究发现小脑在清醒状态下积极参与了控制运动的学习，而在睡眠期间，小脑分支突触数目明显减少，这种可塑性变化可能与运动性学习和记忆的巩固密不可分（Loschky et al.，2022）。这些研究提示小脑可能参与睡眠状态下运动学习的巩固过程，为小脑神经元的电活动与睡眠之间的关系奠定了基础。

（三）正常睡眠过程中的小脑活动

1. NREM睡眠阶段的小脑活动　自20世纪70年代以来，研究者就在NREM睡眠阶段记录到了小脑的局部场电位。在癫痫患者小脑核团区域植入电极后在顶核和齿状核区域可记录到同步的NREM睡眠阶段尖波，表明小脑活动与睡眠有关（Niedermeyer and Uematsu，1974）。fMRI结合脑电图（electroencephalogram，EEG）研究表明，与清醒时相比，NREM1睡眠阶段的小脑信号更低，且在睡眠过渡阶段存在不同状态（Benarroch，2023）。这可能与NREM睡眠阶段脑桥的MF向小脑传递的兴奋驱动减少有关。PET联合EEG的试验也证实小脑活动在睡眠觉醒周期中持续变化（Andersson et al.，1998）。

有研究（Liu et al.，2023）通过分析73名参与者在清醒和NREM睡眠阶段同步捕获的EEG-fMRI记录，构建了小脑与小脑内、新皮层与皮层下区域之间的内在功能网络之间的连接，发现小脑内的连接表现出与睡眠阶段相关的变化：从清醒到NREM2睡眠之间显示小脑内的连接略有增加，而在NREM3睡眠阶段小脑内连接普遍中断，边缘-小脑连接增强。进一步的相关分析表明，小脑和大脑区域（包括岛叶、海马体和杏仁核）之间的功能连接在NREM3睡眠阶段与δ节律正相关，而在NREM2睡眠时边缘-小脑连接与β节律之间存在显著的负相关（Liu et al.，2023）。β节律被广泛用作大脑皮层觉醒的指标（Fernandez-Mendoza et al.，2016；Shi et al.，2022），这提示小脑在NREM睡眠中参与维持相对较低的大脑皮层觉醒。这些发现系统地揭示了从清醒到深度睡眠阶段小脑连接的变化，并再次突出了小脑在睡眠调节和功能中的潜在作用。

2. REM睡眠阶段的小脑活动　在人类中，REM睡眠以θ活动为特征，这虽然不是一个连续的过程，但占总睡眠的20%～25%，在此过程中，小脑参与REM张力的产生和眼外直肌的时相活动。而与NREM睡眠不同的是，在REM睡眠阶段，小脑的半球和蚓部都显示出更多的活动（图2-11）。

正如前文所述，这可能表明与其他睡眠阶段相比，小脑半球和蚓部的MF及PF通路在REM睡眠阶段更为活跃。有动物研究报道，在REM睡眠阶段PC和小脑核神经元的活动都会增加，其中顶核的神经元表现出最强的趋势（Canto et al.，2017）。此外，研究表明在REM睡眠阶段，小脑通过接收来自杏仁核、中脑导水管周围灰质和丘脑的信号输入来调节自主神经功能，DCN通过整合PC、MF和CF的信息向脑干呼吸及动眼神经元等表达副交感和交感输出（Song and Zhu，2021；Dharani，2005）。并且，在出生后头两周的大鼠中观测到在REM睡眠中表现出肌阵挛抽动活动，而PC的简单及复杂尖波与这些运动相关。这种活动的节律性在出生第8天后减弱（Sokoloff et al.，2015），提示在REM睡眠中肌阵挛抽动可能促进出生早期小脑突触成熟。而通过构建小脑与大脑区域的功能连接发现，皮层-小脑网络内的功能连接在睡眠期间保持完整，但在NREM睡眠阶段之间存在差异。小脑和大脑之间的功能连接在NREM2睡眠阶段可以增加或减少，而在NREM3睡眠阶段往往会减少（Tagliazucchi and Laufs.，2014）。在REM睡眠阶段，左侧小脑小叶Ⅵ区与后扣带皮层的连接减少，而右侧小叶Ⅳ区和Ⅴ区与丘脑的连接增加，皮层-小脑连接在睡眠期间的相关性取决于睡眠阶段和所涉及的大脑区域（Chow et al.，2013）。

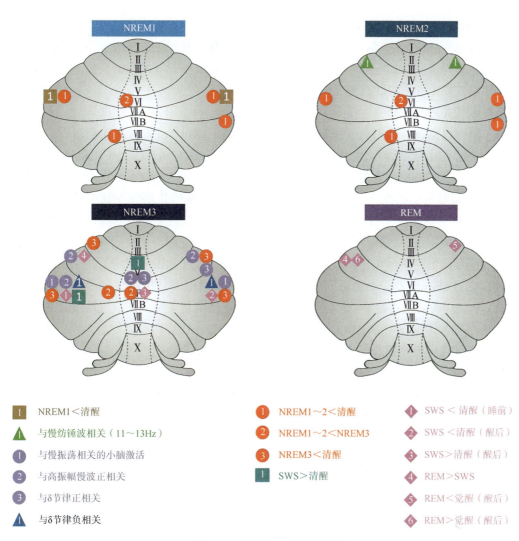

图2-11　睡眠期间小脑的活动

基于EEG-PET和EEG-fMRI研究不同睡眠阶段的人类小脑激活图。NREM1（浅蓝色）、NREM2（蓝色）、NREM3（深蓝色）和REM（紫色）期间小脑激活的变化。小脑激活的变化主要集中在较大的Ⅳ、Ⅴ、Ⅵ和Ⅶ小叶［引自：Canto CB，Onuki Y，Bruinsma B，et al. 2017. The sleeping cerebellum. Trends Neurosci，40：309-323.］

（四）睡眠障碍中的小脑活动

1. 失眠症

（1）慢性失眠：神经影像学研究表明，慢性失眠患者在睡眠和清醒状态下大脑的代谢都会增加（Delrosso and Hoque，2014）。一项研究表明，慢性失眠患者小脑灰质体积显著缩小（Joo et al.，2013）。目前还不知道小脑灰质减少是先前已经存在的异常还是睡眠障碍的后果。近期一项研究采集了慢性失眠患者fMRI并构建功能连接矩阵，结果发现与正常对照组相比，患者组小脑功能连接具有更高的标准化聚类系数，且在小脑Crus Ⅱ区具有更高的中介中心性（Lin et al.，2023）。这表明慢性失眠患者小脑功能连接的局部信息处理专业化程度提高，提示小脑功能分离过度活跃，这与失眠过度觉醒模型一致（Riemann et al.，

2010），表明慢性失眠会影响小脑的结构和功能连接。

（2）致死性家族性失眠：一种常染色体显性遗传病，其特征是失眠、自主神经功能失调、躯体运动异常和认知行为改变。而且随着疾病的发展，患者的小脑会出现一定程度的萎缩，小脑皮层出现海绵状改变（Cortelli et al.，2014）。

2. 睡眠相关呼吸障碍

（1）阻塞性睡眠呼吸暂停（obstructive sleep apnea，OSA）：患者存在脑白质的广泛病变，主要表现在小脑中脚和DCN（Delrosso and Hoque.，2014）。有研究（Xiao et al.，2022）通过伪连续动脉自旋标记和基于体素的形态计量学方法，对20例OSA患者和36例健康人的血流灌注和形态变化进行了分析，表明OSA组右侧前额叶皮层、左侧中央前回（延伸至左侧脑岛和左侧壳核）、右侧脑岛（延伸至右侧丘脑）脑血流量值升高，右侧小脑Crus Ⅱ区脑血流量值降低。此外，与健康人相比，OSA患者脑部网络连接间往往表现为功能连接降低，显著降低的区域包括从背侧注意到躯体运动、顶叶和视觉网络的皮层及与之联系的小脑区，且OSA患者左小脑区网络的聚类系数和网络效率较健康受试者低。这种小脑内及脑-小脑间的功能连接降低可能与OSA患者的脑血流量下降及缺氧性改变相关，提示OSA患者小脑代谢受损（Park et al.，2022）。

（2）先天性中枢性低通气综合征：以出生时通气不足为特征，与基因突变相关。患者在弥散张量成像（diffusion tensor imaging，DTI）中无明显的结构差异，但是在水成像上表现出包括小脑在内的多个脑区的水扩散差异（Kumar et al.，2008）。

3. 中枢性嗜睡障碍　发作性睡病属于中枢性嗜睡障碍，根据是否会发生猝倒分为两型，有猝倒发生归于1型（Franceschini et al.，2021）。有研究使用基于全脑体素的分析方法测量了20名初诊为1型发作性睡病的儿童和青少年患者及19名健康者皮层和皮层下灰质体积，结果发现与对照组相比，患者显示小脑和前额叶内侧皮层灰质体积缩小，右海马体积增加。这表明1型发作性睡病可能与小脑受累有关（Tondelli et al.，2018）。

4. 异态睡眠　特发性快动眼睡眠障碍属于异态睡眠，有研究通过对特发性快动眼睡眠障碍患者的fMRI进行基于体素的形态测量分析以评估组间灰质变化及相关指标，发现这些特发性快动眼睡眠障碍患者的额叶、颞叶、顶叶、枕叶皮层灰质体积缩小，小脑后叶、壳核和丘脑灰质体积增加（Chen et al.，2022），这提示小脑参与睡眠调控的代偿。

5. 睡眠相关运动障碍　不宁腿综合征（restless legs syndrome，RLS）是睡眠相关运动障碍中较为常见的类型。一项研究（Tuovinen et al.，2021）对82例不宁腿综合征患者（未治疗30例，多巴胺能药物治疗42例，α2-δ配体单一或联合多巴胺能药物治疗10例）和82例年龄、性别匹配的健康对照组进行静息状态fMRI分析。该研究采用独立成分分析法探讨了12个静息态网络连接，并用图论分析方法研究了410个脑区的网络拓扑结构。研究结果表明，与对照组相比，不宁腿综合征患者小脑内部网络的连接显著增强，小脑-额叶、小脑-顶叶的连接降低，这提示小脑内部网络连接的补偿性上调。

此外，一些神经生理学研究表明，小脑积极参与睡眠，可能参与塑造睡眠结构并有助于离线记忆巩固（Torres-Herraez et al.，2022；Xu et al.，2021）。小脑一直与程序技能的获得有关，也参与序列学习，其中小脑核已被证明在存储学习序列中发挥作用（De Zeeuw and Ten Brinke，2015）。强有力的证据表明，这些小脑依赖性程序性记忆会经历睡眠依赖性变化（Jackson and Xu，2023）。阿尔茨海默病（Alzheimer's disease，AD）是一种损害认知功能的神经退行性疾病（Graff-Radford et al.，2021），而睡眠障碍与AD关系密切（Van Egroo et al.，2019），小脑也参与各项认知功能。一项研究表明，AD转基因小鼠脑电图记录在3个月时就出现异常，表现为夜间REM减少、NREM增加，白天NREM减少，这些变化早于AD病理变化。而3、6、9月龄小鼠24 h小脑的脑电功率谱密度都较对照组小鼠增加，且这个变化在小鼠夜间觉醒时更加明显（Yu et al.，2023），这进一步提示小脑活动与睡眠相关。

总之，不同的睡眠障碍均能观察到小脑结构和/或功能连接上的变化，这提示睡眠障碍造成的病理生理改变可对小脑造成不同形式的损害。

三、原发性小脑功能障碍与睡眠紊乱

睡眠障碍被认为是小脑功能障碍非运动性症状的一部分，在小脑性共济失调患者中，最常见的睡眠障碍是RLS、快速眼动行为障碍、白天过度嗜睡和睡眠呼吸暂停（Delrosso and Hoque，2014）。研究发现，脊髓小脑性共济失调（spinocerebellar ataxia，SCA）患者表现出白天嗜睡及NREM和REM相关的假寐现象增加。在小脑性共济失调小鼠模型中，与健康小鼠相比，内部呼吸节律的变异性较低，这可能会导致生理性二氧化碳水平的异常，从而导致睡眠障碍（Canto et al.，2017）。有高达30%的常染色体显性遗传SCA的患者存在RLS，这种疾病根据病变部位与特征有很多分型，有一型仅表现为轻微锥体束体征的小脑综合征，而这型患者在问卷调查中存在EDS症状，参与铁代谢的含BTB结构域的质白质9基因（BTB domain-containing protein 9，*BTBD9*）的序列变异是与RLS有关的风险因素（Delrosso and Hoque，2014）。*BTBD9*基因敲除的RLS小鼠模型小脑活动减少，尤其是在小叶Ⅷ区、Ⅹ区和DCN。研究认为这与PC的过度活动有关（Lyu et al.，2020）。此外，常染色体隐性遗传性共济失调患者会出现睡眠呼吸紊乱的症状（Fabbri et al.，2012）。这些研究结果均提示小脑参与睡眠调控，小脑功能的异常可直接或间接导致各种形式的睡眠障碍，提示小脑或可成为睡眠调控的新靶点。

四、小　　结

目前，小脑在睡眠障碍中发挥作用的具体机制尚未阐明，但从已有研究结果来看，小脑与大脑各个区域存在功能连接，而这些功能连接的神经元投射可能在一定程度上传递睡眠–觉醒周期的信号。现有的临床证据也支持睡眠障碍和小脑功能障碍可能互为因果，针对小脑靶区的非侵入性刺激对改善睡眠有一定成效，提示小脑是睡眠障碍潜在的干预靶点。

（汪　彤　石静萍）

参 考 文 献

Adamantidis AR，Gutierrez Herrera C，Gent TC. 2019. Oscillating circuitries in the sleeping brain. Nat Rev

Neurosci, 20: 746-762.

Andersson JL, Onoe H, Hetta J, et al. 1998. Brain networks affected by synchronized sleep visualized by positron emission tomography. Journal of Cerebral Blood Flow and Metabolism: Official Journal of the International Society of Cerebral Blood Flow and Metabolism, 18: 701-715.

Benarroch E. 2023. What is the involvement of the cerebellum during sleep? Neurology, 100: 572-577.

Canto CB, Onuki Y, Bruinsma B, et al. 2017. The sleeping cerebellum. Trends Neurosci, 40: 309-323.

Chen M, Li Y, Chen J, et al. 2022. Structural and functional brain alterations in patients with idiopathic rapid eye movement sleep behavior disorder. Journal of Neuroradiology, 49: 66-72.

Cheng LY, Che T, Tomic G, et al. 2021. Memory reactivation during sleep improves execution of a challenging motor skill. J Neurosci, 41: 9608-9616.

Chow HM, Horovitz SG, Carr WS, et al. 2013. Rhythmic alternating patterns of brain activity distinguish rapid eye movement sleep from other states of consciousness. Proceedings of the National Academy of Sciences of the United States of America, 110: 10300-10305.

Cortelli P, Fabbri M, Calandra-Buonaura G, et al. 2014. Gait disorders in fatal familial insomnia. Movement Disorders: Official Journal of the Movement Disorder Society, 29: 420-424.

De Zeeuw CI, Hoebeek FE, Bosman LWJ, et al. 2011. Spatiotemporal firing patterns in the cerebellum. Nature Reviews. Neuroscience, 12: 327-344.

De Zeeuw CI, Ten Brinke MM. 2015. Motor learning and the cerebellum. Cold Spring Harb Perspect Biol, 7: a021683.

Delrosso LM, Hoque R. 2014. The cerebellum and sleep. Neurol Clin, 32: 893-900.

Dharani NE. 2005. The role of vestibular system and the cerebellum in adapting to gravitoinertial, spatial orientation and postural challenges of REM sleep. Med Hypotheses, 65: 83-89.

Fabbri M, Vetrugno R, Provini F, et al. 2012. Breathing instability in Joubert syndrome. Movement Disorders: Official Journal of the Movement Disorder Society, 27: 64.

Fernandez-Mendoza J, Li Y, Vgontzas AN, et al. 2016. Insomnia is associated with cortical hyperarousal as early as adolescence. Sleep, 39: 1029-1036.

Franceschini C, Pizza F, Cavalli F, et al. 2021. A practical guide to the pharmacological and behavioral therapy of narcolepsy. Neurotherapeutics, 18: 6-19.

Graff-Radford J, Yong KXX, Apostolova LG, et al. 2021. New insights into atypical Alzheimer's disease in the era of biomarkers. Lancet Neurol, 20: 222-234.

Hashimoto M, Yamanaka A, Kato S, et al. 2018. Anatomical evidence for a direct projection from Purkinje cells in the mouse cerebellar vermis to medial parabrachial nucleus. Front Neural Circuits, 12: 6.

Jackson A, Xu W. 2023. Role of cerebellum in sleep-dependent memory processes. Front Syst Neurosci, 17: 1154489.

Joo EY, Noh HJ, Kim JS, et al. 2013. Brain gray matter deficits in patients with chronic primary insomnia. Sleep, 36: 999-1007.

Klinzing JG, Niethard N, Born J. 2019. Mechanisms of systems memory consolidation during sleep. Nat Neurosci, 22: 1598-1610.

Kumar R, Macey PM, Woo MA, et al. 2008. Diffusion tensor imaging demonstrates brainstem and cerebellar abnormalities in congenital central hypoventilation syndrome. Pediatr Res, 64: 275-280.

Lin S, Ye X, Yang Y, et al. 2023. Enhanced functional connectome of cerebellum in chronic insomnia patients. Brain Behav, 13: e3103.

Liu J, Zou G, Xu J, et al. 2023. State-dependent and region-specific alterations of cerebellar connectivity across stable human wakefulness and NREM sleep states. Neuroimage, 266: 119823.

Loschky SS，Spano GM，Marshall W，et al. 2022. Ultrastructural effects of sleep and wake on the parallel fiber synapses of the cerebellum. ELife，11：e84199.

Lyu S，Xing H，Deandrade MP，et al. 2020. The role of BTBD9 in the cerebellum，sleep-like behaviors and the restless legs syndrome. Neuroscience，440：85-96.

Niedermeyer E，Uematsu S. 1974. Electroencephalographic recordings from deep cerebellar structures in patients with uncontrolled epileptic seizures. Electroencephalography and Clinical Neurophysiology，37：355-365.

Park HR，Cha J，Joo EY，et al. 2022. Altered cerebrocerebellar functional connectivity in patients with obstructive sleep apnea and its association with cognitive function. Sleep，45.

Rasch B，Born J. 2013. About sleep's role in memory. Physiological Reviews，93：681-766.

Riemann D，Spiegelhalder K，Feige B，et al. 2010. The hyperarousal model of insomnia：a review of the concept and its evidence. Sleep Med Rev，14：19-31.

Rowland NC，Goldberg JA，Jaeger D. 2010. Cortico-cerebellar coherence and causal connectivity during slow-wave activity. Neuroscience，166：698-711.

Sateia MJ. 2014. International classification of sleep disorders-third edition：highlights and modifications. Chest，146：1387-1394.

Schweighofer N，Doya K，Kuroda S. 2004. Cerebellar aminergic neuromodulation：towards a functional understanding. Brain Research Reviews，44：103-116.

Shi Y，Ren R，Lei F，et al. 2022. Elevated beta activity in the nighttime sleep and multiple sleep latency electroencephalograms of chronic insomnia patients. Front Neurosci，16：1045934.

Sokoloff G，Plumeau AM，Mukherjee D，et al. 2015. Twitch-related and rhythmic activation of the developing cerebellar cortex. Journal of Neurophysiology，114：1746-1756.

Song B，Zhu JC. 2021. A narrative review of cerebellar malfunctions and sleep disturbances. Front Neurosci，15：590619.

Tagliazucchi E，Laufs H. 2014. Decoding wakefulness levels from typical fMRI resting-state data reveals reliable drifts between wakefulness and sleep. Neuron，82：695-708.

Tondelli M，Pizza F，Vaudano AE，et al. 2018. Cortical and subcortical brain changes in children and adolescents with narcolepsy type 1. Sleep，41（2）：ZSX192.

Torres-Herraez A，Watson TC，Rondi-Reig L. 2022. Delta oscillations coordinate intracerebellar and cerebello-hippocampal network dynamics during sleep. J Neurosci，42：2268-2281.

Tuovinen N，Stefani A，Mitterling T，et al. 2021. Functional connectivity and topology in patients with restless legs syndrome：a case-control resting-state functional magnetic resonance imaging study. Eur J Neurol，28：448-458.

Van Egroo M，Narbutas J，Chylinski D，et al. 2019. Sleep-wake regulation and the hallmarks of the pathogenesis of Alzheimer's disease. Sleep，42（4）：ZSZ017.

Watson NF，Badr MS，Belenky G，et al. 2015. Recommended amount of sleep for a healthy adult：a joint consensus statement of the American academy of sleep medicine and sleep research society. Sleep，38：843-844.

Watson TC，Becker N，Apps R，et al. 2014. Back to front：cerebellar connections and interactions with the prefrontal cortex. Front Syst Neurosci，8：4.

Xiao P，Hua K，Chen F，et al. 2022. Abnormal cerebral blood flow and volumetric brain morphometry in patients with obstructive sleep apnea. Frontiers In Neuroscience，16：934166.

Xu W，De Carvalho F，Clarke AK. et al. 2021. Communication from the cerebellum to the neocortex during sleep spindles. Prog Neurobiol，199：101940.

Yu H，Wang M，Yang Q，et al. 2023. The electrophysiological and neuropathological profiles of cerebellum in

APP（swe）/PS1（ΔE9）mice：a hypothesis on the role of cerebellum in Alzheimer's disease. Alzheimers Dement，19：2365-2375.

Zhang LB，Zhang J，Sun MJ，et al. 2020. Neuronal activity in the cerebellum during the sleep-wakefulness transition in mice. Neuroscience Bulletin，36：919-931.

第五节　小脑与精神行为

目前对小脑的理解已经从传统的运动协调功能发展到一个更全面的观点：小脑也参与人类广泛的认知功能。

fMRI和损伤研究揭示，可以根据小脑与大脑连接区域的不同划分为不同的功能区域。具体来说，小脑后叶与前额叶、顶叶、颞叶等非运动区域的皮层相连，并与认知功能相关；小脑前叶则可能参与调节感觉–运动皮层的活动（Buckner，2013）。有研究认为，小脑可能以类似调节运动的方式来调节与认知相关的皮层活动。小脑的结构被认为具备识别模式、纠错、调制及协调皮层活动（包括运动和认知）的能力（Andreasen and Pierson，2008）。小脑后叶功能的失调会导致认知功能同步性受损或思维过程的协调性受阻，这一过程被描述为认知失调（dysmetria of thought），并被定义为"信息接收和处理速度不足，难以检索相关联的构想并作出适当的调整与微调反应"（Andreasen et al.，1999，1998）。因此，认知失调这一概念已被用来解释某些精神病性症状，如精神分裂症样症状和情感症状（Schmahmann，2004）。

小脑与精神行为相关的研究主要集中于影像学，其他方面尚未充分开展。针对小脑与精神行为的关系，下文以精神分裂症为代表性精神疾病案例，从小脑结构改变与精神分裂症、小脑环路与特征性精神病性症状方面作相关阐述。

一、小脑结构改变与精神分裂症

精神分裂症是一种致残性和终身性的精神障碍，目前仍主要依靠症状学进行诊断。在临床实践中，当精神分裂症的症状表现不典型时，医生通常会建议进行影像学检查（Woolley and McGuire，2005；Lubman et al.，2002）。部分结构影像学研究揭示，以阴性症状为主的精神分裂症患者可能会出现脑室扩大。然而，总体而言，精神分裂症患者出现异常脑影像的情况不足5%。

小脑功能障碍可能与精神分裂症的发病机制有关。Andreasen等（1998，1996）提出一种"认知失调"理论来解释精神分裂症谱系中行为缺陷的多样性。他们认为小脑–丘脑–皮层环路（cerebello-thalamo-cortical circuit，CTCC）认知功能障碍是精神分裂症患者多种临床症状背后最基本的神经生物学变化。几乎同时，Schmahmann和Sherman（1998）通过对局限于小脑病变的临床患者研究得出结论，小脑损伤者（尤其是后叶）的特征是一系列认知、情感和社交损害症状，即小脑认知情感综合征（CCAS）。这些症状与精神分裂症患者的症状非常相似，如计划缺陷、认知转移与抽象推理障碍、视觉和空间记忆异常、语言流利受损，以及情感钝化、抑郁和不适当的社交行为。目前，CCAS被认为与精神疾病有广泛的重叠。

（一）小脑损害与精神症状

小脑，传统上被认为在运动控制、调节及学习方面扮演着重要角色，而通常不被视为与精神疾病相关的主要结构。早期关于小脑在精神疾病中的作用研究主要集中在小脑蚓部（Garg et al.，2013；Ichimiya et al.，2001；Heath et al.，1979）。然而，最近的静息态功能连接研究表明，小脑半球变化主要出现在左小脑上脚。2021年Rajashekar及其同事报告了一个案例，该患者表现出类似精神分裂症的症状，通过影像学检查发现在左侧桥小脑角后部存在一个生长缓慢的恶性胶质瘤。通常情况下，如果症状与特定损害相关联，那么移除该损害可能会改善症状。该患者通过外科手术以最小的运动后遗症成功移除肿瘤，然而手术后症状明显恶化。作者推测，患者的小脑轻微结构受损，影响CTCC，导致了其精神病性症状的恶化。这为左侧小脑半球环路可能参与精神疾病发生的理论提供了支持（Lee et al.，2019；Zhuo et al.，2018）。

（二）小脑灰质体积缩小与精神分裂症

精神分裂症患者的脑部结构研究显示，小脑整体体积变小、蚓部体积变小，半球不对称减少。Moberget等（2018）在一项涉及2332名精神分裂症患者及其对照组的大规模研究中，发现小脑灰质体积显著缩小。进一步对小脑小叶的细致分析揭示了这种缩小在小脑后部最为明显。Laidi等在2019年进行了一项研究，探讨了精神分裂症和双相障碍的小脑亚区解剖结构的改变。结果显示与对照组相比，精神分裂症患者的小脑总体积、小脑Crus Ⅱ和小叶ⅦB的体积缩小，并与阳性和阴性症状量表（positive and negative syndrome scale，PANSS）总分之间存在负相关；双相障碍患者小脑Crus Ⅱ和小叶ⅦB与对照组之间没有显著性差异，但接受锂盐治疗的双相障碍患者与对照组相比，小脑前部的体积较大。其他多项研究结果也一致表明，小脑后部体积的缩小是精神分裂症患者中最显著的发现之一。

一些研究者试图描绘出小脑体积缩小或萎缩患者的一个特定群体（Ichimiya et al.，2001；Nopoulos et al.，1999）。精神分裂症患者小脑整体体积缩小，在某些情况下似乎与围产期脑损伤相关（Nasrallah et al.，1981），而其他因素则包括性别（男性）、儿童期发病（Keller et al.，2003）、极晚期（Barak et al.，2002）、慢性病程及阳性精神病性症状（Nopoulos et al.，2001）。精神分裂症的研究表明，即使是未受影响的精神分裂症一级亲属，以及首次使用抗精神病药物的患者，也显示出小脑容量的减少。这些数据暗示小脑萎缩可能是一种遗传特征，而非仅仅是治疗相关的附带现象。

二、小脑神经环路与特征性精神病性症状

研究已证实，那些最容易辨认的阳性症状如妄想和幻觉，并非预测精神疾病个体功能状态的最佳指标。相反，阴性症状如意志退缩、表达缺陷、快感缺失等，其严重程度才是预测精神疾病个体功能结局和总体生活质量的更佳指标（Robertson et al.，2014；Rabinowitz et al.，2012）。然而，针对阴性症状新干预措施的发展受到了阻碍，关键的障

碍在于对精神分裂症的病理生理机制认识不足，以及目前对其阴性症状的药物治疗效果有限（Remington et al.，2016；Fusar-Poli et al.，2015）。

影像学研究表明，小脑Crus Ⅱ和ⅦB认知亚区与前额皮层相连通，该区域与精神分裂症有关。Andreasen等提出，CTCC的破坏可能至少是部分精神分裂症患者所观察到症状的潜在原因，类似于小脑在促进运动任务快速和顺利执行中的作用。这些研究者进一步提出CTCC在检查和协调心理活动，以实现正常认知功能的执行中可能扮演着类似的角色（Konarski et al.，2006；Ichimiya et al.，2001）。fMRI研究表明，精神分裂症患者进行认知范式测试时，小脑－丘脑－额叶环路活动下降（Andreasen et al.，1996）。这些研究结果支持了精神分裂症认知障碍的假设，即精神分裂症患者的小脑和前额叶皮层之间的皮层－皮层下环路可能发生改变（Andreasen and Pierson，2008），这种环路的破坏可能导致难以确定优先级处理和响应信息，可能是造成各种精神症状的原因。

（一）右背外侧前额皮层和小脑节点连通性与阴性症状

神经影像技术有潜力揭示这些缺陷的神经解剖学基础。目前普遍认同的是，通过内部参照设计来验证症状与病理生理学之间的关系，通过实验操作来确定其对症状学的影响（Treadway and Leonard，2016）。有学者研究指出，阴性症状的严重程度与分布式脑网络（包括大脑和所谓的默认模式网络）中右背外侧前额皮层与小脑节点的连接强度呈负相关（Power et al.，2011）。特别是在默认模式网络内，右背外侧前额皮层与小脑节点之间的连接性障碍是预测阴性症状显著性的关键因素。

（二）小脑重复经颅磁刺激干预与阴性症状

通过fMRI，采用纯数据驱动分析，可以确认与精神分裂症阴性症状严重程度最显著相关的功能连接。假设右背外侧前额皮层与小脑之间的功能连接中断与阴性症状存在因果关系，选择性地恢复这种连接中断可能会导致阴性症状严重度的改善。由此，Roscoe等（2019）调查了额叶－小脑环路连通性与阴性症状之间的因果关系。研究者首先进行了静息态功能连接分析，发现脑网络连接中断与症状严重程度之间最显著的关联是位于右背外侧前额皮层和小脑中线的连接。在研究的第二阶段，参与者接受了间隔4 h、每天2次、连续5天的重复经颅磁刺激（rTMS）干预，刺激的目标是小脑中线，采用的是100%运动阈值（10次3个50Hz双相脉冲，持续10s，共600个脉冲）。在疗程结束后的1周内进行患者临床特征评估和静息态fMRI扫描。在Roscoe的研究中，精神分裂症阴性症状的严重程度是通过PANSS中的阴性症状分量表来评估的。

对实验前后的测量数据进行比较时，研究者注意到组内变化主要体现在阴性症状的严重程度及默认网络中右背外侧前额皮层与小脑节点间功能连接的改变。结果显示，干预后默认网络中的右背外侧前额皮层与小脑节点间选择性的功能连接增强，这种增强与症状严重程度的改善间存在显著的关联性；相应地，阴性症状的严重度也有所下降，这与研究的初始假设相符。

通过结合静息态fMRI和多变量数据分析，研究揭示了默认网络中背外侧前额皮层连通性的中断与精神分裂症的阴性症状严重程度间存在关联。这种连通性的中断在背外侧前额皮层与小脑中线间表现得尤为显著。当采用rTMS有针对性地恢复小脑与背外侧前额皮层间的连通性时，阴性症状的严重程度得到了一定的缓解。

（孙　静）

参 考 文 献

Andreasen NC，Nopoulos P，O'Leary DS，et al. 1999. Defining the phenotype of schizophrenia：cognitive dysmetria and its neural mechanisms. Biol Psychiatry，46：908-920.

Andreasen NC，O'Leary DS，Cizadlo T，et al. 1996. Schizophrenia and cognitive dysmetria：a positron-emission tomography study ofdysfunctional prefrontal-thalamic-cerebellar circuitry. Proc Natl Acad Sci USA，93：9985-9990.

Andreasen NC，Paradiso S，O'Leary DS. 1998. "Cognitive dysmetria" as an integrative theory of schizophrenia：a dysfunction in cortical-subcortical-cerebellar circuitry? Schizophrenia Bull，24：203-218.

Andreasen NC，Pierson R. 2008. The role of the cerebellum in schizophrenia. Biol Psychiatry，64：81-88.

Barak Y，Aizenberg D，Mirecki I，et al. 2002. Very late onset schizophrenia-like psychosis：clinical and imaging characteristics in comparison with elderly patients with schizophrenia. J Nerv Ment Dis，190：733-736.

Buckner RL. 2013. The cerebellum and cognitive function：25 years of insight from anatomy and neuroimaging. Neuron，80：807-815.

Fusar-Poli P，Papanastasiou E，Stahl D，et al.2015. Treatments of negative symptoms in schizophrenia：meta-analysis of 168 randomized placebo controlled trials. Schizophrenia Bulletin，41：892-899.

Garg S，Goyal N，Tikka SK，et al. 2013. Exacerbation of auditory verbal hallucinations with adjunctive high-frequency cerebellar vermal repetitive transcranial magnetic stimulation in schizophrenia：a case report. J ECT，29：65-66.

Heath RG，Franklin DS，Shraberg D. 1979. Gross pathology of the cerebellum in patients diagnosed and treated as functional psychiatric disorders. J Nervous Mental Dis，167：589-592.

Ichimiya T，Okubo Y，Suhara T，et al. 2001. Reduced volume of the cerebellar vermis in neuroleptic-naive schizophrenia. Biol Psychiatry，49：20-27.

Keller A，Castellanos FX，Vaituzis AC，et al.2003. Progressive loss of cerebellar volume in childhood onset schizophrenia. Am J Psychiatry，160：128-133.

Konarski JZ，McIntyre RS，Grupp LA，et al. 2006. Is the cerebellum relevant in the circuitry of neuropsychiatric disorders? J Psychiatry Neurosci，30：178-186.

Laidi C，Hajek T，Spaniel F，et al. 2019. Cerebellar parcellation in schizophrenia and bipolar disorder. Acta PsychiatrScand，140：468-476.

Lee KH，Oh H，Suh JS，et al. 2019. Functional and structural connectivity of the cerebellar nuclei with the striatum and cerebral cortex in first-episode psychosis. J Neuropsychiatry Clin Neurosci，31：143-151.

Lubman DI，Velakoulis D，McGorry PD，et al. 2002. Incidental radiological findings on brain magnetic resonance imaging in first-episode psychosis and chronic schizophrenia. Acta Psychiatr Scand，106：331-336.

Moberget T，Doan NT，Alnæs D，et al. 2018. Cerebellar volume and cerebellocerebral structural covariance in schizophrenia：a multisite mega-analysis of 983 patients and 1349 healthy controls. Mol Psychiatry，23：1512-1520.

Nasrallah HA，Jacoby CG，McCalley-Whitters M. 1981. Cerebellar atrophy in schizophrenia and mania. Lancet，1：1102.

Nopoulos PC，Ceilley JW，Gailis EA，et al. 1999. An MRI study of cerebellar vermis morphology in patients with schizophrenia：evidence in support of the cognitive dysmetria concept. Biol Psychiatry，46：703-711.

Nopoulos PC，Ceilley JW，Gailis EA，et al. 2001. An MRI study of midbrain morphology in patients with schizophrenia：relationship to psychosis，neuroleptics，and cerebellar neural circuitry. Biol Psychiatry，49：13-19.

Power JD，Cohen AL，Nelson SM，et al. 2011. Functional network organization of the human brain. Neuron，72：665-678.

Rabinowitz J，Levine SZ，Garibaldi G，et al. 2012. Negative symptoms have greater impact on functioning than positive symptoms in schizophrenia：analysis of CATIE data. Schizophr Res，137：147-150.

Remington G，Foussias G，Fervaha G，et al. 2016. Treating negative symptoms in schizophrenia：an update. Curr Treat Options Psychiatry，3：133-150.

Robertson BR，Prestia D，Twamley EW，et al. 2014. Social competence versus negative symptoms as predictors of real world social functioning in schizophrenia. Schizophr Res，160：136-141.

Schmahmann JD，Sherman JC. 1998. The cerebellar cognitive affective syndrome. Brain，121：561-579.

Schmahmann JD. 2004. Disorders of the cerebellum：ataxia，dysmetria of thought，and the cerebellar cognitive affective syndrome. J Neuropsychiatry Clin Neurosci，16：367-378.

Treadway MT，Leonard CV. 2016. Isolating biomarkers for symptomatic states：considering symptom substrate chronometry. Mol Psychiatry，21：1180-1187.

Woolley J，McGuire P. 2005. Neuroimaging in schizophrenia. what does it tell the clinician? Adv Psychiatr Treat，11：195-202.

Yeruva RR，Shang Y，Schoenbachler B，et al. 2021. Anatomical association between schizophrenia and cerebellum. Innov Clin Neurosci，18：47-49.

Zhuo C，Wang C，Wang L，et al. 2018. Altered resting-state functional connectivity of the cerebellum in schizophrenia. Brain Imaging Beha，12：383-389.

第六节　小脑与奖赏和成瘾

　　小脑在传统上被认为与运动功能有关，然而，近年有充分的证据表明小脑在功能上可能是一个多面手，它参与许多的非运动功能，如认知、预测、学习和记忆等功能。在涉及奖赏和成瘾等高级认知过程中小脑也发挥着重要作用。小脑包含有控制奖赏与动机环路的解剖和功能途径；人类fMRI研究显示，小脑激活与成瘾、社会认知，甚至情绪处理有关；小脑广泛存在着成瘾物质相关受体，如阿片、多巴胺、谷氨酸受体，它们在与药物使用和阿片类药物成瘾及其他药物滥用相关的突触和环路可塑性机制中发挥着重要作用（Miquel et al.，2016）。此外，小脑周围神经网络含有改变突触可塑性的蛋白质，可能会导致成瘾。因此，小脑在奖赏、成瘾中扮演的角色不能忽视，进一步探索其机制可以提高人们对小脑参与成瘾过程的认识，并可能为治疗成瘾和一些脑部疾病带来新的策略。本节将讨论小脑参与奖赏和成瘾的环路结构与机制。

一、小脑与奖赏

（一）奖赏与奖赏系统

1. 奖赏　奖赏是人类行为的重要动机之一。奖赏既可发生在积极情绪下，也可以出现在消极情绪中。在积极情绪中，奖赏又分为外部奖赏和内部奖赏。外部奖赏如食物、金钱等物质奖赏，会直接影响个体的行为；内部奖赏则与个体的心理状态、情感及认知等有关。奖赏刺激会产生正向的体验和愉悦感，来帮助我们建立与奖赏相关的记忆和联想。

2. 奖赏系统 奖赏系统是人脑中的一种神经环路，主要负责感受和处理奖赏信号、调节愉悦和欣快感（Lixenberg et al.，2020），近年来越来越多的研究表明此环路也参与调控注意力、动机及渴望等行为和情绪。奖赏系统涉及多个脑区，这些脑区及沟通它们的神经递质共同构成了一个完整的神经环路，被称为奖赏环路，它有助于人类学习、记忆及形成与奖赏相关的联想，影响人的决策过程并促使人们更倾向于去寻求那些能够带来奖赏的事物，在人类的认知和行为中发挥至关重要的作用。

奖赏系统主要包含三部分：第一部分为从内侧前脑束的前床核（anterior bed nuclei，ABN）到中脑腹侧被盖区（ventral tegmental area，VTA），第二部分为从腹侧被盖区向上投射到伏隔核（nucleus accumbens，NAc）、前额叶皮层（prefrontal cortex，PFC）及嗅结节等区域，第三部分为伏隔核向上连接到腹侧苍白球（ventral pallidum，VP）。而从中脑腹侧被盖区到伏隔核（VTA-NAc）环路则是奖赏环路的核心（Carta et al.，2019）。例如，比较熟知的中脑多巴胺奖赏系统，它主要从腹侧被盖区投射至伏隔核，除此之外，前额叶皮层、杏仁核及海马体等脑区也参与了神经递质的传递（Thoma et al.，2008），以上各脑区协同发挥作用，共同参与奖赏过程。关于奖赏的研究主要集中在与大脑有关的环路，而近年来累积的研究也证实了小脑参与了奖赏环路，并且可能为该环路中不可或缺的一部分（图2-12）。

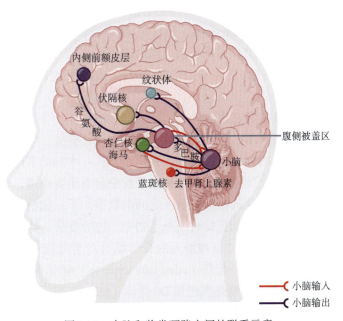

图2-12 小脑和奖赏环路之间的联系示意

[引自：Wang YB，Lan Y. 2023. The role of the cerebellum in drug reward：a review. Journal of Integrative Neuroscience，22：147.]

（二）小脑参与奖赏环路

小脑参与多种认知功能，包括情绪记忆、执行功能、语言、决策等，而近年来越来越多的动物研究及人类神经影像学研究均提供了支持小脑参与奖赏环路的进一步证据。

1. 小脑的功能解剖 小脑有其独特的解剖结构。研究表明大脑皮层和小脑分别占大脑总质量的81%和10%，然而，人类大脑和小脑的神经元数量分别为160亿个和690亿个，这种显著的差异说明小脑具有很大的探索空间。小脑皮层有许多功能单位，也就是微区，Wang等（2018）认为这些微区的重组可能是药物成瘾激活奖赏系统的一种机制。MF是小脑的主要输入纤维（Larry et al.，2019），产生兴奋性谷氨酸神经递质，投射至GC层（Wagner et al.，2017），GC树突分别从MF和高尔基细胞轴突接收兴奋性和抑制性输入，并发出PF的轴突，投射到PC形成兴奋性突触，以进行信号传输。而由γ-氨基丁酸介导的抑制性神经元PC是小脑皮层中唯一投射到DCN的输出神经元，因此PC向DCN的输出可能是成瘾药物影响小脑的关键步骤（Miquel et al.，2009）。由此可见，无论从结构还是功能的角度来看，小脑都具有很大的潜力（Stentiford and Cerminara，2019）。

2. 小脑与奖赏环路相关脑区的连接 对奖赏和动机很重要的大脑区域如VTA、PFC、基底神经节、杏仁核、海马体和蓝斑区（locus coeruleus，LC），都与小脑之间存在相关连接（Kostadinov and Häusser，2022）。研究表明，小脑可以接收来自VTA的多巴胺投射，主要在GC层和PC层；而小脑也可以通过两种独立的间接途径投射到VTA：第一个是通过网状被盖核和脚桥核进行投射，第二个是通过丘脑背内侧和腹外侧进行投射（D'Angelo，2019）。近年来，研究者们也发现了从小脑到VTA有直接通路。由此可见，VTA与小脑之间的联系是相互的。同样地，最近的研究也发现了小脑调节PFC的两种间接途径，它们与小脑到VTA的两种间接途径重叠。其中之一为从小脑的齿状核、外侧核向网状被盖核发出投射信号，网状被盖核再向支配丘脑的脚桥核发出投射信号，最终经过VTA到达前额叶皮层（Sendhilnathan et al.，2022）。而另一个间接通路则是由小脑齿状核通过丘脑中背侧和腹侧向皮层发出投射来实现。除此之外，小脑与纹状体、基底神经节、海马体、杏仁核和蓝斑核也有连接（Yoshida et al.，2022）。以上研究结果都支持小脑参与奖赏环路相关的观点。

3. 小脑参与奖赏的主要神经递质

（1）多巴胺（dopamine，DA）。多巴胺能够调节运动、感觉、学习和记忆等活动。多巴胺能神经元是大脑中最大的神经结构之一，有两个亚区：中脑的多巴胺能神经元和边缘系统的多巴胺能神经元。多巴胺能神经元在奖赏系统中起着重要作用，多巴胺能够调节奖赏系统中奖励和奖赏、奖励和动机等相关脑区之间的联系。下丘脑的多巴胺能神经元通过其外周投射到大脑的不同部位，如丘脑外侧核、PFC、边缘皮层、脑桥和小脑，以及其他皮层的相应部位。多巴胺递质通过与神经元的受体结合产生效应。一种受体类型是多巴胺D1受体（D1R），它与腺苷酸环化酶（adenylate cyclase，AC）相互作用，激活细胞内的信号转导途径。另一种受体类型是多巴胺D2受体（D2R），它可以通过抑制AC来影响细胞内的信号传递。其中，纹状体和伏隔核中表达D1R的中型多棘神经元（medium spiny neuron，MSN）受多巴胺和谷氨酸的双重控制，在奖赏行为中起着关键作用。

（2）谷氨酸（glutamic acid，GLU）。谷氨酸是中枢神经系统的主要兴奋性神经递质，在大脑的多种功能中扮演关键角色，包括学习、记忆和奖赏过程。谷氨酸及其受体，尤其是N-甲基-D-天冬氨酸（N-methyl-D-aspartate，NMDA）型受体等，在调节神经可塑性和突触强度中非常重要，这些机制是形成新记忆和学习过程的基础。在奖赏过程中，谷氨酸参与多个关键区域的功能，特别是在伏隔核、前额叶内侧皮层（medial prefrontal cortex，mPFC）和海马等脑区的突触连接中。在这些区域，谷氨酸可以促进与奖赏相关的学习和记忆形成，如增强与奖赏相关刺激的联想。在小脑方面，虽然传统看法是它主要参与运动调控，但越来越多的证据表明小脑也涉及情感和认知功能。某些研究甚至提出，小脑通过与大脑其他部分的互动可能间接参与奖赏处理。虽然小脑在奖赏和成瘾行为中的具体角色还不完全明晰，但它在神经环路中的潜在作用是一个活跃的研究领域。小脑与大脑其他部分的连接意味着它可能影响涉及谷氨酸和其他递质的复杂网络。

（3）5-羟色胺（5-hydroxytryptamine，5-HT）。5-HT主要通过直接作用于海马、杏仁核和伏隔核等脑区，影响奖赏系统的功能。5-HT在小脑中的主要作用是对奖赏系统活动的调节：当人处于焦虑、紧张状态时，5-HT含量会升高，这是为了提高多巴胺的浓度；当人处于无聊状态时，5-HT含量会降低，这是为了减少多巴胺的释放；当人处于兴奋状态时，5-HT含量会升高，这是为了增加多巴胺的分泌。5-HT对奖赏系统的作用还表现在对记忆能力的调节上。当人处于兴奋状态时，5-HT含量会升高，这是为了增强记忆能力；当人处于抑制状态时，5-HT含量会降低，这是为了减弱记忆能力。在成瘾过程中5-HT的异常可能引起成瘾行为。

（4）去甲肾上腺素（noradrenaline，NE）。NE是一种主要作用于下丘脑的神经递质，能提高机体对压力的敏感性。研究发现，成瘾行为会引起NE的释放增加，并伴随着5-HT的释放减少。NE能增加小脑与下丘脑之间的联系，并且它可以增强多巴胺能神经元的活动。在大脑中，NE可以通过小脑投射系统和视前区投射系统被激活。小脑对NE的释放具有重要作用，因为它主要负责情绪控制。

（5）γ-羟基丁酸（γ-aminobutyric acid，GABA）。GABA是大脑中主要的抑制性神经递质，对许多大脑功能，包括运动控制、视觉处理及脑中的奖赏机制都起着重要作用。GABA在大脑奖赏过程中的作用涉及其在神经环路中调节神经元活动，特别是在奖赏系统的关键区域如伏隔核、前额叶皮层及其他与奖赏相关的大脑区域。应该指出的是，小脑参与奖赏过程的研究相对较新，目前尚不充分。GABA的作用可能与奖赏相关的神经环路间的相互作用有关，包括伏隔核和前额叶皮层，这些区域已知对成瘾和欲望有着重要影响。GABA信号可能对这些区域的多巴胺释放产生影响，从而影响奖赏感知和相关的行为选择。

综上，VTA、PFC等脑区都在奖赏环路中发挥着不同的作用，而小脑与所有这些区域都有解剖或功能联系，这表明小脑与奖赏密不可分，小脑能通过与大脑皮层不同核团之间的连接构成多种神经环路来影响大脑功能，但目前对小脑参与奖赏相关的高级认知功能的研究较少，今后尚需更多、更深入的研究。

二、小脑与成瘾

（一）成瘾的定义及分类

从神经心理学的观点来看，成瘾是一种以认知改变为特征的功能障碍。Steven Hyman

提出了一种简洁且被广泛接受的观点，认为成瘾是一种学习障碍，它对学习和记忆相关神经机制进行病态破坏，而在正常情况下，这些机制有助于形成与追求奖赏和预测奖赏的线索相关的生存行为。研究发现，吸毒、赌博、游戏等会导致人们产生强烈的奖赏感受，从而形成成瘾行为。目前广泛使用的分类方法是将成瘾分为药物成瘾和行为成瘾，两者也分别被称作物质依赖与非物质依赖。

1. 药物成瘾 药物成瘾导致中枢神经系统功能紊乱，其主要症状的特点是逐渐失去对药物摄入的控制，出现不断寻求慢性强迫性药物的行为，同时对其他目标和奖励的感兴趣程度明显降低。其中最常见的具有强烈的成瘾性药物包括毒品中的可卡因及阿片类药物中的海洛因、吗啡和大麻类等（Moreno-Rius and Miquel，2019）。药物滥用会导致控制学习、记忆、注意力和冲动管理等认知过程的大脑区域功能发生变化，改变整个大脑突触和神经网络之间的连接，这些变化阻碍了有利于戒断的适应性行为的习得。成瘾药物不仅引起大脑纹状体-皮层-边缘环路中产生持久的分子和结构可塑性改变，也会对小脑结构和神经可塑性造成严重的影响（Moreno-Rius，2019）。

2. 行为成瘾 行为成瘾是指通过反复进行一些非适应性行为如赌博、游戏、过度购物等，通过反复刺激作用于相关脑区，从而表现出渴望的心理倾向。相较于已经积累了丰富研究资料的药物成瘾，行为成瘾的研究比较少，其具体的神经机制仍处于探索状态。Moreno-Rius 和 Miquel（2017）指出，行为成瘾和物质成瘾在重复成瘾的大脑表现出类似的激活模式，两者在丘脑、腹外侧前额叶、右腹侧纹状体等脑区的激活均减少。值得注意的是，在行为成瘾文献中经常提到小脑的改变，但这种联系的病理生理学基础目前尚不清楚。

（二）小脑参与成瘾

1. 小脑参与成瘾环路的证据 解剖上，小脑与成瘾环路中关键核团的输入和输出具有连通性，如 NAc、mPFC、VTA、LC 等，并且占据不可忽视的地位（图 2-13），再加上其神经元数量约是大脑的 4 倍，这些独特的解剖结构都为小脑参与某些特定成瘾行为如吸烟、饮酒、赌博、游戏等提供了证据支持。

神经影像学研究发现，酗酒者的小脑结构和功能发生了改变。与健康人相比，酗酒者小脑皮层的表面积和小脑核团体积都明显减少，同时，小脑皮层的活动水平降低，小脑核团的多巴胺水平增加。这些改变可能导致酗酒者对酒精的持续渴求。除了酗酒，小脑还可能与其他成瘾行为有关。例如，赌博成瘾者和游戏成瘾者的小脑皮层与小脑核团也发生了改变，这些改变也被证实与赌博行为的频率和持续时间有关。Kuhn 团队在病态赌博的患者中发现了右腹侧纹状体与小脑的功能连接增加。除此之外，暴露于与毒品相关的线索时，小脑也会被激活。激活部位主要为广泛小脑半球后部和蚓部。例如，可卡因相关线索会诱发小脑蚓部 II、III、VIII 和 IX 小叶的区域化激活。激活也与药物相关的预期有关。当预期得到满足时，小脑的激活会更强烈；但当预期不被满足时，小脑的激活会减少。最后，成瘾药物会导致小脑突触可塑性改变，这可能是小脑参与药物成瘾的主要机制（Moulton et al.，2014）。反复使用成瘾药物可改变谷氨酸能突触的可塑性、多巴胺等神经调节剂、细胞内信号转导途径及基因表达。

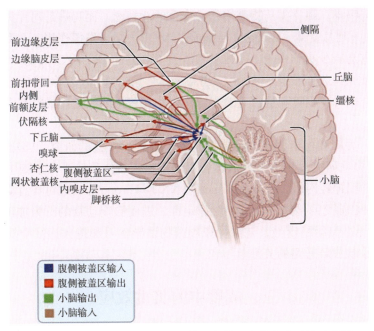

前边缘皮层
边缘脑皮层
前扣带回
内侧
前额皮层
伏隔核
下丘脑
嗅球
杏仁核
网状被盖核
内嗅皮层
脚桥核
腹侧被盖区

侧隔
丘脑
缰核
小脑

■ 腹侧被盖区输入
■ 腹侧被盖区输出
■ 小脑输出
■ 小脑输入

图2-13　成瘾环路中小脑与关键核团的输入和输出连通性示意图

〔引自：Ranjbar H，Soti M，Banazadeh M，et al. 2021. Addiction and the cerebellum with a focus on actions of opioid receptors.
Neuroscience & Biobehavioral Reviews，131：229-247.〕

2. 小脑与常见的成瘾物质

（1）小脑与酒精。酗酒危害着人类健康，Mitoma等表明酒精的奖赏效应是酒精滥用的主要原因，它们对神经系统有短暂或不可逆的后果，包括运动、认知或社交障碍。同时，通过MRI证实，成年酒精依赖者可出现小脑体积缩小，并且可出现小脑前上小叶和白质区域选择性损伤。另外一项研究发现，与不饮酒或低饮酒组相比，饮酒组的前小叶和蚓部灰质损失加快。酒精影响小脑，引起突触位点及突触连接的改变，主要由一氧化氮和腺苷介导。一氧化氮可以激活高尔基细胞，导致GABA含量增加，PF中谷氨酸传递减少，而腺苷也可引起谷氨酸的释放减少。在此过程中，关键突触位点均出GABA受体介导，提示GABA能神经递质系统在酒精对小脑的影响中发挥主要作用。因此，酒精可以导致小脑出现抑制性功能障碍。

（2）小脑与尼古丁。吸烟也可导致成瘾，其中尼古丁是烟草中的主要成瘾物质。有静息态fMRI研究报告称，吸烟者小脑前叶的自发活动和功能连接增加。同时，在吸烟者中也观察到皮层–小脑和小脑–纹状体功能连接的异常。另一项影像学研究报告，吸烟者的小脑灰质完整性较对照组降低。也有研究称尼古丁的兴奋毒性作用可直接导致小脑神经元凋亡，尤其是 PC 和 GC。吸烟者反复接触尼古丁会上调烟碱乙酰胆碱受体（nicotinic acetylcholine receptor，nAChR）的密度，其中最主要的是α7和α4β2受体亚型，它们对尼古丁的诱导作用最为敏感。尼古丁对nAChR的作用会引起小脑谷氨酸神经递质传递增加。因此，相比酒精导致的小脑抑制性功能障碍，尼古丁主要导致小脑的兴奋性功能障碍。

（3）小脑与吗啡。阿片类药物滥用是一个全球性问题，而吗啡是阿片类药物的主要成分，主要通过与 μ 阿片受体（μ-opioid receptor，MOR）结合发挥作用。人类和动物实验都证实了吗啡暴露会减少小脑中 PC 的数量和体积（Ranjbar et al.，2021）。吗啡会导致小脑分子和神经递质系统发生变化，包括 GABA 受体可用性降低、谷氨酸传输增加和钙信号转导改变。综合来看，吗啡和尼古丁对小脑的影响是相似的。它们最终都表现为小脑兴奋性传递增加。

除此之外，大麻和可卡因在小脑成瘾机制中得到了广泛的研究（Vazquez - Sanroman et al.，2015）。多项研究发现可卡因依赖者双侧小脑灰质体积较小。小脑中还存在能调节突触可塑性的周围神经网络（perineural net，PNN）。Hirono 等通过对啮齿动物的研究发现小脑 PNN 调节 PC 轴突的传递并促进突触稳定性，进而影响动物的行为加工。Carulli 等证明了 PNN 可以促进突触稳定性，在维持成瘾药物诱导学习和持久记忆中发挥作用。由此可见，PNN 是小脑成瘾通路的关键参与者。

三、成瘾中的奖赏效应

研究表明，药物成瘾与大脑奖赏系统之间存在密切的关系。多巴胺的释放导致药物滥用产生快乐感受，这直接激活了大脑奖赏系统，使人产生强烈的满足感。除了药物成瘾，大脑奖赏系统还与行为成瘾密切相关（Caetano-Anollés et al.，2016）。赌博、网络游戏等同样可以通过激活大脑奖赏系统来产生快乐感受，从而导致行为持续的欲望增加。研究证实大脑奖赏系统的最主要作用是让人们能够趋利避害，针对环境的刺激做出恰当反应，促进适应性行为。但是与普通的刺激不同，对于大脑奖赏系统而言，一定剂量的成瘾物质及引发成瘾的行为可以给予大脑极强的奖赏刺激，在短时间内便可促使神经递质快速释放和增加，产生一种极强的欣快感。成瘾物质促发的强烈奖赏，一方面，可改变多巴胺、谷氨酸、5-HT、GABA 等神经递质的水平，破坏奖赏环路的平衡，影响决策和行为，增加对药物的寻求行为；另一方面，成瘾物质可改变大脑中某些受体的数量、结构和敏感性，导致人可能对药物产生耐受性。往往需要更高剂量的药物才能获得相同的效果，这是成瘾行为的特征之一。例如，长期吸食毒品的显著特征就是成瘾者奖赏功能异常造成大脑多巴胺传递出现紊乱，使个体与奖赏系统有关的神经系统结构和功能发生改变，进而使个体的奖赏预期提高，对奖赏的敏感性降低。总之，长期暴露于成瘾物质的行为会影响机体的自然奖赏效应，从而对神经系统造成缓慢且不可逆的改变。

四、小　　结

综上所述，越来越多的研究证实了小脑与奖赏环路相关脑区之间存在通路，这说明小脑已成为奖赏环路中不可被忽视的一环。奖赏系统参与并影响成瘾行为，无论是药物成瘾还是行为成瘾，都能通过激活奖赏系统来产生快乐感受。暴露于成瘾药物可以诱导小脑突触可塑性改变，进而造成小脑功能障碍，产生成瘾相关疾病，未来的研究可以围绕对奖赏系统的结构、功能，以及小脑参与成瘾的具体机制展开，从而为成瘾疾病的预防和治疗提供新的思路和方法。

（杨舒媛　石静萍）

参 考 文 献

Caetano-Anollés K，Rhodes JS，Garland T，et al. 2016. Cerebellum transcriptome of mice bred for high voluntary activity offers insights into locomotor control and reward-dependent behaviors. PLoS One，11：e0167095.

Carta I，Chen CH，Schott AL，et al. 2019. Cerebellar modulation of the reward circuitry and social behavior. Science，363：eaav0581.

D'Angelo E. 2019. The cerebellum gets social. Science，363（6424）：229.

Kostadinov D，Häusser M. 2022. Reward signals in the cerebellum：origins，targets，and functional implications. Neuron，110：1290-1303.

Larry N，Yarkoni M，Lixenberg A，et al. 2019. Cerebellar climbing fibers encode expected reward size. eLife，8：e46870.

Lixenberg A，Yarkoni M，Botschko Y，et al. 2020. Encoding of eye movements explains reward-related activity in cerebellar simple spikes. Journal of Neurophysiology，123：786-799.

Miquel M，Gil-Miravet I，Guarque-Chabrera J. 2020. The cerebellum on cocaine. Frontiers in Systems Neuroscience，14：586574.

Miquel M，Toledo R，Garcia L，et al. 2009. Why should we keep the cerebellum in mind when thinking about addiction? Current Drug Abuse Reviewse，2：26-40.

Miquel M，Vazquez-Sanroman D，Carbo-Gas M，et al. 2016. Have we been ignoring the elephant in the room? Seven arguments for considering the cerebellum as part of addiction circuitry. Neuroscience & Biobehavioral Reviews，60：1-11.

Moreno-Rius J，Miquel M. 2017. The cerebellum in drug craving. Drug and Alcohol Dependence，173：151-158.

Moreno-Rius J，Miquel M. 2019. The Cerebellum，THC，and cannabis addiction：findings from animal and human studies. Cerebellum，18：593-604.

Moreno-Rius J. 2019. Opioid addiction and the cerebellum. Neuroscience & Biobehavioral Reviews，107：238-251.

Moreno-Rius J. 2019. The cerebellum，THC，and cannabis addiction：findings from animal and human studies. Cerebellum（London，England），18（3）：593-604.

Moulton EA，Elman I，Becerra LR，et al. 2014. The cerebellum and addiction：insights gained from neuroimaging research. Addiction Biology，19：317-331.

Ranjbar H，Soti M，Banazadeh M，et al. 2021. Addiction and the cerebellum with a focus on actions of opioid receptors. Neuroscience & Biobehavioral Reviews，131：229-247.

Sendhilnathan N，Goldberg ME，Ipata AE. 2022. Mixed selectivity in the cerebellar Purkinje-cell response during visuomotor association learning. J Neurosci，42（18）：3847-3855.

Stentiford R，Cerminara NL. 2019. Timing rewarding movements. Neuron，103：358-360.

Thoma P，Bellebaum C，Koch B，et al. 2008. The cerebellum is involved in reward-based reversal learning. The Cerebellum，7：433-443.

Vazquez - Sanroman D，Leto K，Cerezo-Garcia M，et al. 2015. The cerebellum on cocaine：plasticity and metaplasticity. Addiction Biology，20：941-955.

Wagner MJ，Kim TH，Savall J，et al. 2017. Cerebellar granule cells encode the expectation of reward.

Nature，544：96-100.

Wang Y，Fang J，Song P，et al. 2018. The dysfunction of the cerebellum and its cerebellum-reward-sensorimotor loops in chronic spontaneous urticaria. The Cerebellum，17：507-516.

Wang YB，Yan L. 2023. The role of the cerebellum in drug reward：a review. J Integrative Neuroscience，22（6）：147.

Yoshida J，Oñate M，Khatami L，et al. 2022. Cerebellar contributions to the basal ganglia influence motor coordination，reward processing，and movement vigor. J Neuroscience，42：8406-8415.

第三章　小脑调控的机制

第一节　大脑小脑环路

一、经典的大脑小脑环路

大脑皮层和小脑是由神经纤维系统紧密相连的，而关于大脑小脑环路的研究始于20世纪70年代，经典的理论认为新皮层与小脑的连接是一种闭合环路（Allen and Tsukahara，1974）。大脑小脑环路的下行通路是由新皮层发起的下行神经分支终止于同侧脑桥核，后者再发出传入神经即MF经由对侧小脑中脚投射到小脑皮层GC。大脑小脑环路的上行通路是由DCN发出的上行神经纤维经小脑上脚在中脑大部分发生交叉，并中继到对侧丘脑，再由丘脑核团投射到大脑皮层相应的区域。这种经典理论认为大脑小脑环路主要在运动规划、运动协调、运动学习和记忆中发挥调节作用。

二、大脑小脑环路概念的演化

随着各种动物实验中顺行/逆行病毒示踪和跨神经元示踪技术及神经映射影像技术等研究方法进展，对大脑小脑环路以调控运动和平衡为主的传统观点提出了挑战。研究发现大脑小脑环路还参与了感觉、联想、记忆、执行、决策等非运动功能的调控。功能分离的新皮层神经元发出纤维束投射，这些纤维束经过不同大脑小脑环路的下行通路，向小脑相关区域投射，并通过不同的上行通路将小脑信号返回到新皮层最初发出投射的区域。由此，大脑小脑间可能由多个平行的、功能多样化的环路，即新皮层小脑环路（neocorticocerebellar circuit，NCC）组成的假设被提出（Buckner，2013），见图3-1。20世纪80年代，研究者发现了第二种类型的大脑小脑环路，该环路双向连接下丘脑和小脑，即下丘脑小脑环路（hypothalamocerebellar circuit，HCC）。HCC也是一个反馈环路，包括：下行通路，起源于下丘脑并延伸向小脑；上行通路，起源于小脑并延伸向下丘脑。小脑通过影响下丘脑发挥调节自主神经功能的作用。临床和实验研究表明，小脑对心血管、呼吸、胃肠功能、情绪及本能表现有影响（Romano et al.，2020）。此外，近年发现小脑还参与奖赏与成瘾环路及睡眠–觉醒周期的神经网络调节（详见第二章第四节、第五节）。

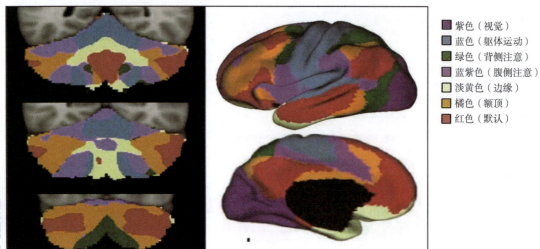

图3-1

图3-1　人类小脑与大脑7个主要网络的功能连接

紫色（视觉）
蓝色（躯体运动）
绿色（背侧注意）
蓝紫色（腹侧注意）
淡黄色（边缘）
橘色（额顶）
红色（默认）

这些环路的发现有助于了解新皮层、下丘脑、边缘系统、脑干与小脑间的生理联系和对小脑功能的理解，有助于解释与小脑功能障碍相关的一些神经精神症状及综合征的病理。下文我们总结了近年关于NCC和HCC解剖学上的研究。

三、新皮层小脑环路

（一）NCC下行通路

NCC的下行通路可分为近端和远端。近端起源于新皮层，投射到脑干特定核团，主要是脑桥基底核，也有一些投射到网状结构的某些神经元群，主要是脑桥被盖网状核。远端起源于上述的小脑前核团，投射到小脑皮层，见图3-2。

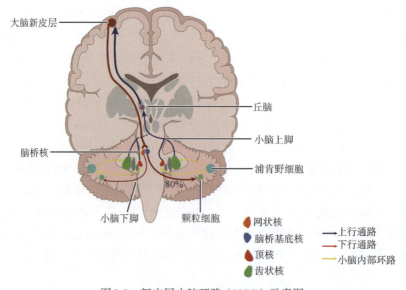

图3-2　新皮层小脑环路（NCC）示意图

1. NCC的下行通路近端投射　新皮层–脑桥神经元纤维起源于皮层Ⅴ层的锥体神经元。尽管最初的观点认为NCC只传导躯体运动信号，然而深入的研究发现投射到小脑的神经元集群不仅源于运动区域，也源于功能分离的广泛新皮层如前额叶，以及躯体感觉、视觉和听觉等区域（Henschke and Pakan，2020）。新皮层脑桥纤维穿过半卵圆中心、内囊、中脑，最后到达脑桥基底核，在那里与同侧脑桥基底核团的神经元形成单突触接触连接（Leergaard and Bjaalie，2007）。病毒示踪研究显示，初级感觉和运动皮层区域的投射大多终止于对侧小脑，而来自联合区向小脑的投射同向性较高（Çavdar et al.，2018）。

新皮层脑桥束可以根据脑叶和起源区域划分：前额脑桥纤维起源于初级运动区[BA（布罗德曼分区，Brodmann area）4]、运动前区（背外侧BA6）、辅助运动区（中央BA6）（Kelly and Strick，2003）、前额眼区（BA8）与前额叶区（BA9、10、46）；顶叶脑桥纤维起源于躯体感觉区（BA3、1、2），以及顶上小叶和顶下小叶的关联区域（BA5、7）；颞叶脑桥纤维起源于颞上沟和颞上回的上缘（BA22、21）及颞上皮层（BA41、42）；枕叶脑桥纤维主要起源于内侧和背外侧Prelunate回（BA19）。此外，边缘叶脑桥纤维可能起源于扣带回（膝前和膝部，BA25、33、24；胼胝体上回，BA32、31、24、23；脾旁区，BA23、30）和海马旁回（Schmahmann and Pandya，1993；Shook et al.，1990）。

2. 小脑前核团　小脑前核团是指在NCC中属于下行通路远端的脑干核团，主要包括脑桥基底核和脑桥被盖网状核。其中，脑桥基底核主要受感觉和联合区的神经支配。脑桥被盖网状核主要受运动或感觉运动区域的神经支配。

（1）脑桥基底核。脑桥基底核在脑桥两侧形成许多核柱，大小和形状各不相同，大部分延伸到脑桥腹侧（或基底），散布在白质的纵向和横向纤维束中。脑桥基底核的神经元通过位于延髓翼板（alar plate）背缘的菱唇（rhombic lip）向腹侧和向上迁移到达其最终目的地，迁移的神经元形成脑桥核，或在延髓腹内侧形成弓状核。这两个核团在功能上都与脑桥基底核相关，并参与相同的环路。

脑桥基底核和相关核团的主要传入神经纤维是新皮层脑桥纤维。在动物实验中采用束追踪和放射自显影技术研究表明，新皮层脑桥纤维的各种神经束根据特定的分布模式连接到脑桥基底核，并在脑桥基底核和新皮层的特定区域之间建立了拓扑对应关系。

根据脑桥基底核与新皮层的联系，脑桥基底核被分为三组。其中内侧核主要接受额桥纤维（来自前额叶区和前额眼区），以及来自初级运动区、前运动区和辅助运动区的神经纤维（Schmahmann et al.，2004）。此外，内侧核还通过前扣带回接受边缘叶投射纤维（Vilensky and van Hoesen，1981）。中间核（intermediate nuclei）主要从运动区接受额桥纤维（Schmahmann and Pandya，1995）。侧核（lateral nuclei）接受顶桥纤维、颞桥纤维、来自后扣带和海马旁回的边缘叶脑桥纤维及在颅骨侧的部分枕桥纤维（Schmahmann and Pandya，1993；Vilensky and Hoesen，1981）。

脑桥基底核中的主要神经元类型是大而多级的投射神经元，直接接受新皮层脑桥纤维，并产生脑桥小脑纤维。研究发现，新皮层至脑桥的纤维末端数量远大于脑桥基底核神经元的数量，这意味着新皮层的信号在经过脑桥基底核中继后，会发生一定程度的信号收敛（Mihailoff and McArdle，1981）。此外，被投射神经元接受来自四叠体、顶盖脑桥束（Burne et al.，1981）、红核、红核脑桥束（rubropontine tract）（Ugolini and Kuypers，

1986, Holstege and Tan, 1988）、锥体束及脑桥基底核中间神经元（约占脑桥基底核神经元的5%）的传入纤维，这似乎表明脑桥基底核不仅仅是一个下行通路的中继站，还是来自新皮层的精细信号的集中处理场所。

免疫组织化学研究表明新皮层脑桥纤维的末端表达谷氨酸或天冬氨酸，并在脑桥基底核投射神经元上产生兴奋性突触（Border，1991）。只有少数新皮层脑桥纤维表达γ-GABA或甘氨酸投射到中间神经元产生抑制性突触（Border et al.，1986）。在脑桥基底核神经元中可以检测到调节肽（如降钙素基因相关肽）（Bishop，1992）。

（2）小脑前网状核（precerebellar reticular nuclei，PRN）。PRN包括：脑桥被盖网状核，位于内侧脑桥网状结构中；旁正中网状核，在内侧延髓网状结构中；外侧网状核，在外侧延髓网状结构中；舌下神经周核，在后内侧延髓网状结构中。所有这些网状核都接收来自新皮层的传入并投射到小脑（Kawamura and Hashikawa，1981）。

3. NCC的下行通路远端段投射　远端段由从小脑前核到小脑的投射组成，包括脑桥小脑纤维和网状小脑纤维，它们以MF终止于小脑GC层中，其中脑桥小脑纤维是NCC远端部分的主要组成部分。大部分脑桥小脑纤维穿过桥脑基底核进入对侧小脑中脚，只有一部分（约20%）在同侧走行（Serapide et al.，2001）。脑桥小脑纤维在整个路径中显示出精确的空间排列。来自内侧脑桥基底核的纤维形成上束，在脑桥基底部和小脑中脚的上部走行；来自外侧脑桥基底核的纤维形成下束，在脑桥基底部和小脑中脚的下部走行；来自中间脑桥基底核团的纤维形成深束，并在脑桥基底部和小脑中脚的深部走行，被上束和下束覆盖（Brodal and Bjaalie，1997）。

来自弓状核和脑桥核的纤维通过不同的途径到达小脑。来自弓状核的纤维横向环绕延髓直至第四脑室底部，在此处与脑桥核的纤维会合，两者一起横向穿过脑室底形成髓纹（stria medullaris），最后进入对侧小脑下脚（Wingate，2001）。

网状小脑纤维以同侧投射为主。来自脑桥PRN的纤维束进入小脑中脚的深束，来自髓质PRN的纤维进入小脑下脚。进入小脑脚后，来自小脑前核团的神经纤维依次进入小脑白质中心区和白质辐射层，最后进入皮层。

4. 小脑与小脑核　大脑小脑或新小脑是小脑中接受脑桥小脑纤维的部分。这些纤维可分布于小脑的任何部位，除了小结和绒球。大脑小脑包括小叶Ⅰ～Ⅴ、Ⅵ、CrusⅠ、CrusⅡ、Ⅷ和Ⅸ。小脑可分为三个矢状区域：内侧对应蚓部，中间对应蚓旁区域，外侧对应小脑半球的外侧部分。

DCN包括顶核、球状核、栓状核和齿状核。皮层的内侧区域主要投射到顶核，皮层的中间区域主要投射到球状核和栓状核，皮层的外侧区域主要投射到齿状核。

齿状核是最大的小脑核，位于小脑半球髓质的中央。它是同侧皮层核投射纤维的主接受处，也是大脑小脑传出的主要起源处。在猴齿状核中，根据与小脑皮层的连接，可分为两个区域：头部，接受来自小脑皮层"运动"区域（即前叶，旁正中小叶）的皮层核投射纤维；尾部，接受来自"非运动"区域的皮层核投射（CrusⅠ区、CrusⅡ区和副绒球小叶）纤维。齿状核的神经元群主要由大小不一的多极神经元组成，投射到丘脑（上行通路的近端）、红核和下橄榄核。

齿状核的投射神经元接收来自浦肯野细胞的GABA能抑制性输入信号，但也接收来自桥小脑、网状小脑和橄榄核小脑纤维的谷氨酸能兴奋性输入及来自齿状核中间神经元的GABA能抑制性输入信号。大多数齿状核投射神经元是谷氨酸能兴奋性神经元，少数为胆碱能投射神经元与投射到下橄榄核的GABA能抑制性神经元。顶核、球状核和栓状核可能包含投射到脑干皮层下运动中心（即红核、前庭核、网状结构）并通过丘脑投射到运动皮层的神经元。

此外，Cicirata等（2005）通过示踪显影对小脑核团进行细分研究，发现大鼠小脑的脑桥基底核和脑桥被盖网状核在小脑核中有各自单独的投射终末区，重叠相对较少。脑桥基底核主要支配小脑外侧核团的外侧腹侧部分和后内侧核团的尾侧腹侧部分。脑桥被盖网状核主要支配外侧核团和前内侧核团的内侧部分。脑桥基底核和脑桥被盖网状核通过小脑核团中继，控制不同的脑区，可能发挥不同的功能作用。

（二）NCC上行通路

上行通路是NCC的返回段，小脑处理的信号通过上行通路回到新皮层。NCC上行通路的近端起源于小脑核并投射到一些丘脑核团，即小脑后核团；远端起源于小脑后核团并投射到新皮层。

1. NCC上行通路近端 近端段主要以齿状核丘脑纤维为代表。它们起源于齿状核的投射神经元，穿过小脑上脚延伸至中脑被盖交叉，终止于丘脑的小脑后核团。偶尔会有源自顶核、球状核和栓状核的纤维组成上行通路。齿状核发出的纤维经小脑上脚在被盖交叉后终于对侧的红核和丘脑。由红核发出的纤维经被盖前交叉后组成红核脊髓束。由丘脑发出的纤维至大脑皮层运动区。

2. 小脑后核团 小脑后核团是介于上行通路近端和远端段之间的丘脑核团。这些核团主要位于丘脑腹外侧，但有证据表明其他丘脑神经元群也可能属于小脑后核团。齿状核丘脑纤维的主要目的地是腹外侧核团的尾部和腹后外侧核的前部。

（1）丘脑腹外侧核。目前关于腹外侧核中齿状丘脑纤维分布的数据很少。对猴进行的顺行变性和放射自显影技术研究显示齿状核和腹外侧核区域之间存在一定程度的对应关系（Kalil，1981）。齿状核的背侧（运动区）和腹侧（非运动区）与丘脑腹外侧核之间存在相关对应的区域。球状核和栓状核的纤维投射分布类似于齿状核，而来自顶核的纤维分散分布在丘脑腹外侧核。丘脑腹外侧核的大多数神经元是大的多极神经元，接收来自齿状核丘脑纤维的谷氨酸能和胆碱能兴奋性输入信号并传递到新皮层。由此齿状核丘脑纤维和丘脑新皮层纤维形成从小脑延伸到新皮层的兴奋信号的前馈系统。局部GABA能中间神经元可以调节丘脑腹外侧核投射神经元的活性。

（2）其他丘脑小脑后核。许多研究证据表明，腹侧前核可能包含在丘脑小脑后核。一些非特异性丘脑核，如板内核群的中央核与束旁核已被观察到接受齿状核丘脑纤维并投射到新皮层（Ilinsky and Kultas-Ilinsky，1987）。

3. NCC上行通路远端 上行通路远端指丘脑皮层纤维，它们起源于丘脑小脑后核团向上投射，依次穿过内囊、半卵圆中心到达相关的新皮层区域。其中到达前额叶、运动和顶叶新皮层的纤维分别经过内囊前肢、膝部和后肢；到达颞叶与枕叶的纤维经过下豆状核和后豆状核；到达边缘叶的纤维穿过内囊前肢和后肢。丘脑皮层纤维主要终止于内颗粒层

（第Ⅳ层）的中间神经元。

通过逆行束追踪技术研究发现丘脑小脑后核团与新皮层区域之间存在着拓扑对应关系。丘脑腹外侧的腹侧区域主要与初级运动区、前运动和辅助运动区相连，在较小程度上与顶叶联合区相连；丘脑腹外侧的背侧区域主要与前额叶和边缘区域相连（Clower et al.，2001）。此外，丘脑板内核群可以投射到相关的顶叶和颞叶区域及前额叶和边缘区域（Ilinsky and Kultas-Ilinsky，1987）。

四、下丘脑小脑环路

包括灵长类动物在内的哺乳动物实验研究表明，第二种类型的大脑小脑环路，即HCC是一种反馈环路，小脑和下丘脑间存在双向连接。通过该环路，小脑实现对下丘脑功能的调控，见图3-3。

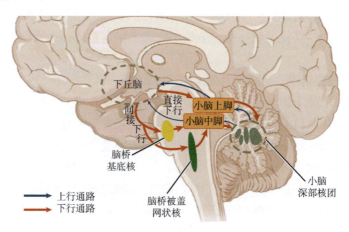

图3-3　下丘脑小脑环路（HCC）示意图

（一）HCC下行通路

HCC的下行通路包括以下丘脑小脑纤维为代表的直接通路，以及通过小脑前核团连接下丘脑和小脑的间接通路。

1. 下丘脑小脑纤维　通过凝集素－辣根过氧化物酶复合物的逆行和顺行追踪技术，发现下丘脑多个区域的神经元均可投射到小脑。下丘脑向小脑的投射是双侧投射，通过小脑上脚投射到小脑的下丘脑纤维来自外侧核、背内侧核、室旁核和下丘脑后核，在双侧下丘脑上述核团均发现有标记的神经元，但具有同侧优势（Dietrichs and Haines，1984）。

下丘脑小脑纤维下降到中脑被盖，主要通过同侧小脑上脚到达小脑，其发出的侧支可达所有小脑核，投射可以到达所有小脑叶的皮层。这可能是其与NCC的重要差异。

2. 其他下丘脑投射　间接HCC包括下丘脑脑桥小脑和下丘脑网状结构小脑通路。间接通路的下丘脑纤维起源与直接通路的下丘脑小脑纤维起源相同，但间接通路主要投射到同侧脑桥基底核。下丘脑网状纤维主要投射到脑桥被盖网状核（Allen and Hopkins，1990），再经由小脑中脚投射到小脑。

3. 小脑　如前所述，来自下丘脑的直接和间接投射可以到达小脑所有皮层。这些投射终止于所有皮层（GC层、PC层、分子层）并与多层纤维（multilayered fiber）形成突触（Panula et al.，1993），传入小脑核。免疫组织化学研究表明，下丘脑小脑纤维的末端以组胺作为化学神经递质。

（二）HCC上行通路

上行通路是HCC的返回分支，由小脑下丘脑纤维构成。顺行和逆行追踪技术揭示了源自小脑核的下丘脑投射，其中顶核的报道较为多见（Cavdar et al.，2001；Dietrichs and Haines，1984）。小脑下丘脑纤维进入小脑上脚，并在中脑被盖上升至下丘脑的视前核和外侧核。小脑–下丘脑连接通过小脑中脚到下丘脑后核、弓形核和腹内侧核（Çavdar et al.，2018）。通过小脑上脚和小脑中脚，下丘脑–小脑连接比小脑下丘脑连接更密集，小脑和下丘脑之间的连接通过小脑上脚比通过小脑中脚更突出（Romano et al.，2020）。下丘脑–小脑和小脑–下丘脑的连接都是双侧的，以同侧为主，小脑通过其广泛的连接参与下丘脑功能调控。

五、小　结

大脑小脑存在两种不同的环路，即NCC和HCC，小脑通过它们分别调控神经系统的两个主要整合中枢即新皮层和下丘脑的活动。其中，NCC环路可起源于额叶、颞叶、顶叶、枕叶及边缘系统，主要通过脑桥基底核和网状被盖脑桥核传入小脑，而传出神经元主要起源于小脑齿状核。NCC参与了许多新皮层区域的功能调节，包括运动功能与非运动功能。HCC在下丘脑的某些核和小脑区域之间建立双向连接。与NCC不同的是，小脑所有的核团似乎都参与HCC环路。HCC表明小脑参与了内脏功能的调节及本能和情绪行为。此外，NCC和HCC可能在功能上相互影响。

（石静萍　闫奕欣）

参 考 文 献

Allen GI，Tsukahara N. 1974. Cerebrocerebellar communication systems. Physiol Rev，54：957-1006.

Allen GV，Hopkins DA. 1990. Topography and synaptology of mamillary body projections to the mesencephalon and pons in the rat. J Comp Neurol，301：214-231.

Bishop GA. 1992.Calcitonin gene-related peptide in afferents to the cat's cerebellar cortex：distribution and origin. J Comp Neurol，322：201-212.

Border BG，Kosinski RJ，Azizi SA，et al. 1986. Certain basilar pontine afferent systems are GABA-ergic：combined HRP and immunocytochemical studies in the rat. Brain Res Bull，17：169-179.

Border BG，Mihailoff GA. 1991. Glutamate immunoreactivity in the rat basilar pons：light and electron microscopy reveals labeled boutons and cells of origin of afferent projections. Neuroscience，45（1）：47-61.

Brodal P，Bjaalie JG. 1997. Salient anatomic features of the cortico-ponto-cerebellar pathway. Prog Brain Res，114：227-249.

Buckner RL. 2013. The cerebellum and cognitive function：25 years of insight from anatomy and neuroimaging.

Neuron，80：807-815.

Burne RA，Azizi SA，Mihailoff GA，et al. 1981. The tectopontine projection the the rat with comments on visual pathways to the basilar pons. J Comp Neurol，202：287-307.

Cavdar S，Onat F，Aker R，et al. 2001. The afferent connections of the posterior hypothalamic nucleus in the rat using horseradish peroxidase. J Anat，198：463-472.

Çavdar S，Özgur M，Kuvvet Y，et al. 2018. The Cerebello-hypothalamic and hypothalamo-cerebellar pathways via superior and middle cerebellar peduncle in the rat. Cerebellum，17：517-524.

Cicirata F，Serapide MF，Parenti R，et al. 2005. The basilar pontine nuclei and the nucleus reticularis tegmenti pontis subserve distinct cerebrocerebellar pathways. Prog Brain Res，148：259-282.

Clower DM，West RA，Lynch JC，et al. 2001. The inferior parietal lobule is the target of output from the superior colliculus，hippocampus，and cerebellum. J Neurosci，21：6283-6291.

Dietrichs E，Haines DE. 1984. Demonstration of hypothalamo-cerebellar and cerebello-hypothalamic fibres in a prosimian primate（Galago crassicaudatus）. Anat Embryol（Berl），170：313-318.

Henschke JU，Pakan JM. 2020. Disynaptic cerebrocerebellar pathways originating from multiple functionally distinct cortical areas. Elife，9：e59148.

Holstege G，Tan J. 1988. Projections from the red nucleus and surrounding areas to the brainstem and spinal cord in the cat. An HRP and autoradiographical tracing study. Behav Brain Res，28：33-57.

Ilinsky IA，Kultas-Ilinsky K. 1987. Sagittal cytoarchitectonic maps of the Macaca mulatta thalamus with a revised nomenclature of the motor-related nuclei validated by observations on their connectivity. J Comp Neurol，262：331-364.

Kalil K. 1981. Projections of the cerebellar and dorsal column nuclei upon the thalamus of the rhesus monkey. J Comp Neurol，195：25-50.

Kawamura K，Hashikawa T. 1981. Projections from the pontine nuclei proper and reticular tegmental nucleus onto the cerebellar cortex in the cat. An autoradiographic study. J Comp Neurol，201：395-413.

Kelly RM，Strick PL. 2003. Cerebellar loops with motor cortex and prefrontal cortex of a nonhuman primate. J Neurosci，23：8432-8444.

Leergaard TB，Bjaalie JG. 2007. Topography of the complete corticopontine projection：from experiments to principal maps. Front Neurosci，1：211-223.

Mihailoff GA，McArdle CB. 1981. The cytoarchitecture，cytology，and synaptic organization of the basilar pontine nuclei in the rat. Ⅱ. Electron microscopic studies. J Comp Neurol，195：203-219.

Panula PH，Takagi N，Inagaki A，et al. 1993. Histamine-containing nerve fibers innervate human cerebellum. Neurosci Lett，160：53-56.

Romano VA，Reddington L，Cazzanelli S，et al. 2020. Functional convergence of autonomic and sensorimotor processing in the lateral cerebellum. Cell Rep，32：107867.

Schmahmann JD，Pandya DN. 1993. Prelunate，occipitotemporal，and parahippocampal projections to the basis pontis in rhesus monkey. J Comp Neurol，337：94-112.

Schmahmann JD，Pandya DN. 1995. Prefrontal cortex projections to the basilar pons in rhesus monkey：implications for the cerebellar contribution to higher function. Neurosci Lett，199：175-178.

Schmahmann JD，Rosene DL，Pandya DN. 2004. Motor projections to the basis pontis in rhesus monkey. J Comp Neurol，478：248-268.

Serapide MF，Panto MR，Parenti R，et al. 2001. Multiple zonal projections of the basilar pontine nuclei to the cerebellar cortex of the rat. J Comp Neurol，430：471-484.

Shook BL，Schlag-Rey M，Schlag J. et al. 1990. Primate supplementary eye field：I. Comparative aspects of mesencephalic and pontine connections. J Comp Neurol，301：618-642.

Ugolini G，Kuypers HG. 1986. Collaterals of corticospinal and pyramidal fibres to the pontine grey demonstrated by a new application of the fluorescent fibre labelling technique. Brain Res，365：211-227.

Vilensky JA，Van Hoesen GW. 1981. Corticopontine projections from the cingulate cortex in the rhesus monkey. Brain Res，205：391-395.

Wingate RJ. 2001. The rhombic lip and early cerebellar development. Curr Opin Neurobiol，11：82-88.

第二节　小 脑 储 备

早在20年前，Stern（2017）就提出了储备假说，用以描述个体对衰老和病理损伤的易感性差异。在达到临床症状出现的阈值之前，通过储备可以简单地耐受多种损伤，即通过使用预先存在的认知加工策略或利用补偿策略来积极应对脑损伤，进而发挥它在病理和临床结果之间的调节作用。这一概念也可以追溯到一个多世纪以前Holmes的经典临床专著（Holmes，1917）。而在病理性变化中，小脑也具有内在的自我补偿和恢复能力，这些能力被定义为小脑储备。自我修复是小脑系统的突出特点，它可以迅速对神经退行性疾病等做出反应。根据损伤的病因，小脑储备可分为两种类型：一种是在出现急性局灶性损害时，未受损伤的结构支配的小脑区域会补偿受损伤小脑失去的功能，这种储备被称为小脑结构储备。另一种是在广泛和进行性病变导致小脑神经元死亡的情况下，受影响的小脑区域本身就可以补充丧失的功能，这种储备被称为功能性小脑储备（Mitoma et al.，2021）。

人类小脑皮层结构复杂，小脑表面比大脑皮层折叠得更紧密，其近80%的皮层与大脑皮层广泛相连。根据小脑的结构和密集的神经元网络，Mitoma 提出可能存在有助于补偿小脑损伤的"小脑认知储备"。目前的观点认为，小脑是认知神经环路中的重要节点。Schmahmann等提出小脑损害可导致小脑的认知情感综合征（CCAS），该综合征以执行功能障碍、空间认知障碍、语言缺陷和人格改变为特征。Schmahmann等研究发现急性小脑病变患者数周到9个月内，在语言和记忆、词汇获取、视空间推理、复杂问题解决和叙事写作方面等都有所改善（Chen et al.，2020），这项临床研究揭示了小脑在认知功能领域的储备。

一、小脑储备的生理学机制

（一）小脑的神经投射环路

根据形态结构和功能，小脑可细分为小叶Ⅰ～Ⅴ（属于前叶），Ⅵ、Crus Ⅰ、Crus Ⅱ、ⅦB、ⅧA、ⅧB、Ⅸ（属于后叶），Ⅹ（绒球小结叶），共13个功能小叶，它们之间的裂延伸到小脑的特定深度，使每个小叶都发育成独特的形状。研究表明，小脑前叶主要参与运动调控，绒球小结叶参与前庭功能调控，而小脑后叶主要参与语言、工作记忆、空间定位、注意、情绪和社交等非运动功能调控（Van Dun et al.，2018）。小脑参与认知功能可能通过与大脑不同脑区建立广泛的神经环路来实现。目前已有的研究结果证实可能存在两类大脑小脑环路，一类是涉及新皮层的NCC，另一类则是由下丘脑主导的HCC。NCC的下行通路由新皮层发起的神经纤维组成，其中下行通路通过脑桥基底核进入小脑；而上行通路由DCN发出，在中脑交叉后经过对侧红核到达对侧丘脑，最后投射到大脑皮层的相关脑区。最近有研究发现小脑向对侧大脑皮层也有部分投射。HCC的下行通路起源于下丘脑并延伸向小脑，上行通路则反之。除此之外，小脑中还可能存在其他未被发现的环路，这些都赋予了小脑全新的储备潜力（De Zeeuw et al., 2021）。

（二）内部预测模型

目前研究认为，小脑通过与大脑连接的众多神经环路来调控大脑的高级认知过程。然而对于这种调控机制尚缺乏统一的模型，证据趋向于认为"内部模型"是最有效的小脑功能调控模型（Mitoma et al., 2020）。这种模型认为小脑可能存在克服反馈信号延迟的神经机制，对运动学习和认知功能可以进行预测性计算，从而控制认知行为。目前研究认为该模型有两种类型：前向模型和逆向模型（Kawato et al., 1987）。其中内部前向模型通过当前状态来预测计算下一阶段状态，而内部逆向模型通过结果来逆向推测输入的状态。越来越多的研究证实内部前向模型是小脑中最主要的调控神经功能的模式。例如，Tanaka等（2019）通过最近的研究观察到MF输入到小脑半球部分的活动转化为齿状核的输出，并且这种输出可以对MF在不久的活动做出预测。值得注意的是，Marr-Albus-Ito理论证实这种具有预测性质的内部模型是通过精细的运动学习过程获得的（Ito，2006）。基于这样的学习过程，小脑的任何部位损伤都可能导致内部模型的更新或重组，从而发挥对认知的保护作用。因此，内部模型的更新是小脑储备恢复的一个重要过程（Tanaka et al., 2020）。尽管仍有争议，但目前的观点认为突触可塑性是小脑损伤后内部模型更新的基础，另一个涉及内部模型更新的关键神经机制是冗余信息的重组处理。

（三）冗余信息的重组处理

小脑在其漫长的发育史中一直是中枢神经系统中独特的枢纽，它可以容纳并整合来自几乎整个大脑的传入与传出信息。传入信息通过小脑内部的神经元网络进行处理和整合，这成为小脑储备不可或缺的神经基础（Gelfo and petrosini，2022）。作为神经环路最重要的一部分，成熟的小脑皮层具有典型的"分层式"结构，包括最外层的分子层，最内层的GC层，以及两层之间由单层PC组成的PC层。PC作为小脑皮层唯一的输出，自身具有两种前馈性兴奋输入：一种起源于小脑前核的MF，经由GC和PF到达PC树突；另一种是PC直接通过下橄榄核（inferior olivary nucleus，IO）的投射接收来自CF的输入，最终所有信息都通过PC投射向小脑核团（cerebellar nucleus，CN）（图3-4）。

值得注意的是，小脑的感觉和运动主要通过MF传入，其中每个GC平均接收来自约4条MF的兴奋性突触输入（Ishikawa et al., 2015），由此可见投射在小脑皮层不同区域的输入具有高度发散性（Sendhilnathan et al., 2020）。所有这些共同组建成一个个复杂的神经网格（Tanaka et al., 2019），这种相互连接的小脑神经网格被称为微区（Apps et al., 2018），类似晶格状排列的微区是小脑最基本的功能单元（图3-5）。

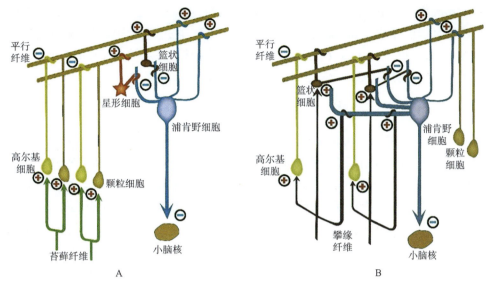

图3-4 微区内MF-PC（A）和微区CF-PC（B）

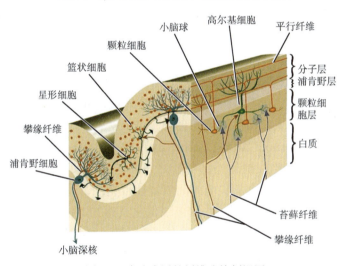

图3-5 小脑皮层的纤维连接剖视图

　　Richard认为小脑皮层的局部神经环路具有极好的同质性，这有助于提高小脑的信息处理效率（Apps and Hawkes，2009）。基于这种结构，当部分微区损坏或丧失时，其他相同功能的微区可以代偿受损区域的功能，进而保证神经网络的连通性。如果有强大的小脑储备，相邻的和未受影响的神经通路可能被代替使用，允许认知功能继续发挥作用，这也是小脑局部神经网络的代偿机制之一。此外，衰老导致的小脑功能受损可能通过增加额叶活动来补偿，从而优化患者受损脑区的处理速度（Arleo et al.，2023）。此外，小脑多个微区能够选择性地激活和利用特定的信息处理路径（Guo et al.，2016），以适应不同的任务和环境需求。Ishikawa等（2015）经过膜片钳法记录大鼠小脑GC对听觉、视觉和体感刺激的反应，提出在小脑皮层中，多模态感觉输入被整合，以这些输入的组合为基础可产生新输出。生理学证据证明小脑输出可以预测小脑输入，如齿状核细胞的活动对MF的活动有一定的预测作用。小脑运动、认知调控这些功能的基础都是通过形成一个内部前向模型来适应小脑环境的变化（Tanaka et al.，2020）。因此，在短时间内调动小脑储备来代偿受损的神经结构，对小脑皮层起点MF和CF独立的冗余输入是必要的（Kakei et al.，2018），这也暗示小脑储备对于小脑神经元微区冗余信息处理模式的依赖。

（四）多种形式的突触可塑性

突触可塑性的概念于1949年首次提出。在神经系统发育、程序性记忆形成过程中，小脑皮层的不同部位诱导了多种形式的突触可塑性，这种突触可塑性可能是认知学习的基础（Mizusawa and Kakei，2021）。单个神经元的兴奋性可通过新的突触连接或修剪现有的突触连接来调节。最为常见的突触可塑性形式包括长时程增强（long-term potentiation，LTP）和长时程抑制（long-term depression，LTD）。为了使调节的过程稳定，小脑通常通过LTD诱导使得突触后电位大幅降低，突触效能大幅减弱，减慢细胞驱动速率的作用，进而扩大学习范围，反馈缺失微区的传递功能。LTP同样参与了运动学习（Zheng and Raman，2010），不同于LTD，LTP需要更多的钙信号和更高频率的诱导调动。由LTP和LTD导致的重复和持续的协同活动增加了相互连接神经元群体之间的连接强度（Suvrathan and Raymond，2018），这可能作为增强小脑储备的一种手段，但其中具体的联系依然需要大量实验探究。

突触的可塑性除了可以在单个神经元之间发生，也可以在整个神经网络之间发生，从而实现神经系统对不同环境和需求的适应性。具体来说，如在中间神经元和PC上形成的PF突触的LTD，它们短时或长期作用可能会改变小脑皮层PC的整体输出信号，从而改善小脑局部的神经环路（Hirano，2018a；Ishikawa et al.，2015b）。这是最广泛的一种可塑性类型，也是突触变化与需要控制的外部功能之间最紧密的联系（Hirano，2018b）。在小脑中，MF和GC之间也存在双向的尖峰时间依赖性可塑性，通过调整MF到GC的突触传递效能和调节GC到MF的抑制作用，小脑可以优化其感知、控制和协调功能，以适应不同条件下的运动要求。除此之外，小脑内的多种神经元，如星形细胞（stellate cell，SC）、篮状细胞（basket cell，BC）等也参与了突触可塑性的变化（Ishikawa et al.，2014）。小脑功能的实验表明，多种形式的突触可塑性似乎对小脑储备的各个方面都有贡献。

综上所述，大脑和外周的多模态输入通过分布广泛的小脑皮层突触的多种可塑性变化被整合，从而导致内部模型的优化。这种微区的信息冗余输入和突触可塑性机制赋予了小脑对缺陷惊人的抵抗力。尽管已经取得了部分实质性的进展，但小脑储备的机制远比之前认为的复杂，仍待进一步研究。

二、小脑储备的提升

对小脑储备机制的研究发现，神经系统通过无数个神经元之间的协同合作实现信息处理、传递功能，这说明小脑储备不是刚性的或固定的，而是通过改善和加强神经元之间的联系，促进局部神经网络的改善，以达到提升小脑储备的作用（Chen et al.，2022）。

无创小脑刺激（non-invasive cerebellar stimulation，NICS）被认为是目前最有前景

的神经调节疗法，由于小脑功能和解剖上的连通性，调节小脑兴奋性可以影响中枢神经系统其他部位的神经可塑性变化（Dun，2017）。NICS主要包括TMS和tES，而tES又包括tDCS和经颅交流电刺激（transcranial alternating current stimulation，tACS）。TMS通过不同频率的脉冲电流激发不同强度的感应磁场，进而在脑部产生对应的感应电流来产生动作电位，诱发小脑功能的长期变化。而tES则是通过电极在小脑上连续输送弱电流来达成相同的目的，但tES仅可调节神经元的兴奋性，不足以诱导动作电位（Manto et al.，2021）。Yao等（2023）通过对小脑Crus Ⅱ区分别进行5 Hz和20 Hz的rTMS后，发现都可增强额叶的兴奋反应，对脑网络的局部和全局效率有显著影响。由此可以推测小脑TMS可能通过增强认知环路的代偿作用进而改善认知。Wang等的几项研究表明，在72名小脑性共济失调患者的治疗中，小脑tDCS具有积极作用（Manto，2023）。与对照组相比，tDCS干预的患者共济失调水平平均改善26.1%，但同组患者间的改善水平相差巨大，这极可能是由小脑储备严重受损的患者与小脑储备相对正常患者的异质性导致的，尽管小脑具有多种可塑性机制，其结构组织本质上包含大量冗余，但这种冗余可以被耗尽（Van Dun et al.，2022），成功应用NICS必须保留一定的小脑储备。目前由于患者间的异质性和小脑疾病的复杂性，对其治疗参数及部位尚无定论，需要更多的研究来证实以完善其应用。除此之外，一些新兴的刺激方法如光遗传学、近红外光及经颅超声刺激等也在文献中被提及（Miterko et al.，2019）。使用神经成像工具，如结构磁共振成像（structure MRI，sMRI）、fMRI和DTI可以对小脑储备的形态学和功能进行评估，然而目前仍需要系统的、确定有效的形态学和功能学工具，以准确量化小脑认知储备（Manto，2023；Manto et al.，2021）。

另外一种可行的神经调节方式为神经移植，其主要采用移植细胞来替代受损的脑区，通过营养支持和增强可塑性来挽救存活细胞的变性并促进小脑代偿与自我恢复（Mitoma et al.，2019）。神经移植是一个充满希望的领域，但由于特定的、复杂的细胞间联系，移植过程很困难（Cendelin et al.，2019），故仍存在争议，还需未来的研究进一步探索。

目前的观点认为，小脑是一个可塑性很强的脑区，它会对每一次经历做出结构和功能重组。暴露于复杂的环境可促进小脑的代偿，发展小脑储备能力，对个体的运动、认知等功能产生积极影响（De Bartolo et al.，2015）。大量的动物模型研究为这一观点提供了强有力的证据。例如，Cutuli等（2011）发现在半小脑切除术之前和之后将动物置于复杂的环境中可以补偿小脑缺陷产生的不良后果。Angelucci等发现暴露于多维的复杂环境中，健康大鼠的小脑中脑源性神经营养因子和神经生长因子表达增加（Begni et al.，2017）。Gelfo（2019）和Kim等（2019）报道成年大鼠小脑半球PC的棘突密度和大小相较于幼年期显著增加。局部突触的加强和可塑性重组可以优化预先存在的小脑网络，进而提高认知储备，并且这种作用被证实是持久的，但其有效的持续时间尚未确定。此外，有研究表明，小脑储备也可能在暴露于单维环境刺激（如长时间的运动训练）后得到发展（Sachdev，2022；Song et al.，2022）。Mitoma和Mant（2016）报道预防性运动训练可以减轻共济失调症状，机制涉及运动可以通过保护小脑环路、增加神经元和突触可塑性来促进PC存活，进而改善临床症状。生活方式的改变和干预措施也可能有助于延缓与年龄相关的认知能力下降或痴呆症（Paillard et al.，2015），提升小脑认知储备。

三、小脑储备在疾病干预中的应用

小脑储备可能为一些脑部疾病的治疗和康复提供新的靶标，具有较高小脑储备的人往往在不同的病理情况下都有较好的临床转归（Steffener and Stern，2012）。通过调动小脑神经网络的潜在可塑性和适应性，可以促进小脑环路的修复与重构，从而改善患者的临床症状和生活质量。在弥漫性和进行性小脑损伤如免疫介导小脑性共济失调、代谢性共济失调和小脑性共济失调患者中，可以注意到小脑性共济失调运动症状的恢复，参与恢复过程的神经结构不仅涉及无损伤的脑区，也发生在病变的脑区。这项发现说明，通过结构重组，受影响区域本身就有可能补偿小脑的损害（Van Dun et al.，2018a，b）。这与Schmahmann等提出的假设一致，即小脑病变患者小脑功能的丧失是可以代偿的。小脑代偿性重组的应用并非仅局限于小脑疾病，小脑还可通过NCC参与对大脑运动和认知相关网络进行整合与调节，并且增强对特定神经退行性疾病的抵抗力，改善神经功能的连通性。例如，Yao等（2022）报道对阿尔茨海默病早期患者进行连续4周（共20次）双侧小脑Crus区5Hz的rTMS治疗，可显著改善阿尔茨海默病患者的多种认知功能，增强小脑与双侧前额叶间的功能连接。Mitoma等（2018）认为"时间就是小脑"，在一定程度上强调了早期小脑调控与干预时机的重要性。在自然病程中，小脑储备会随着病情的发展而逐渐丧失，应尽量在疾病早期可恢复的阶段进行干预治疗，此时期小脑储备仍然充足，患者可以从干预中获得更多益处。如果在疾病进展的某个阶段，小脑储备受到严重影响甚至完全丧失，此时可能就错过了最佳治疗时机（Reiter et al.，2022）。

四、小　结

近年对认知储备选择性位点的研究逐渐由大脑转向小脑，从各种研究中发现，小脑中广泛存在突触可塑性及对冗余信息的重组传递能力，这揭示了它在特殊阶段适应环境的能力。即使患有脑病，个体也能够有效地适应环境，接触复杂的环境刺激、运动和认知训练有助于提升小脑储备，非侵入性小脑刺激也是提升小脑储备、治疗脑部病变的有效方法。进一步完善量化小脑储备的形态学和功能学工具，可以评估小脑损伤治疗方案的有效性。小脑储备的提升为小脑乃至全脑疾病患者提供了新的治疗策略。

（石静萍　杨舒媛）

参 考 文 献

Apps R，Hawkes R. 2009. Cerebellar cortical organization: a one-map hypothesis. Nature Reviews Neuroscience, 10: 670-681.

Apps R，Hawkes R，Aoki S，et al. 2018. Cerebellar modules and their role as operational cerebellar processing units. The Cerebellum, 17: 654-682.

Arleo A，Bareš M，Bernard JA，et al. 2023. Consensus paper: cerebellum and ageing. The Cerebellum, 23(2): 802-832.

Begni V，Riva MA，Cattaneo A. 2017. Cellular and molecular mechanisms of the brain-derived neurotrophic factor in physiological and pathological conditions. Clinical Science，131：123-138.

Cendelin J，Buffo A，Hirai H，et al. 2019. Task force paper on cerebellar transplantation：are we ready to treat cerebellar disorders with cell therapy? The Cerebellum，18：575-592.

Chen X，Du Y，Broussard GJ，et al. 2022. Transcriptomic mapping uncovers Purkinje neuron plasticity driving learning. Nature，605：722-727.

Chen Y，Landin-Romero R，Kumfor F，et al. 2020. Cerebellar structural connectivity and contributions to cognition in frontotemporal dementias. Cortex，129：57-67.

Cutuli D，Rossi S，Burello L，et al. 2011. Before or after does it matter? Different protocols of environmental enrichment differently influence motor，synaptic and structural deficits of cerebellar origin. Neurobiology of Disease，42：9-20.

De Bartolo P，Florenzano F，Burello L，et al. 2015. Activity-dependent structural plasticity of Purkinje cell spines in cerebellar vermis and hemisphere. Brain Structure and Function，220：2895-2904.

De Zeeuw CI，Lisberger SG，Raymond JL. 2021. Diversity and dynamism in the cerebellum. Nature Neuroscience，24：160-167.

Dun K. 2017. Targeting the cerebellum by noninvasive neurostimulation：a review. Cerebellum，16（3）：695-741.

Gelfo F，Petrosini L. 2022. Is it possible to develop a cerebellar reserve? Neural Regeneration Research，17：994.

Gelfo F. 2019. Does experience enhance cognitive flexibility? an overview of the evidence provided by the environmental enrichment studies. Frontiers in Behavioral Neuroscience，13：150.

Guo CC，Tan R，Hodges JR，et al. 2016. Network-selective vulnerability of the human cerebellum to Alzheimer's disease and frontotemporal dementia. Brain，139：1527-1538.

Hirano T. 2018a. Purkinje neurons：development，morphology，and function. The Cerebellum，17：699-700.

Hirano T. 2018b. Regulation and interaction of multiple types of synaptic plasticity in a Purkinje neuron and their contribution to motor learning. The Cerebellum，17：756-765.

Holmes G. 1917. The symptoms of acute cerebellar injuries due to gunshot injuries. Brain，40：461-535.

Ishikawa T，Shimuta M，Häusser M. 2015. Multimodal sensory integration in single cerebellar granule cells in vivo. eLife，4：e12916.

Ishikawa T，Tomatsu S，Tsunoda Y，et al. 2014. Releasing dentate nucleus cells from Purkinje cell inhibition generates output from the cerebrocerebellum. PLoS One，9：e108774.

Ito M. 2006. Cerebellar circuitry as a neuronal machine. Progress in Neurobiology，78：272-303.

Kakei S，Ishikawa T，Lee J，et al. 2018. Physiological and morphological principles underpinning recruitment of the cerebellar reserve. CNS & Neurological Disorders-Drug Targets，17：184-192.

Kawato M，Furukawa K，Suzuki R. 1987. A hierarchical neural-network model for control and learning of voluntary movement. Biological Cybernetics，57：169-185.

Kim H，Oh S，Lee SH，et al. 2019. Different types of multiple‐synapse boutons in the cerebellar cortex between physically enriched and ataxic mutant mice. Microscopy Research and Technique，82：25-32.

Manto M，Kakei S，Mitoma H. 2021. The critical need to develop tools assessing cerebellar reserve for the delivery and assessment of non-invasive cerebellar stimulation. Cerebellum & Ataxias，8：2.

Manto M. 2023. Neuromodulation of the cerebellum：the importance of the assessment of the cerebellar reserve. Journal of Neurology，270：1774-1775.

Miterko LN，Baker KB，Beckinghausen J，et al. 2019. Consensus paper：experimental neurostimulation of the cerebellum. The Cerebellum，18：1064-1097.

Mitoma H，Buffo A，Gelfo F，et al. 2020. Consensus paper. Cerebellar reserve：from cerebellar physiology to cerebellar disorders. The Cerebellum，19：131-153.

Mitoma H，Kakei S，Yamaguchi K，et al. 2021. Physiology of cerebellar reserve：redundancy and plasticity of a modular machine. International Journal of Molecular Sciences，22：4777.

Mitoma H，Manto M，Gandini J. 2019. Recent advances in the treatment of cerebellar disorders. Brain Sciences，10：11.

Mitoma H，Manto M，Hampe CS. 2018. Time is cerebellum. The Cerebellum，17：387-391.

Mitoma H，Manto M. 2016. The physiological basis of therapies for cerebellar ataxias. Therapeutic Advances in Neurological Disorders，9：396-413.

Mizusawa H，Kakei S. 2021. Cerebellum as a CNS Hub. Cham：Springer International Publishing.

Paillard T，Rolland Y，De Souto Barreto P. 2015. Protective effects of physical exercise in Alzheimer's disease and Parkinson's disease：a narrative review. Journal of Clinical Neurology，11：212.

Reiter K，Butts AM，Janecek JK，et al. 2022. Relationship between cognitive reserve，brain volume，and neuropsychological performance in amnestic and nonamnestic MCI. Aging，Neuropsychology，and Cognition，1-17.

Sachdev PS. 2022. Social health，social reserve and dementia. Current Opinion in Psychiatry，35：111-117.

Sendhilnathan N，Semework M，Goldberg ME，et al. 2020. Neural correlates of reinforcement learning in mid-lateral cerebellum. Neuron，106：188-198.

Song S，Stern Y，Gu Y. 2022. Modifiable lifestyle factors and cognitive reserve：a systematic review of current evidence. Ageing Research Reviews，74：101551.

Steffener J，Stern Y. 2012. Exploring the neural basis of cognitive reserve in aging. Biochimica et Biophysica Acta（BBA）-Molecular Basis of Disease，1822：467-473.

Stern Y. 2017. An approach to studying the neural correlates of reserve. Brain Imaging and Behavior，11：410-416.

Suvrathan A，Raymond JL. 2018. Depressed by learning：heterogeneity of the plasticity rules at parallel fiber synapses onto purkinje cells. The Cerebellum，17：747-755.

Tanaka H，Ishikawa T，Kakei S. 2019. Neural evidence of the cerebellum as a state predictor. The Cerebellum，18：349-371.

Tanaka H，Ishikawa T，Lee J，et al. 2020. The cerebro-cerebellum as a locus of forward model：a review. Frontiers in Systems Neuroscience，14：19.

Van Dun K，Manto M，Meesen R. 2022. Cerebellum and Neurorehabilitation in Emotion with a Focus on Neuromodulation//Adamaszek M，Manto M，Schutter DJLG. The Emotional Cerebellum. Cham：Springer International Publishing：285-299.

Van Dun K，Mitoma H，Manto M. 2018a. Cerebellar cortex as a therapeutic target for neurostimulation. The Cerebellum，17：777-787.

Van Dun K，Overwalle FV，Manto M，et al. 2018b. Cognitive impact of cerebellar damage：is there a future for cognitive rehabilitation? CNS & Neurological Disorders-Drug Targets，17：199-206.

Wagner MJ，Luo L. 2020. Neocortex-cerebellum circuits for cognitive processing. Trends in Neurosciences，43：42-54.

Yao J，Song B，Shi J，et al. 2023. Effects of repetitive transcranial magnetic stimulation at the cerebellum on working memory. Brain Sciences，13：1158.

Yao Q，Tang F，Wang Y，et al. 2022. Effect of cerebellum stimulation on cognitive recovery in patients with Alzheimer disease：a randomized clinical trial. Brain Stimul，15：910-920.

Zheng N，Raman IM. 2010. Synaptic inhibition，excitation，and plasticity in neurons of the cerebellar nuclei. The Cerebellum，9：56-66.

第三节 小脑监督学习与自适应

小脑是整合和处理运动及感觉信息的关键中心，整合来自外围的感觉信息以指导运动和平衡（Sathyanesan et al.，2019）。随着对小脑解剖生理等研究的深入，小脑被认识到在运动学习、多模态感觉统合、认知、情感和社会行为中有重要贡献（Rudolph et al.，2023；Sathyanesan et al.，2019），这些功能涉及小脑特定脑区与大脑相应环路间复杂的相互作用。例如，在运动学习过程中，皮层–小脑–基底神经节环路相互依赖以支持有效的运动学习（Caligiore et al.，2019），其中大脑皮层在多巴胺帮助下实现无监督学习，小脑是基于错误的监督学习规则来完善运动，而基底神经节参与强化学习。基底神经节–丘脑–皮层系统学习如何调节皮层区域内运动模式的选择和启动；而小脑–丘脑–皮层环路则学习如何完善该模式，作为一个旁路，补偿来自大脑皮层的粗糙或不完整的命令，以产生准确的运动，从而支持快速自信的行为。有监督学习和无监督学习之间的主要区别在于前者连接强度不受突触后神经元活动本身的影响，而是基于期望模式与网络当前输出之间的误差，指导网络学习产生期望输出，学习过程以误差最小化为基础（Hull，2020）。与指导性信号同时活跃的可改变突触被增强，即LTP；也可以被减弱，即LTD。总的来说，监督网络可接收关于其网络性能的反馈信号，通过比较网络的响应与期望响应来计算指导性信号（Raymond and Medina，2018），并以此来调整自适应处理器的内部参数。这种指导性信号是可以习得的，一旦建立，它将在没有指导信号活动的情况下由网络执行。

一、监督学习网络的基本特征

（一）监督学习网络的核心要素

无论是人工神经网络还是生物神经网络，监督学习的基本架构都包括三个核心元素。第一个元素是自适应处理器。为了学习如何从其每个输入中产生适当的响应，执行输入–输出转换的网络必须具有可以自适应调整的内部参数。这是通过调整人工神经网络中的连接权值或通过调整突触强度、神经元的可塑性及其他一些特性得以实现。第二个元素是输入信息的预处理。在输入信号被传递到监督学习系统的自适应处理器之前，常需要对原始信号进行转换。在人工神经网络中，寻找输入数据合适表示的过程被称为特征工程，这是决定算法成败的关键步骤。指导性信号构成第三个元素，监督学习网络接收其性能的相关反馈信号，并利用这些指示信号来调整自适应处理器的内部参数（Raymond and Medina，2018）。

（二）小脑监督学习网络的基本组成

小脑是一个与多个大脑区域紧密相连的神经中枢，在运动、感觉和认知功能的自适应控制中发挥着关键作用（Sokolov et al.，2017）。小脑是大脑的学习机器。借助与大脑皮层的大多数区域及皮层下结构的相互联系和神经网络的支持，小脑起着监督学习计算的通用神经环路作用，根据它接收到的特定输入信息来协助不同功能的实施。小脑网络显示出长期的突触可塑性，这表明依赖经验的适应和学习过程也是小脑功能的一个显著特征。这种适应能力是当前许多小脑功能理论的关键特征。

1. 小脑监督和计算的基本功能架构 小脑是一个支持许多运动、感觉和认知功能的脑区域，它相对简单和统一的结构促进了对监督学习基础计算的分析。研究表明小脑使用以下组织原则实现监督学习：输入表示的广泛预处理［即特征工程（feature engineering）］；大规模循环电路架构；线性输入输出计算；可以调节和预测的复杂指导性信号；具有多时间尺度的可塑性自适应机制及任务特定的硬件专门化。

（1）输入信息的预处理。在小脑中，小脑的输入层通过将其接收到的MF信号转换为适合监督学习的GC兴奋信号来执行特征工程（Raymond and Medina，2018）。GC接收到初始信息后，对MF输入信息的处理大幅扩展了编码空间，这可以支持模式分离（pattern separation）和时间基集（temporal basis sets）生成等特征工程功能。早期的理论认为GC的高度分散结构非常适合进行模式分离，这种模式分离指的是苔藓细胞可能通过局部反馈选择性地激活一部分GC以扩增输出信息，并使其余GC保持沉默，继而转化为线性可分离的表征（Senzai and Buzsáki，2017）。较低水平的稀疏度可以提高网络概括其学习内容的能力而不损害模式分离（Raymond and Medina，2018）。此外，模式分离为预测GC反应提供了一个丰富的时间基础。如果不同的GC在条件刺激开始后的不同时间活跃，那么可塑性可以通过调整在"正确"时间活跃的PF-PC突触的强度来产生适时的反应。在电鱼的类小脑环路中，描述了基于小脑GC层架构的网络模型的时间基集（Kennedy et al.，2014），不同的细胞在不同的时间做出反应，这些反应在行为相关的时间间隔内相当均匀地分布。小脑运动学习通过稀疏代码得到增强，该代码同时最大化MF和GC之间的信息传递，最大限度地减少GC放电之间的冗余，并以自适应分辨率重新编码MF输入，以便与错误相对应的输入被精细编码（Litwin-Kumar et al.，2017；Cayco-Gajic et al.，2017）。在监督学习中，"指导性"信号驱动突触效能变化，寻求适当的输入–输出活动转换函数。小脑皮层GC层的突触可塑性可以使其在MF输入的预处理过程中实现自适应特征学习，这在某种意义上反映了动态表征的可塑性（Litwin-Kumar et al.，2017）。但小脑GC层处理输入信息及完成模式分离的原理和调节机制还需进一步探讨。

（2）小脑的自适应。运动学习主要包括依赖使用的运动学习、指导性运动学习、强化运动学习及感觉运动适应的运动学习策略4种机制（Leech et al.，2022）。小脑在感觉运动适应中的主要作用之一是利用自身存储的信息和适应的内部模型来预测运动命令的感官后果（sensory consequence）（Spaeth et al.，2022）。通过计算实际的感官后果，小脑网络估计预测误差，然后使用预测误差来调整正在进行的运动序列和内部模型（Wolpert et al.，1998）。事实上，许多研究表明，小脑可以学习和存储复杂的适应行为，如在分带跑步机（split belt treadmill）上行走。适应性行为依赖于可以灵活调整的神经机制。多数观点认为小脑适应性与错误驱动的运动学习及涉及的检测和纠正运动错误有关（Herzfeld et al.，2020）。Marr、Albus和Fujita完善了小脑功能理论，并提出了小脑皮层微环路的自适应滤波模型（图3-6）。Ito等发现，在MF或PF与CF联合刺激后，PF-PC突触的长时程抑制具有可塑性。

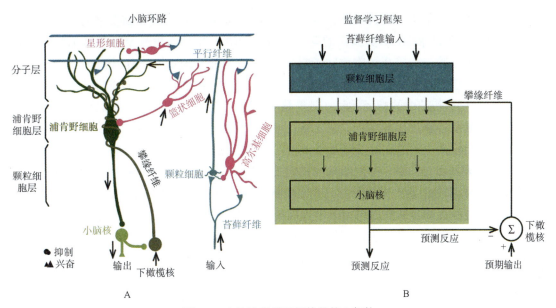

图3-6　小脑监督学习网络的核心架构

A. 小脑中的主要细胞类型和神经元连接。对小脑皮层的输入是兴奋性的，但对细胞核和下橄榄核的输出是抑制性的。B. 基于小脑结构的基于错误的监督学习框架。在每个细胞层都会进行计算。例如，MF→高尔基细胞→GC可以调节GC的活性。GC层执行输入预处理；浦肯野细胞和分子层中间神经元进行输入输出转换；CF发送错误信号进行学习〔引自：Zang Y，De Schutter E. 2023. Recent data on the cerebellum require new models and theories. Curr Opin Neurobiol，82：102765.〕

在小脑环路中，自适应滤波器构成成分体现为MF主导滤波器的信息输入，被PF转化成有效信息，随后通过PF与浦肯野纤维之间的突触对信息进行重新组合，最后作为小脑唯一输出成分的PC将信息传递出去并且通过CF活动产生的指导性或错误信号来负反馈调整PF-PC连接的强度（Herzfeld et al.，2020）。

在这个过程中，错误电位信号对监督学习起着关键作用，它们是指导自适应处理器中适当调整的指导信号（Herzfeld et al.，2018）。用Sejnowski提出的协方差学习规则来看，与错误信号正相关的输入信号的权重会降低，而与错误信号负相关的信号的权重会增加。因为减少与错误信号相关的输入信号的影响将减少错误本身。在许多机器学习应用中，错误电位信号可精确地为一组训练输入指定期望的网络输出。相比机器学习，在小脑和其他生物网络中，可用于指导监督学习的错误信号往往更间接和更延迟，也比之前认为的要丰富得多。

此外，PC的输出也可以携带关于所需学习的信息（Popa et al.，2016）。在训练中，CF和PC输出携带的指示信号比单独的CF更能预测小脑学习成绩，并且学习可以在CF不携带指示信号的训练条件下发生（Raymond and Medina，2018）。PC具有高频率自发放电，并通过减少或增加它们的放电来影响网络的反应（Popa et al.，2019）。CF触发的可塑性及PC触发的可塑性对小脑学习的相对贡献可能随训练条件和时间的差异而不同（Raymond and Medina，2018）。

（3）小脑信息反馈环路。小脑能够接受来自皮层和延髓的输入信号，这两种信号通过不同的路径进入小脑（Hull，2020）。其中，来自大脑皮层的兴奋性信号通过皮层脑干投射传递到脑桥核中的下一级神经元，该神经元发出 MF 传递信号到小脑皮层的 GC，由 GC 传递至 PF，继而 PF 传递给同层 PC 的树突。与此同时，PF 传递信号至高尔基细胞、篮状细胞和星形细胞等，高尔基细胞负反馈调节 GC，后两种神经元负反馈调节 PC。小脑另一路径输入信号位于延髓下橄榄核中的 CF，该纤维直接投射到小脑 PC 形成负反馈调节。重要的是，PC 与小脑核中的神经元和下橄榄核中产生特定指示信号的特定细胞组形成闭环。这些输入信号在小脑皮层局部环路进行预处理后被发送到 PC。PC 作为小脑皮层唯一传出神经元，是自适应处理器的关键部分，可传出信息并通过 DCN 将其分配至多个脑区，包括感觉、决策和运动中枢（Wagner and Luo，2020）。小脑环路被描述为以前馈为主的感知器网络，认为小脑是一个运动学习机器，根据来自下橄榄核的错误信号，启发式地改变 PC 的突触权重。而 CF 在运动任务中起到一种错误探测的作用，可以传递"想要做的动作"与"真正被做出的动作"之间的误差信息，这一误差内容可以通过调整 PF 与 PC 间的突触权重来达到。PF-PC 突触强度的变化可以通过将输入与适当的运动输出联系起来以存储刺激与反应之间的关联。

最近的研究发现这些环路中有一些普遍存在、反复出现的连接，这些高度重复循环结构的功能与机器学习中递归神经网络的功能类似，对语言处理及顺序动作的协调有着十分重要的作用。例如，在小脑皮层内部存在一些兴奋性 GC 和抑制性高尔基细胞之间的负反馈环路，此环路的信息传递可以在 GC 层的模式分离和动态表征生成中发挥作用（Raymond and Medina，2018）。此外，反馈会影响小脑皮层局部环路的计算。首先，兴奋性单极刷状细胞组之间存在相互联系，抑制性高尔基细胞组内及抑制性分子层中间神经元组内的递归架构可以充当时间积分器，以延长系统对瞬时输入的反应，并建立短期记忆。其次，有研究支持 GC-PC 突触是小脑皮层感觉运动信息存储的主要部位（Spaeth and Isope，2023）。GC 轴突和分子层中间神经元之间的正反馈环路形成了一个局部电路，增强传递到 PC 的输入信号的空间对比度。

在成人大脑中，PC 相互连接也向 GC 和分子层中间神经元发送抑制反馈。这些反馈环路可以在监督学习中发挥若干计算作用：使小脑作为一个动态系统工作，学习反应序列，并使用前向模型配置进行状态估计和时间序列预测；提供一种机制来调节输入信号，并根据当前的反应放大或抑制系统的增益及实现一个能够在小脑皮层的 GC 层产生动态丰富输入信号的存储计算架构（图 3-7）。在小脑皮层和 DCN 中，接受学习信号输入的功能特性是不同的。习得程度受到从 DCN 到下橄榄核的负反馈的限制，会根据反馈信号相

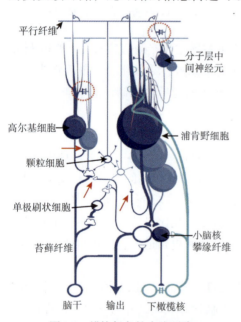

图 3-7　错综复杂的小脑环路

红色箭头表示一些化学突触连接，红色虚线圆圈表示一些电突触连接。空白和填充的轴突末端及胞体分别代表兴奋性和抑制性胞体或终末。空白和填充的箭头分别代表一些较新的兴奋性和抑制性连接［引自：De Zeeuw CI，Lisberger SG，Raymond JL. 2021. Diversity and dynamism in the cerebellum. Nature Neuroscience，24：160-167.］

应减少驱动小脑皮层学习的教学信号。

2. 小脑监督学习环路的指导性信号 首先，在小脑监督学习的环路中，错误信号是指导自适应处理器适当调整的指导性信号，下橄榄核来源的指示信号是小脑监督学习的重要来源，在整个监督学习期间起着关键作用。此外，传递此信号的CF触发了小脑皮层多个部位的可塑性诱导，这对于确定小脑从给定的错误信号中巩固学习具有重要的意义。

其次，由于模式分离为预测GC反应提供了一个丰富的时间基础，下橄榄核中的神经元可以通过添加与预期相关的兴奋性输入和与小脑核实际反应相关的抑制输入来实施这种连续的错误学习（Wang et al.，2023）。有文献报道了相关的时间差分模型，在大脑的其他一些区域也发现类似时差错误的神经信号在强化学习任务中发挥关键作用，包括中脑的多巴胺能神经元（Dabney et al.，2020）。除了CF及时间差分学习，PC也携带有指示信息（Bonnan et al.，2021），有研究提出，在PF-PC传导路径中，无论PF突触激活频率如何，CF指导信号都保持其对PF可塑性的控制，PF突触激活频率本身也会改变尖峰钙信号转导。也有研究支持分子层中间神经元可通过对PC树突钙信号的影响来指导突触可塑性和运动学习（De Zeeuw et al.，2021）。

此外，小脑监督学习并非受限于小脑内部单一环路，小脑通过丘脑、基底节与大脑皮层多个区域形成广泛的神经投射及突触连接，这支持运动学习中的反馈及适时调整，三种学习形式也通过这些环路互相加强（Caligiore et al.，2019）。

二、小脑监督学习的更新

小脑独特的解剖结构及神经环路赋予它独特的生理功能，研究结果表明，在运动技能学习的早期，需要小脑依赖的学习机制（即基于错误的过程）来学习任务动态，然后初级运动皮层（primary motor cortex area，M1）结合其他形式的学习（即基于奖励或使用依赖）参与。这些发现意味着在学习一项新技能时，小脑和皮层的生理作用存在明显的分工和时间差。小脑监督学习的原理被积极应用于机器学习的仿真算法，虽然并未能在小脑上具体验证，但这些模型和仿真网络仍然在不断地被挖掘和探索。每个衍生出来的模型都可以用单一的可塑性机制解释经典反射，如前庭眼反射中关于运动学习的一些数据（Antonietti et al.，2016）。然而，一些证据表明，多种可塑性机制可以改进学习响应的时间动力学，促进存储不同时间尺度上的运动记忆，并且能够双向改变运动幅度。

经典的观点认为错误是小脑监督学习的指导信号，但近些年许多研究探索了奖励信号在小脑学习中扮演的角色，并通过一些经典的范式验证了这一机制（Heffley and Hull，2019）。这一观点提出小脑通过与腹侧被盖区和黑质致密部的相互连接而影响奖励环路，而小脑经典监督学习环路中的GC、MF、CF及PC等均可在奖励信号指导感觉运动中发挥不同的作用，小脑中的奖赏信号和多巴胺能系统之间很相似（Sendhilnathan et al.，2020，2021）。研究者提出，基于奖励的学习和基于表现的学习之间存在动态的相互作用。奖励信号可帮助小脑构建准确的模型，将成败映射到感觉预测上。随着受试者逐渐掌握这项任务，小脑通过更新和完善内部模型来学习准确的感觉–运动映射，以纳入特定动作的价值，特别是在参与执行这一动作的小脑模块中。换句话说，小脑学习将内部模型从准确预测运动动作的感觉后果扩展到预测这些动作的价值。

三、展　望

　　许多研究表明小脑受损患者会在运动学习适应中出现不同程度、不同方面的损害。小脑在学习过程中扮演的重要角色决定了其具有作为神经调控靶点的巨大潜力。已有研究通过在小脑部位施加经颅直流电刺激，验证了小脑区的电刺激可导致对视觉运动转换的更快适应，表现为运动错误的迅速减少。这些发现有助于拓展研究小脑学习机制的视野，并为强化学习提供一些临床思路，也为小脑损伤患者维持一些感觉运动学习能力提供了新的康复治疗方向。

（石静萍　汪　彤）

参 考 文 献

Antonietti A，Casellato C，Garrido JA，et al. 2016. Spiking neural network with distributed plasticity reproduces cerebellar learning in eye blink conditioning paradigms. IEEE Trans Biomed Eng，63：210-219.

Bonnan A，Rowan MMJ，Baker CA，et al. 2021. Autonomous Purkinje cell activation instructs bidirectional motor learning through evoked dendritic calcium signaling. Nat Commun，12：2153.

Caligiore D，Arbib MA，Miall RC，et al. 2019. The super-learning hypothesis：Integrating learning processes across cortex，cerebellum and basal ganglia. Neurosci Biobehav Rev，100：19-34.

Cayco-Gajic NA，Clopath C，Silver RA. 2017. Sparse synaptic connectivity is required for decorrelation and pattern separation in feedforward networks. Nat Commun，8：1116.

Dabney W，Kurth-Nelson Z，Uchida N，et al. 2020. A distributional code for value in dopamine-based reinforcement learning. Nature，577：671-675.

De Zeeuw CI，Lisberger SG，Raymond JL. 2021. Diversity and dynamism in the cerebellum. Nat Neurosci，24：160-167.

Heffley W，Hull C. 2019. Classical conditioning drives learned reward prediction signals in climbing fibers across the lateral cerebellum. Elife，8：e46764.

Herzfeld DJ，Hall NJ，Tringides M，et al. 2020. Principles of operation of a cerebellar learning circuit. eLife，9.

Herzfeld DJ，Kojima Y，Soetedjo R，et al. 2018. Encoding of error and learning to correct that error by the Purkinje cells of the cerebellum. Nature Neuroscience，21：736-743.

Hull C. 2020. Prediction signals in the cerebellum：beyond supervised motor learning. eLife，9.

Kennedy A，Wayne G，Kaifosh P，et al. 2014. A temporal basis for predicting the sensory consequences of motor commands in an electric fish. Nat Neurosci，17：416-422.

Leech KA，Roemmich RT，Gordon J，et al. 2022. Updates in motor learning：implications for physical therapist practice and education. Phys Ther，102（1）：pzab250.

Litwin-Kumar A，Harris KD，Axel R，et al. 2017. Optimal degrees of synaptic connectivity. Neuron，93：1153-1164.e7.

Popa LS，Streng ML，Ebner TJ. 2019. Purkinje cell representations of behavior：diary of a busy neuron. The Neuroscientist：A Review Journal Bringing Neurobiology，Neurology and Psychiatry，25：241-257.

Popa LS，Streng ML，Hewitt AL，et al. 2016. The errors of our ways：understanding error representations in cerebellar-dependent motor learning. Cerebellum，15（2）：92-103.

Raymond JL，Medina JF. 2018. Computational principles of supervised learning in the cerebellum. Annual Review of Neuroscience，41：233-253.

Rudolph S，Badura A，Lutzu S. et al. 2023. Cognitive-affective functions of the cerebellum. Neurosci，43（45）：7554-7564.

Sathyanesan A，Zhou J，Scafidi J. et al. 2019. Emerging connections between cerebellar development，behaviour and complex brain disorders. Nature Reviews Neuroscience，20：298-313.

Sendhilnathan N，Ipata A，Goldberg ME. 2021. Mid-lateral cerebellar complex spikes encode multiple independent reward-related signals during reinforcement learning. Nat Commun，12：6475.

Sendhilnathan N，Semework M，Goldberg ME，et al. 2020. Neural correlates of reinforcement learning in mid-lateral cerebellum. Neuron，106：188-198.e5.

Senzai Y，Buzsáki G. 2017. Physiological properties and behavioral correlates of hippocampal granule cells and mossy cells. Neuron，93：691-704.e5.

Sokolov AA，Miall RC，Ivry RB. 2017. The cerebellum：adaptive prediction for movement and cognition. Trends Cogn Sci，21：313-332.

Spaeth L，Bahuguna J，Gagneux T，et al. 2022. Cerebellar connectivity maps embody individual adaptive behavior in mice. Nat Commun，13：580.

Spaeth L，Isope P. 2023. What can we learn from synaptic connectivity maps about cerebellar internal models? Cerebellum，22：468-474.

Wagner MJ，Luo L. 2020. Neocortex-cerebellum circuits for cognitive processing. Trends Neurosci，43：42-54.

Wang X，Liu Z，Angelov M，et al. 2023. Excitatory nucleo-olivary pathway shapes cerebellar outputs for motor control. Nat Neurosci，26：1394-1406.

Wolpert DM，Miall RC，Kawato M. 1998. Internal models in the cerebellum. Trends Cogn Sci，2：338-347.

第四章　小脑的信息采集与处理

第一节　小脑磁共振成像

一、磁共振成像技术的发展

磁共振成像（magnetic resonance imaging，MRI）又称自旋成像（spin imaging），是一种利用核磁共振（nuclear magnetic resonance，NMR）原理，基于物质在不同环境与物质结构中释放能量的衰减现象，通过在成像场内外加具有梯度的磁场所检测得到的电磁波来计算该物质的位置与种类（Poldrack et al.，2011）。在临床阶段，MRI扫描的基本原理是将待扫描患者置于特殊的磁场中，用无线电射频脉冲激发其体内氢原子核，引起氢原子核共振，并吸收能量。在停止射频脉冲之后，氢原子核按特定频率发出射电信号，并将吸收的能量释放出来，从而被体外的接收器收录，经电子计算机处理获得图像。

MRI是继计算机断层扫描（computed tomography，CT）后医学影像学的又一重大进步，MRI是一种能够从人体分子内部反映人体器官异常和早期病变的医学成像技术，国际上从1982年才正式用于临床。它采用静磁场和射频磁场技术使人体组织成像并获得高对比度的清晰图像。MRI装置除了可以获得无重叠的质子密度体层图像外，还可借助NMR原理精确地测出原子核弛豫时间 t_1 和 t_2，能将人体组织中有关化学结构的信息反映出来。这些信息通过计算机重建的图像可以将同样密度的不同组织和同一组织的不同化学结构表征出来。这就便于区分脑中的灰质与白质，对组织坏死、恶性疾病和退化性疾病的早期诊断效果有极大的优越性，其软组织的对比度也更为精确。

这是一种安全、快速、精准的可以用于人体内部结构描记的成像技术，是一种革命性的医学诊断工具。随着物理学中梯度磁场技术的快速发展，加快了MRI的发展速度，使该技术在临床诊断、科学研究的应用成为现实，极大地推动了医学、神经生理学和认知神经科学的迅速发展。在MRI技术发展的这几十年，基于MRI技术的研究领域内曾有6次伟大的科学成果获得了诺贝尔奖，足以说明此领域及其衍生技术的重要性。

MRI技术适合对人体的非骨性部位或软组织成像。对人体大脑、脊髓、神经及肌肉、韧带和肌腱扫描，可以获得清晰的扫描结果。在大脑中，MRI可以区分白质和灰质，也可以用于诊断动脉瘤和肿瘤。因为MRI不使用X射线或其他射线，所以当需要频繁成像以进行诊断或治疗时，尤其是大脑，MRI是首选的成像方式。在MRI扫描过程中，通常会包括扫描小脑，根据扫描结果也可以将小脑进行详细的分区，精准定位患病人群在不同小脑区域的异常。

运用MRI技术对大脑进行扫描，根据扫描对象的不同可以获得不同的成像数据，如白质、灰质、皮层厚度等结构像参数，反映局部血氧变化的功能磁共振成像（fMRI）、弥散张量成像（diffusion tensor imaging，DTI）等。本章将在接下来的两节分别介绍fMRI与DTI技术，并说明其在小脑中的数据收集与处理方法及部分应用研究。

二、小脑在功能磁共振成像中的信息采集与处理

（一）fMRI 技术的发展

fMRI于20世纪90年代初开始进入科学界，极高的空间分辨率和良好的时间分辨率使得该技术在科学界获得了快速的推广及广泛的应用。fMRI在临床应用于脑功能疾病相关的扫描中，可以在不到10 min以一种安全无创的方式得到精准的人体大脑fMRI图像，使多数脑功能疾病的诊断得到了跨越式的发展。

神经元的活动会引起血流相对增加，进而导致相对过剩的局部血氧量，fMRI通常是指利用这种血氧水平依赖（blood oxygenation level-dependent，BOLD）现象来分析大脑活动的技术。BOLD现象是指血液中的血红蛋白和氧的不同结合状态有不同的磁性。血红蛋白与氧结合时（氧合血红蛋白）表现出抗磁性，而血红蛋白与氧脱离时（脱氧血红蛋白）表现出顺磁性。当局部脱氧血红蛋白下降时，fMRI图像上就表现为加权信号的增高，这也是fMRI技术的神经生理基础。

fMRI将对人脑扫描获得的图像（三维）存储在三维矩阵中，其中每一个元素被称为"体素"，是一种对像素的三维模拟生成的概念。相应体素的位置信息与物理相关，通常使用坐标系来描述不同体素在图像中的位置。按照惯例通常将坐标系的轴命名为"X""Y""Z"：X代表左–右，即脑的冠状位；Y代表前–后，即脑的轴位；Z代表上–下，即脑的矢状位。fMRI图像中每一体素的物理位置基于【X，Y，Z】坐标，可定位该体素属于的脑区。

人类的脑功能纷繁复杂，脑不同的区域承担不同的功能，fMRI扫描中不同脑组织体素具有相应的物理位置，对物理位置进行整合，即可获得所有脑组织的分布，即脑的功能模板（mask）。该模板可以根据研究者的需要自行制作，在以往的科学研究中已有多组模板被研究者重复使用，其中包括解剖学自动标记（automatic anatomical labeling，AAL）、Brodmann、Harvard-Oxford、Dosenbach's 160 functional、Seitzman等模板。包含小脑的模板有AAL、Dosenbach's 160 functional、Seitzman 300等，其中AAL是研究者使用最多、小脑分区较详细的模板，AAL分区是由蒙特利尔神经科学研究所（Montreal Neurological Institute，MNI）提供的。AAL模板一共有116个区域，但只有90个属于大脑，剩余26个属于小脑。26个小脑结构中包含18个小脑分区和8个小脑蚓部分区（Egidio and Angel，2018，2012，Schmahmann，2018，Buckner and Randy，2013）。部分研究者喜欢使用另一类包含小脑的Seitzman模板，该模板将脑划分为300个区域，包括27个小脑区和273个大脑区。基于研究者的需求，不同模板可以从采集的fMRI数据中精准定位不同的小脑区域。

（二）fMRI 中数据的预处理

在 fMRI 扫描过程中，会因为扫描仪器本身或者受试者导致多种噪声混杂在扫描获得的数据中，需要在数据分析前对该数据进行一些预处理操作，检测并修复数据中混杂的伪影，本节将概述包含小脑的 fMRI 数据预处理操作。fMRI 数据的预处理通常在不同的研究人群中有不同的选择，但仍然有一套标准的流程可以参照。值得注意的是，虽然这是一套标准的 fMRI 数据预处理流程，但是根据实验情况的不同，流程中包含的预处理步骤不是任何情况下都必需的，仍然要根据不同的实验情况酌情选择。

1. 变形校正　在 fMRI 的采集过程中，通常会受到气体和组织交界区的伪影影响，如鼻窦或耳道等。这些是由主磁场不均匀导致的，表现为信号的丢失与几何变形。信号丢失导致扫描出来的图像出现部分区域信号减弱甚至丢失，几何变形导致图像中组织结构出现错误定位进而导致扫描结果中的部分区域出现扭曲变形。对于分区较少的小脑，这两种伪影仍然是灾难性的。使用具有 B0 磁场特征的场图能在一定程度上矫正上述的磁场不均匀性影响。大多数磁共振扫描仪在两个不同的回波中进行图像扫描，而两幅图像之间的相位差可以用来计算局部磁场中出现的不均匀性，将不均匀的程度数值化并计算每一体素应该移动的距离可以进行图像的变形校正。

在实践中，上述操作可能具有一定的困难，因为在磁场中的扫描数据本身就携带有一定的噪声，且 fMRI 数据本身带有时间属性，在时间序列中受试者本身会引入一定的头动行为同样需要考虑。在采用变形校正后，应该对校正后的图像和校正前的图像进行比较，以确保变形校正操作并未引入任何伪影。

2. 时间校正　fMRI 数据的采集使用二维磁共振成像，一轮扫描即可获得一层数据。而二维扫描中不同部分的数据会在不同的时间被获取，进而产生差异，差异的大小由核磁扫描重复时间（repetition time，TR）决定。不同体素间的时间差异对 fMRI 数据的分析不利，若核磁扫描实验包含与时间相关的任务态序列，则会导致大脑内模型和变化的数据失匹配。

时间校正又称层间时间校正，其通常是选取一个特定的参考层面，然后对所有其他层面的数据进行插值，使其他层面的数据与参考层面数据的时间一致，保持所有层面的数据与参考层面的数据在同一时间点活动。在应用层间时间校正时，采集的确切时间参数可以从扫描仪的操作人员处获得。

部分研究人员有时不选择层间时间校正，主要原因是层间时间校正采用正弦性插值，导致一幅图像中的伪影可能影响整组数据。他们会转而使用事件相关分析来解决层面时间问题。

3. 头动校正　受试者头部的活动会造成 fMRI 数据采集中的伪影，主要包括两个方面：头部大幅度的运动引起图像物理定位差异和干扰磁共振信号本身。引起的物理定位差异会导致具有时间序列的图像不匹配。磁共振信号受到干扰导致头部发生运动时，磁场中质子进入相邻的体素，则扫描重建信号不能准确反映体素所在组织的性质。

标准的头动校正算法是为了解决头部运动引起的物理定位差异问题，其方法是建立一个有效的参考图像，依据参考图像不变原则，重新调整所有时间序列下的图像。在两种头动干扰中，物理定位差异对扫描图像的影响较大，多出现在图像的边缘，导致多处图像边缘地区出现无中生有的情况，且不同的运动方法可能造成不同的伪影情况，严重影响图像扫描。

头动引起磁共振信号被干扰，会引起扫描图像中某一层或者某一组图像的信号强度不同，在交替采集中会出现明暗相交的条纹，这种现象没有具体的算法可以解决，只能使用独立成分分析（independent component analysis，ICA）等方法去除。也有部分情况可以使用自旋历史校正法去除。

（1）与结构图像匹配。为了提高功能图像的精准度，需要做的就是结构图像与功能图像配准。由于结构图像是核磁扫描中分辨率最高的扫描图像，为了更精准的脑区定位，需要把功能图像上的点定位在有着较高分辨率的结构图像上。虽然在分析过程中使用的是较低分辨率的功能图像，但当功能图像定位在结构图像上时，可以发现一些更细节的问题。配准同时也为下一步要讲到的脑图空间标准化提供了一定的帮助。

一般来说会在实验的每轮扫描的开始扫一张结构图像。虽然说结构图像和功能图像是在同一轮扫描里扫得的，但往往它们是没法重合在一起的。一是因为它们测量的不是一个东西（一个是组织，一个是血流信号），二是因为测量过程中会有头动。进而导致结构图像和功能图像之间信号量级不同，且形状不一致。对于两者的配准通常要经过一定的仿射变换，外加一定的代价函数，通常数据处理软件中会有固定的变化公式，如SPM（Matlab的一款插件）。

（2）脑图空间标准化。单个个体的fMRI数据采集通常只是为了研究个体的行为，然而大多数研究都希望将某个问题推广至更多群体中。人体脑的大小和形状是不同的，包括小脑。为了能把不同人群的大脑在空间一一对齐，就需要进行空间变换，将所有人的数据变换到一个共同区间的处理过程为脑图空间的标准化。

为了对齐所有个体的脑图，需要将所有个体的脑放在同一个参考系中，即一种带有空间坐标的图谱。以该图谱作为模板，由一组人群中几个人的图像平均值组成。在已往的研究中部分研究者利用存储的数据构建了几种标准模板，如Talairach脑图谱、MNI模板、ICBM-152模板等。fMRI标准化的处理流程通常包括三步：第一步需要将结构图像与功能图像分别变换为T_1加权像模板与平面回波像模板；第二步将第一步中两组图像的处理数据进行级联变换；第三步对平面回波像与结构加权像进行进一步的级联变换，这样可以串联多变换变为一个单一的变化，从而减少误差和模糊。

（3）空间平滑。空间平滑是一种用于消除fMRI数据中高频信息的手段。通过删除高频信息，可以使图像更加平滑，增加较大的空间信号信噪比。在fMRI的研究中，大多数脑区的激活要跨越多组体素，即同时发生激活的脑区距离较远，尤其是小脑部分区域与大脑产生同步激活或者交互型激活时，较大的特征性信号的增强带来的意义远超过失去较小的特征。空间平滑可以克服小体素间发生的噪声增加，当数据由不同个体构成时，功能区的位置本身存在一定的变异，该变异无法由空间标准化进行校正，通过模糊空间数据，可以减少个体间的不匹配。

空间平滑最常见的方法是使用三维的高斯滤波器进行三维图像的卷积。通常滤波器施加的平滑核数量由数据的宽度决定，在图像处理中通常由半峰的全宽决定，该数值越大，则滤波后的图像就会越平滑。

三、功能磁共振数据的分析

（一）统计学分析

fMRI数据分析的目的是定义时间序列下，每一个体素的BOLD信号在不同控制条件下的变化。统计学分析是fMRI数据分析中一种对样本特性解析的有效手段，包括单样本分析、组分析、推断统计等多种方式，能够有效从多种角度观察数据分布情况，结合实验目的对数据进行有效的假设并验证。fMRI在对单样本的分析中通常会关注单一受试时间序列下BOLD信号的变化趋势，研究人员通常使用广义线性模型（generalized linear model，GLM）来拟合和检测这一变化。它的核心思想是把数据看作模型函数和噪声的线性结合。GLM通常是一个两级模型，第一级是单独针对每个个体进行数据分析，第二级是在个体间进行组间分析，即第一级用来估计每个人的成像数据，接着对于每个体素拟合模型，选定要对比的图像，在不同条件下进行分析。利用GLM可以分析单一受试时间序列下的异常。fMRI的组分析通常是一个较为复杂的问题，涉及组分析建模最重要的是对重复测量的数据进行考虑，即受试者是从大样本人群中随机抽取的，然后对每一个受试者进行多次fMRI测量，再去寻找合适的模型。该模型通常为固定效应模型，并且只能用于受试者的变量。另一种组分析更多的是假设检验分析，如t检验、方差检验、f检验等传统的统计学分析手段，固定多组受试者间fMRI的其他条件，选取某单一变量进行分析，但这种方式对数据量的要求较高，通常难以符合对某些特殊人群的研究。统计推断是一种基于数据，对噪声引起的数据不确定性进行合理说明的方式。从广义的角度来看，对fMRI的数据统计推断与传统的数据分析相同，但fMRI数据的量和其特殊的空间结构具有大规模性，仍需要统计学知识支撑，如贝叶斯统计等。

（二）ICA

fMRI数据是人脑在某种状态下，多个脑区同时工作的扫描结果，多种功能混叠在一起不利于研究者分析。ICA是用在一组数据中发现隐藏的因素（源或特征）的一种统计方法，使信号源最大程度地独立出来，被广泛用作评估脑成像数据中隐含的时间与空间上的架构。许多fMRI实验的时间动力学很难研究，因为缺乏一个容易理解的脑激活模型，而ICA可以揭示受试者和事件间的时间动态差异。它的一个优点是能够提示动力学变化，发现系统的非重叠且在时间上一致的大脑区域，但不受时间响应模态的限制；而单纯的时间模型（如GLM模型）不可以。

利用盲源分离的方法分离出fMRI空间上相互独立、时间序列相关的功能网络。传统ICA对fMRI通常分离出的几种静息态脑网络包括但不限于默认网络、听觉网络、突显网络、执行控制网络、视觉网络、感觉运动网络、背侧视觉网络（额顶注意网络）等。上述网络都已经被研究者与人类的多种功能进行紧密关联。

小脑数据是fMRI扫描中人脑扫描数据重要的组成部分，ICA是分析小脑数据的重要手段之一。在不同状态下，扫描数据中小脑并不是独立存在的，小脑部分脑区在ICA分解后经常与连接着认知、情感、运动相关的功能网络同时出现，如默认网络、感觉运动网络、执行控制网络等，表明这些功能网络并不是在大脑内独立运行，小脑也广泛参与人类多种行为。

（三）功能连接

功能连接（functional connectivity，FC）是指人脑中不同空间位置的脑区之间的活动相关性。功能连接分析是一种较为复杂的网络分析手段。在连接情况逐渐复杂后，大多数研究者会引入图论对网络的连接进行分析，已被广泛用于研究复杂网络的属性，描述了大脑在局部和整体进行高效且有序的信息传递，为分析脑网络的拓扑结构提供了理论框架。分析的关键参数主要包括聚类系数、特征路径长度、节点度、中心度、模块度等。基于上述参数可进行全脑网络分析，也可对某个脑网络开展针对性分析。

功能连接的分析基础是前面提到的模板，它可以有效定位不同脑区的物理位置并将其转化为数值矩阵，将不同的脑区体素变化情况固定在矩阵的某一位置，再对该位置体素在时间序列的变化下进行功能连接的建立与分析。包含小脑的模板是小脑功能连接分析的必要元素，在此基础上可以建立小脑与大脑之间在时间序列下的功能连接。

基于小脑的功能连接可以反映多种情况。第一，可以反映小脑对另一个脑区（可能是小脑自身其他脑区或者大脑脑区）的直接影响，通常被称为小脑的有效连接；第二，可以反映小脑与另一个脑区之间的活动是由第三脑区进行调控的；第三，可以反映小脑与另一个脑区作为共同输入，对某种活动进行调控。需要注意的是，只有第一种情况下的功能连接反映了不同脑区间的因果关系，其他两种情况十分复杂，在研究与推论中需要特别注意。

构建种子序列也是研究小脑功能连接使用的一种手段，其以某个小脑区域作为种子节点，构建全脑与该节点的连接情况作为观察对象，观测该种子节点与全脑不同区域在不同状态下的因果关系，可以更直接地反映小脑某一脑区的功能（Wang et al.，2014）。

（四）低频振幅

低频振幅（amplitude of low frequency fluctuations，ALFF）是指fMRI数据中低频数据的振荡幅度。一般认为fMRI数据中，小于0.01 Hz的是低频漂移，大于0.1 Hz的是生理噪声。ALFF将时间序列的fMRI数据变换到频域，计算低频段（0.01～0.1 Hz）的能量，用能量反映神经活动的强度。

ALFF如其名称所述，反映的是每个体素BOLD信号中低频部分的平均强度。其频域分布在0.01～0.1 Hz，其中频率在0.01～0.027 Hz可以反映皮层神经元的活动，频率在0.027～0.073 Hz可以反映基底神经节的活动，频率在0.073～0.198 Hz和0.198～0.250 Hz分别与生理噪声和白质信号相关。小脑的低频活动也较为丰富，其ALFF也同样具有一定的特征，多用在疾病如癫痫、老年痴呆、帕金森病等的研究中。

（五）局部一致性

局部一致性（regional homogeneity，ReHo）作为静息态功能磁共振成像（resting-state functional magnetic resonance imaging，rs-fMRI）的算法之一，用于量化区域内局部神经元

活动的一致性，是探究神经病理学机制的重要工具。ReHo认为，当大脑功能区域涉及特定条件时，该区域内的体素在时间上更均匀，是一个经过验证的较为可靠的rs-fMRI特征。

ReHo测量的是某个体素和周围体素时间信号的一致性，是基于肯德尔（Kendal）和谐系数计算得到的参数。最近邻像素一般取三种，形成7、19或27个体素形成的簇，然后在这些簇上计算相似性。ReHo值越高，代表局部体素与邻近体素的一致性越好，但并不一定说明局部神经活动越显著。

小脑与大脑相同，在不同模板下各体素紧密分布，在ReHo的计算中同样可以选取不同脑区来形成计算簇，以验证小脑内部的ReHo及小脑与大脑之间的ReHo。

四、小脑DTI中的信息采集与处理

（一）DTI技术的发展

Pierpaoli等1996年首次在《放射学》（*Radiology*）杂志上发表了人脑DTI的研究论文，该技术以活体勾画出大脑白质主要纤维的解剖结构图，并在一定程度上反映出脑白质纤维的走向。DTI技术通过描述人脑组织水分子各向异性扩散的空间特性和状态，显示白质纤维束的走行、分布、排列紧密度及髓鞘化程度，在评价中枢神经系统疾病生理、病理变化所导致的脑微结构异常改变中具有重要价值。

DTI是在磁共振弥散加权成像（diffusion weighted imaging，DWI）基础上发展而来的一种新的MRI技术，它主要利用大脑中水分子弥散信息来成像。可以定量评价脑白质的各向异性。在此成像过程中，不只是用单一或三个梯度方向的脉冲，而是至少需要施加6个非共线方向弥散敏感梯度。

基于DTI的脑白质神经纤维追踪技术是目前可在活体无创地重建纤维的位移方法。准确、快捷地重建人类脑白质内的神经纤维，有助于更好地了解一些临床疾病的机制，为脑部手术方案的选择、手术导航等针对性的治疗提供可靠的数据，也为人类认识功能、分析脑认知功能、揭示脑神经的传导机制提供可行的方法。

人类小脑的位置在颅后窝附近，其通过小脑脚与脑干相连接，并通过众多纤维束的输入输出功能与其他中枢神经系统完成信息的传递交互。小脑的输出纤维（不包括从前庭小脑到前庭神经核）主要来自4个DCN：齿状核、栓状核、球状核和顶核。小脑的所有输入纤维都需要经过小脑脚。大小脑之间连接环路主要分为两部分，大脑的皮层–脑桥–小脑（cortico-ponto-cerebellar，CPC）通路和小脑的齿状核–红核–丘脑–皮层（dentate-rubro-thalamo-cortical，DTC）通路。它们共同的作用是参与微调自发运动、执行与高阶认知、视觉和听觉及运动规划等诸多功能。

由于小脑中脚是小脑通过脑桥与大脑联络的主要通路，而小脑核团发出的纤维主要通过小脑上脚与大脑皮层联系从而形成皮层–丘脑–小脑环路（cortico-cerebellar-thalamo-cortical circuit，CCTCC），包含小脑中脚和小脑上脚的位置经常会被作为探寻小脑与大脑之间联络纤维可能损伤的感兴趣区域。

（二）DTI 中数据的预处理

在 MRI 中组织的对比度不仅与每个像素内组织的 T_1、T_2 弛豫时间和质子密度有关，还与受检组织每个像素内水分子的弥散有关。Hahn 于 1956 年首次提出水分子弥散时对磁共振信号的影响。

弥散过程可以用弥散敏感梯度磁场来测量，在施加梯度磁场时水分子的随机运动可获得随机位移，导致重聚失相位，自旋回波信号衰减。1965 年，Stejskal 和 Tanner 设计出梯度磁场自旋回波技术，在自旋回波序列 180° 脉冲前后各施加一个弥散敏感梯度磁场，以检测水分子的弥散情况。衡量弥散大小的数值称为弥散系数，用 D 表示，即一个水分子单位时间内自由随机弥散运动的平均范围，单位是 mm^2/s。D 值越大，水分子弥散运动越强。

特征纤维追踪技术 DTT 沿着纤维方向进行弥散各向异性评价需要采用弥散张量成像。于是，研究者提出了弥散张量（diffusion tensor）的概念。"张量"（tensor）一词来源于物理学和工程学领域，它是利用一组 3D 矢量来描述固体物质内的张力。这个张量是对称的（$D_{xy}=D_{yx}$，$D_{xz}=D_{zx}$，$D_{yz}=D_{zy}$）。为了形象地表述弥散张量，可以进一步将弥散张量视为一个椭球（ellipsoid）。本征值代表了沿弥散椭球最大轴和最小轴的弥散系数。弥散张量的三个本征值是最基本的旋转不变量（即值不随弥散方向及磁场内被检查患者的体位和方向而改变），它们是沿着三个坐标轴方向测量的主弥散系数。这三个坐标是组织固有的，每个本征值联系着一个主方向的本征向量，这个本征向量也是组织固有的。弥散张量的三个本征向量相互垂直，并构建了每个像素的局部参照纤维框架。在每个体素中，本征值从大到小排列：λ_1 为最大弥散系数，λ_2 为中级弥散系数，λ_3 为最低弥散系数。λ_1 代表平行于纤维方向的弥散系数，λ_2 和 λ_3 代表横向弥散系数。

原始 DICOM 格式的 DTI 影像数据在采集过程中，因参数范围设置、设备型号、受试者状况等因素，其数据的采集质量会存在一定的差异，这对于后续的各项分析是不利的，所以在进行后续数据分析之前需要首先对数据进行预处理操作，总共分三部分，分别是数据格式转换、数据重采样和坐标配准。

1. 数据格式转换 DICOM 格式的原始影像数据为一整个序列文件，在实际数据分析中使用方法烦琐，且因为文件数量过多容易造成数据损坏或遗漏的情况，因此首先需要对其进行格式转换，一般转换为 NIFTI 格式文件即 .nii 格式文件或 .nii.gz 格式文件，同时在这一转换过程中可以抹去原始 DICOM 影像数据信息中的个人信息，可以有效保护受试者的隐私。

2. 数据重采样 数据的重采样主要是对数据内体素大小的重新设置，在进行后续纤维跟踪时，若体素长、宽、高不同，如 $1\times1\times2$，则应尽量保持体素的长、宽、高一致，即令体素为一个正方体的情况下可以得到较好的纤维跟踪结果。一般选取固定数据体素大小重采样，如 $2\times2\times2$。

3. 坐标配准 为了实现对应神经纤维的精确重建，需要对重采样后的数据进行坐标配准。将个体数据从个体空间配准到模板所在的空间，从而得到转换坐标。在得到转换坐标后，可以将模板空间中设置好的纤维束感兴趣区（region of interest，ROI）转换到个体空间，作为后续纤维跟踪的种子点区域。坐标配准使用基于 B 样条的非刚性配准，其具有不受限制的自由度和准确的局部建模能力，是描述局部形变的最佳选择。它的核心思想是：创建比图像维数更高维的形变域，域中设置一定数量的控制点，组成控制点网格。当形变作用于图像所嵌入的形变域时，控制点的位置调整带动嵌入域中物体发生形变。B样条理论是对贝塞尔（Bezier）方法的拓展，其数学表达式如下：

$$P_{i,n}(t) = \sum_{k=0}^{n} P_{i+k} F_{k,n}(t) \qquad (4\text{-}1)$$

式中，P为曲线上的点；i为求和索引；n为曲线的阶数，等于控制点数量减1；k为点的序号；t为曲线上的位置，取值范围为$[0, 1]$；$F_{k,n}(t)$为基函数。可以看出，B样条曲线是分段定义的，n次B样条是一个n–1次分段多项式函数，如果给定$m+n+1$个控制点，则可定义$m+1$段n次B样条曲线。

本方法的具体实现步骤如下：

（1）定义一个覆盖在浮动图像上的形变域。根据一定策略为形变域设置控制点。

（2）使用三次B样条函数求解形变域，有限内存LBFGS（Broyden-Fletcher GoldfarbShanno）算法对求解过程进行迭代，使得两幅图像之间的互信息（mutual information，MI）达到最大，获得函数极值。

（3）将极值代入方程获得控制点位移量。

（4）对形变域的控制点进行操作，从而调整浮动图像像素点坐标，配合线性插值算法完成图像的形变。

为避免配准陷入局部最优，可选用LBFGS优化算法。BFGS（Broyden Fletcher GoldfarbShanno）算法是一种解决无约束非线性问题的优化算法。BFGS算法利用代价函数的一系列梯度向量来构建一个近似黑塞（Hessian）矩阵。然后用拟牛顿法计算一个指向代价函数最小值的方向进行迭代，直到寻找到最优解。当代价函数的参数个数很多时，BFGS方法将需要大量的内存，计算速度较慢。LBFGS算法是有限内存的BFGS优化算法，它是解决大规模优化算法的有效方法。与BFGS不同，LBFGS避免了黑塞矩阵的逆矩阵计算，在保证精确度的前提下减少迭代次数、增加收敛速度并有效地克服局部极小与周期性跳跃，减少了存储和计算量要求。

（三）DTI中数据的分析

1. 量化分析　弥散的量化分析方法主要有两种：固定大小的ROI法和放置于特定白质纤维素的小ROI。临床研究中最流行的数据分析方法是使用固定大小（正方形或圆形）的ROI法。这种方法已被用于将大的ROI放置在解剖上非特异性的脑白质区内。小ROI位于特定的白质纤维束内。第一种方法对噪声的敏感性小，统计更保守。第二种方法具有解剖特异性。在具体病理方面，大ROI检测到的各向异性差异，指出在被分析区域内白质结构的一致性和/或组织上的异常；小ROI检测到的差异，显示异常可能是由纤维束内的纤维数量/密度及髓鞘含量引起。虽然后一种方法更直接地涉及测量纤维束所提供的解剖连通性问题，但它仍有许多局限性：由于DTI图像固有的噪声，小ROI测量值具有较大的误差；由于不同大小的结构在不同的研究对象，取样区域并不总是具有可比性；其最大的局限性是部分容积效应。

2. 扩散量化指标选择

（1）各向异性参数（fractional anisotropy，FA）：为测量水分子各向异性指数的值，它密切反映了白质轴突膜的完整性和水分子平移运动的方向性。

（2）平均扩散率（mean diffusivity，MD）：反映分子整体的弥散水平（平均椭球的大小）和弥散阻力的整体情况。MD只表示弥散的大小，与弥散的方向无关。MD越大，组织内所含的自由水分子越多。

（3）轴向扩散度（axial diffusivity，AD）、径向扩散度（radial diffusivity，RD）：被认为是髓鞘和轴突损伤的体内替代标志。

这些指标与大脑微结构的成熟过程、病变及更高水平的认知功能密切相关，通过这些指标可以有效反映个体大脑在不同影响下神经纤维束的内在变化，即大脑可塑性的体现。

3. 定量指标分析方法　在传统的大脑可塑性研究中，研究者通常采用基于体素的分析方法。首先手动设置相关的ROI进行区域选择从而限制分析范围，再通过计算体素中的扩散信息可以获得对应的扩散指标，最后对这些指标进行分析即可得到如大脑白质结构上的差异信息。然而，基于体素的分析方法仍存在不少缺陷。例如，首先，该方法的分析区域ROI需要手动选取，耗时耗力，且存在人工误差和手动操作导致的个体差异；其次，对于需要进行模板配准的方法，在个体数据配准到模板数据时总会存在一定的误差且无法预估，会导致结果的不确定性；最后，基于体素的分析方法最终计算得到的是区域的均值，不能完整呈现相关的计算数据，容易造成纤维的特性平均化，从而难以找到相关差异。

由于传统的基于体素分析的方法存在问题，研究者开始使用基于纤维跟踪数据的扩散信息进行计算，纤维跟踪的数据中拥有丰富的体素信息。将每个关键纤维束内的每根纤维重采样到100个等距节点来量化纤维束中心部分的扩散特性，对每根纤维来说，每个点的扩散属性都会用样条插值法加以计算，最终纤维束在该位置点的值由目标纤维束内的每根纤维对应位置点的值加权得到，权重即由该单根纤维距离中心点的马氏距离（Mahalanobis distance）决定，距离越近，权重越大。马氏距离（D_m）计算公式为

$$D_m(\boldsymbol{\chi}) = \sqrt{(\boldsymbol{\chi} - \boldsymbol{\mu})^T \boldsymbol{S}^{-1} (\boldsymbol{\chi} - \boldsymbol{\mu})^T} \tag{4-2}$$

式中，$\boldsymbol{\mu}$为均值向量，表示数据分布的中心位置；$\boldsymbol{S}$为协方差矩阵；$\boldsymbol{\chi}$为包含纤维点x、y、z坐标的向量。马氏距离可以解释为多元高斯分布的z值，对应于给定点属于该分布的概率。为了避免多体素样本实验中可能出现的部分容积效应，与中心位置相比略有偏移的纤维在计算过程中将不会被考虑。最终每个纤维束的扩散属性为一个100维向量，即代表该纤维束的特征。可通过样条插值计算4种量化指标：扩散异性分数FA，平均扩散度MD，轴向和径向扩散度AD、RD。

4. 利用集成软件批量处理数据　目前流行的集成软件方法有基于Linux系统FSL（FMRIB's Software Library）软件的TBSS骨架处理方法和基于PANDA软件的DTI脑网络构建方法。

FMRIB是英国牛津大学脑功能磁共振成像中心，FSL则是他们开发的一个软件库，由Stephen Smith教授开发，发布于2000年，适用于所有操作系统，可用于结构MRI、fMRI

（任务、静息）、扩散MRI的分析，MRI与CT数据的预处理、分析和查看等。处理步骤包括：

（1）数据预处理：包括格式转换、头动及涡流校正、剥头皮颅骨和计算本征值，获取FA等参数图像。

（2）TBSS统计分析：包括将所有FA图像对齐到标准空间的模板、提取平均FA骨架和投射得到每个受试的FA骨架图。

（3）以ICBM-DTI-81白质分区图谱或其他为模板，计算FA、MD等值，采用双样本t检验对两组进行组间对比，经过TFCE校正（$P < 0.05$），获取具有统计学意义的差异脑区。

PANDA是一种依赖于MATLAB平台的工具包，可被调用来处理DTI数据，具体步骤包括：

（1）对DTI数据进行预处理，通过将扩散加权图像与参考b0图像进行有效对齐，消除涡流畸变和运动伪影的影响。然后应用变换对b矩阵进行重新定向。然后计算扩散张量，对角化得到3个特征值（λ_1，λ_2，λ_3）及其对应的特征向量，最后计算FA图像。

（2）使用自动解剖标记模板AAL将大脑包裹成90个感兴趣区域来定义网络节点。再对感兴趣区域进行分割。

（3）扩散张量成像数据集中的束是通过在每个体素中植入大于0.2的分数各向异性来计算的。8个种子点（seed）均匀分布在体素的体积上。从每个种子点开始沿着从体素到体素的主要扩散方向形成一条流线，从而重建wm纤维。角度大于45°（一般在30°～70°）或达到FA小于0.2的体素结束。

（4）在每对ROI之间，边缘的权重定义为两个端点位于这两个区域的纤维束的数量（称为FN fiber number）。因此，为每个参与者构建了FN加权的90×90结构连接性网络。

五、小脑fMRI与阿尔茨海默病的预测

阿尔茨海默病（Alzheimer disease，AD）影响大脑结构和功能连接的改变，导致失智、失能，给个人、家庭和医疗保健系统带来巨大的长期负担。AD源性轻度认知功能损害（mild cognitive impairment，MCI）阶段的诊断和干预是现阶段延缓AD患者病情发展、提高生存时间的主要手段。然而，由于在MCI阶段患者的症状不明显，目前的创伤性确诊方式（腰穿）和高昂的PET检查费用往往难以被接受，进而错过筛查确诊的黄金期。作者团队以小脑为研究目标，发现了小脑在MCI阶段具有良好的筛查效果，经过大量的数据分析和验证，显示了小脑fMRI诊断MCI和AD的优势，进而有效提高无创诊断的准确率。

近几年经研究发现，小脑作为人类大脑的第二调控终端，在AD初期，小脑会首先进行代偿性调控，补偿因AD造成的大脑连接损害。因此，在静息态核磁数据分析基础上，以小脑为节点建立的脑功能连接对MCI患者的诊断具有显著成效。传统模式下，人们对AD的诊断通常以大脑认知相关脑区作为种子节点，建立脑功能连接网络作为疾病的辅助诊断手段，而作者团队考虑小脑在AD早期的代偿作用，建立以小脑为种子节点的功能连接网络，使用显著性检验计算并筛选众多脑区连接值中具有较大差异者，分别对传统模式下及小脑为种子节点模式下的两类数据建模。

我们利用k折交叉验证的模式对数据进行建模，表4-1中MAX、MIN、AVE分别代表

模型训练中模型的最优表现、最小表现与平均表现。由表4-1可见，对AD痴呆阶段患者和健康人群（health control，HC）的分类，以小脑为种子节点建立的模型与传统模式下的模型结果接近。然而，在对AD与MCI人群的分类任务中，以小脑为种子节点建立的连接相较传统模式具有显著的优势，说明在疾病早期小脑作为认知调节的代偿性较高，是早期MCI人群诊断的重要节点之一。

表4-1 两种连接模式下的模型分类结果 （单位：%）

模式	MAX	MIN	AVE
传统模式			
AD：HC	92.86	60.71	67.27
AD：MCI	86.67	50.67	60.22
MCI：HC	91.67	55.71	60.67
小脑模式			
AD：HC	95.95	61.62	71.47
AD：MCI	94.44	51.56	62.37
MCI：HC	98.87	57.45	62.27

（曲良承 李绮雪 尹奎英）

参 考 文 献

石静萍，尹奎英，姚群，等 . 2022. 基于小脑功能连接特征的阿尔茨海默病早期的预测模型：中国，202110820167.2.

Buckner RL. 2013. The cerebellum and cognitive function：25 years of insight from anatomy and neuroimaging. Neuron，80：807-815.

Egidio D，Angel O. 2018. Physiology of the cerebellum. Handbook of Clinical Neurology，154：85-108.

Egidio D，Stefano C. 2012. Seeking a unified framework for cerebellar function and dysfunction：from circuit operations to cognition. Frontiers in Neural Circuits，6：116.

Pierpaoli C，Jezzard P，Basser PJ，et al. 1996. Diffusion tensor MR imaging of the human brain. Radiology，201：637-648.

Poldrack A，Mumford A，Nichols E. 2011. Handbook of Functional MRI Data Analysis. Cambridge：Cambridge University Press.

Schmahmann D. 2018. The cerebellum and cognition. Neuroence Letters，688：S0304394018304671.

Wang H，Kloth A，Badur A. 2014. The cerebellum，sensitive periods，and autism. Neuron，83：518-532.

第二节 小脑脑电

一、小脑脑电采集技术的发展

脑电图（EEG）采集是一种无创的测量脑电活动的方法。它需要将电极置于头皮上，记录神经元内及周围电流所产生的电压电位。一方面，在临床诊断中，EEG与脑触发神经康复治疗相吻合。另一方面，EEG不仅是实验心理学领域中提供脑相关结构的主要工具，还是一种神经成像方法，在计算神经科学中得到了广泛应用。

20世纪20年代末，汉斯·伯杰（Hans Berger）发现了EEG活动，并发明了测量EEG的技术，目的是提供"一扇通向大脑的窗户"。最开始，他记录下了闭眼状态时的信号，这些信号有节奏地跳动，但在睁眼状态时，这些信号的节奏就慢多了，而且通常振幅也更小。但当时的科学家对此不以为然。

一些人认为头皮EEG是心脏或肌肉的产物。另一些人则认为，当人们睁开眼睛时，大脑活动的节奏不应该变慢，幅度也不应该变小，如今这种现象被认为是"α波阻断"（alpha blocking）。还有一些人认为，伯杰所测量的节奏性颤动太慢，无法反映实际的神经活动，而在当时，人们认为实际的神经活动仅限于动作电位。

此后，英国生理学家埃德加·阿德里安和布莱恩·马修斯重复了伯杰在1934年的观察结果，即认为EEG是一种无创的测量大脑电活动的方法，他们完全相信伯杰的头皮EEG的发现。之后随着硬件技术的不断发展，EEG逐渐被人们认可并使用，并成为医学诊断与治疗领域中不可或缺的手段之一。

小脑参与学习和记忆的研究已经成为近期认知神经科学领域的热点之一。研究表明，小脑不仅参与协调身体运动，也通过大脑–小脑认知神经环路参与工作记忆、认知控制、奖赏期望等认知活动的调控过程（Roostaei et al.，2016；Koziol et al.，2014；Marien et al.，2001）。小脑本身是一个复杂精密的神经网络复合体，参与包括运动、情绪、奖赏、认知等多种行为。从解剖上，小脑分为小脑皮层与小脑核，小脑皮层可划分为十余个功能独立的区域，其接收外源信息进行处理后投射至深部的3个小脑核，小脑核又可以通过丘脑的中间连接投射至各皮层、皮层下区域，达到对小脑外各结构的调控作用。近年发现小脑的80%与抽象思维、计划、情感、记忆和语言等有关的大脑区域相连接（Sereno et al.，2020）。

在小脑进行功能调控实现时，电信号是关键的信息传递渠道之一，即小脑的EEG也是小脑各种功能的电信号体现。

二、小脑脑电信息采集与预处理

小脑脑电的采集需要在小脑的物理位置增加额外的电极，作者团队在小脑脑电采集与数据分析中，增加了小脑采集电位，在原有的64导脑电帽的基础上增加了9个采集位点，分别为"PO9""PO10""O9""O10""CB1""CB1""CB$_z$""SP1""SP2"。

基于上述位点基本可以覆盖整个小脑区域产生的脑电信息。其中覆盖大脑的64个电极通道位点分布符合标准的国际"10-10"分布，图4-1所示小脑数据的预处理步骤如下。

（一）降采样

如果脑电的原始采样频率高于250 Hz，则可以将数据下采样到250 Hz左右。通常在下采样前需要低通滤波器来消除混叠，通常这种处理相应的工具包会自动应用消除混叠滤波器。下采样对于压缩数据大小非常有用。它还可以通过切断不必要的高频信息来帮助源成分分析（ICA）产生更好的分解，尽管我们还没有对其进行定量测试。

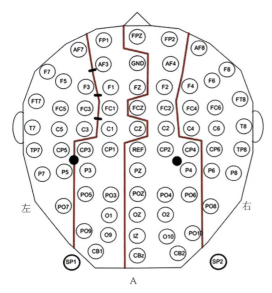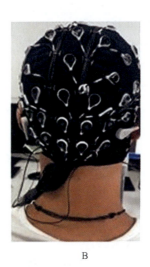

　　　　　　　　A　　　　　　　　　　　　　　　　　　　　B

图 4-1　包含小脑的脑电采集位点和脑电帽

A. 脑电电极；B. 73 导脑电帽［引自：石静萍，尹奎英，叶星，等. 2022. 一种用于 TMS 仪治疗的全脑区脑电帽：中国，202220244086.2.］

　　如果实验需要高频的信息，此步骤可以忽略，但与之带来的缺陷则是数据的计算时间将呈几何倍数增加。

（二）对数据进行 1Hz 高通滤波

　　应用高通滤波器的目的是消除基线漂移。虽然通常建议使用更低的截止频率，例如，合作受试者为 0.01 Hz，儿童或患者为 0.1 Hz，这些频率低于我们推荐的 1 Hz 通带边缘（相当于约 0.5 Hz 的截止频率）。推荐 1 Hz 的原因：

　　（1）如果数据长度有限，则 ICA 偏向于高振幅；EEG 数据具有 $1/f$ 功率频谱密度（power spectral density，PSD）曲线。这两个事实的结合意味着 PSD 图上最左边的值将对分解结果产生最大影响，尽管可能正在寻找的最有用的 EEG 信息是 3～13 Hz。

　　（2）低频 EEG ＜ 1 Hz 可能受到出汗等因素的污染，增加了时空非平稳性，影响了 ICA。

　　（3）如果想获得不错的频率分辨率，ERSP（即混合小波 /STFT 变换）中的最低频率通常为 3 Hz，3 Hz 相对于 0.5 Hz 的截止频率足够高。

　　（4）除上述这些定性解释外，还得到了许多已公布数据实验的支持。他们得出结论，1～2 Hz 的高通滤波数据最适合 ICA。

　　作为 ICA 的预处理步骤，1～2 Hz 的高通滤波在信噪比（signal to noise ratio，SNR）、单次试验分类精度和"近偶极"ICA 分量的百分比方面始终可产生良好的结果。相对于无伪影减少，基于 ICA 的伪影去除显著提高了信噪比和分类精度。

　　另外，有报道称，1-Hz 高通滤波器会衰减（甚至"失真"）事件相关电位家族的低频，即所谓的"晚期慢波"，如 N400 或 P600。为了避免这个问题，可以计算具有 1 Hz 高通滤波数据的 ICA 权重矩阵和球化矩阵，然后将其应用于 0.1 Hz 高通滤波数据。

（三）去除坏通道的数据

前期准备得再好的实验，也可能会出现坏通道数据——简而言之，即使你拒绝5%～10%的数据点，也无法保存的通道。删除坏通道是一个关键步骤，尤其是对于普通参考而言。这是因为平均参考信号是所有信道的平均值。如果存在一直有噪声的通道，包括这样的通道进行平均会将噪声引入所有通道。

删除通道后，在做平均参考与ICA之前，需要将删除的通道再次以零值的方式进行插入，主要原因如下：

（1）最大限度地减少下一次平均引用中的偏差。例如，如果有64个通道，并且仅从右半球拒绝16个通道，则电极两端的平均电势向左半球偏置。为了避免这种偏差，应该对头皮电极进行插值。

（2）平均参考数据的IC拓扑是零均值的，这更容易评估。否则，IC头皮拓扑可能全部为红色或蓝色。

（3）ICA后无法恢复被拒绝的电极，这可能会导致后续的数据处理与分析出现问题。例如，你可能需要计算Cz下的组级IC反投影。但是，如果你的一些受试者拒绝了Cz电极，则无法计算。

（四）数据平均重参考

参考头皮EEG数据似乎有多种有效的方法，这里推荐平均参考，因为这个概念很简单，除了记录的数据之外，不需要任何其他东西。平均参考是头皮电位的近似值，与头部某个位置的参考位置无关，尤其是增加了小脑点位的数据采集，重参考是重要的数据预处理步骤之一。

如果EEG是在皮层上产生的，具有偶极电流分布，并且没有外部来源，那么由于电荷守恒，每时每刻都会有相同数量的正电位和负电位变化。因此，头皮地形图的总和应为零。通过重参考平均沟道值，我们假设不存在单极源和单极汇的电荷产生。在实践中，平均参考使所有ICA头皮地形图的总电位为零。平均参考通常对抑制线路噪声非常有帮助，因为线路噪声频带的振幅包络波动的时间常数较短，可以通过平均参考来去除。

（五）消除线路噪声

线路噪声的消除通常并非依赖于传统的频率滤波器，而是通过滑动窗口自适应地估计并消除正弦成分，从而避免在背景EEG频谱中造成频带缺失。在进行这一操作之前，建议先用高通滤波器处理数据，以去除非平稳性。

在某些情况下，CleanLine无法充分抑制线路噪声。最有可能的原因是线路噪声不是固定的，如果你看到60 Hz和120 Hz这样的谐波，在时域中，这样的信号并不是恒定的60 Hz和120 Hz正弦波的总和，而是具有尖峰和/或波谷的60 Hz。换句话说，120 Hz只是偶尔以相位耦合的方式存在。在这种情况下，我们认为违反了该处理方式的假设，不起作用。

（六）源成分分析

除了上述标准的数据预处理方式外，根据不同的实验需求，实验者可能会设置许多不同的数据预处理模式，但不论需求如何改变，源成分分析（ICA）是所有实验中脑电数据预处理不可或缺的一环。

在做ICA处理前，应先检查脑电数据的数据量，通常数据应该大于通道数的平方再乘以20，即假设一次实验采集数据的通道为64，能顺利进行ICA的数据量应该为$64^2 \times 20 = 81\ 920$。

研究人员在将ICA应用于数据时最常犯的错误是试图将ICA分解应用于过少的数据点。对于具有大量通道（64个或更多）的数据，建议将多个时间点分解为通道数量平方的至少20倍或更多倍，这样是最佳的。这只是一个启发式标准，而不是严格的最小值，使用这么多数据本身并不能保证最优分解。对于非常密集的头皮阵列，此标准可能需要不合理的数据量。

ICA假设所有提交的数据点都来自同一状态。例如，如果在记录EEG时执行P300任务，则假设所有数据点都与P300任务相关。从这个角度来看，更可取的做法是先将数据按感兴趣的事件进行分段，然后执行ICA（允许数据长度），而不是对连续数据执行ICA。眨眼怎么样？它肯定与P300任务无关（或者可能与事件结构在时间上相关，如果眨眼时间受到行为控制的话），甚至与大脑无关。然而，如果在录制过程中眨眼的频率足够高，它就会成为平稳性的一部分。

因此，高振幅信号比规则振幅、平稳的信号更能引起ICA的关注。这就是为什么在ICA之前数据清理至关重要。这也解释了为什么ICA如此善于分解眨眼——它们的源位置是固定的，头皮上的电位分布是固定而广泛的，振幅很大。此外，ICA在实践中偏向于源幅度的原因是现实数据的长度有限。基于ICA，可以将一段复杂的EEG信号分解为多组不同的信号源，根据需要去除噪声信号源或者筛选感兴趣的信号源是必要的。

经过上述六步的数据预处理，可以基本获得一组有效的包含小脑的EEG数据，当然实验者根据不同的实验需求，可能会加入更多不同的数据处理方法，这个需要根据实际需求进行更改。

（曲良承　尹奎英　石静萍）

参 考 文 献

石静萍，尹奎英，叶星，等. 2022. 一种用于 TMS 仪治疗的全脑区脑电帽：中国，202220244086.2.

Koziol F，Budding D，Andreasen N. et al. 2014. Consensus paper：the cerebellum's role in movement and cognition. The Cerebellum，13（1）：151-177.

Marien P，Engelborghs S，Fabbro F，et al. 2001. The lateralized linguistic cerebellum：a review and a new hypothesis. Brain & Language，79：580-600.

Roostaei T，Nazeri A，Sahraian A，et al. 2016. The human cerebellum：a review of physiologic neuroanatomy. Neurol Clin，32：859-869.

Sereno MI，Diedrichsen J，Tachrount M，et al. 2020.The human cerebellum has almost 80% of the surface area of the neocortex. Proc Natl Acad Sci USA，117：19538-19543.

第三节　小脑错误电位

一、概　述

（一）错误相关电位概念

错误相关电位（error-related potential，ErrP）是事件相关电位的一个子类型。ErrP是受试者犯下错误或观察到错误的反馈时，在额叶中央产生的特定模式的EEG信号。这是一个参与情绪和注意力处理的大脑区域，它的主要特点是：执行事件或反馈事件发生后的200 ms左右，该区域会出现一个初始正向电位，再往后50 ms后会出现一个较大的负向偏转，再过去70 ms后又会偏转为正信号，第二个正信号的峰值略大于第一个，如图4-2所示。因此错误相关电位方向的研究通常都会设置一个包含刺激后100～800 ms的时间窗，再对窗内的信号进行处理（Iturrate et al.，2015）。当前的研究认为，ErrP的信号主要产生于人脑两个半球之间的中央沟壑区，这也是错误事件时这个区域头皮的电位变化最大的原因，沟壑区与前扣带皮层、额叶皮层等联动，主要由 μ 和 θ 段的信号组成（Zhang et al.，2017）。

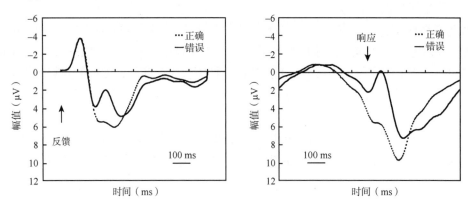

图4-2　反馈和响应ErrP的形式

（二）错误相关电位研究现状与意义

一些研究（郑文皓，2020）总结认为，ErrP可以分为四类：①响应类。当受试者进行需要对各类刺激做出快速响应的任务时出现。当受试者意识到错误的行为会导致错误的结果时会产生该类ErrP。②反馈类。当受试者进行的任务存在反馈模块时，受试者接收到不符合预期的结果反馈时会出现该类信号。③观察类。当受试者不需要做出任何响应，只需要观察他人或者程序，被观察的对象发生预期外的错误行为时，会出现观察类ErrP。④交互类。在人机或人人交互的任务中，受试者的执行操作被误解时会产生该类ErrP。

相比起其他脑电成分，ErrP受环境、时间等因素的影响较小，是已知的脑电中最稳定的成分之一。实验证明，对同一个受试者进行多次实验，实验期间相隔数个月进行多次测试，脑机接口（brain computer interface，BCI）中的ErrP仍然与之前的结果保持相似的性能。Iturrate等的研究证明，ErrP的产生与受试者当前执行的任务关系不大，主要与当前佩戴的脑电设备的采集流程有关。ErrP的稳定性和广泛性得到了充分的证明。

由于ErrP的与个人认知过程关联较小的特性，常被用作规避上述风险的辅助策略。因此，ErrP最近被用作事件相关电位（event-related potential，ERP）组件，可以应用在各种脑电控制、识别的任务中，用来辅助操作人员广泛地用于提升各个类型、各种形式BCI和脑控任务的性能（Cruz et al.，2018；Chavarriaga and Millán，2010）。例如，执行运动想象任务的时候，要求受试者利用想象来控制小球的运动，在引入ErrP作为辅助手段的前后，分类的准确率由70%左右提升到了80%以上（Kreilinger et al.，2009）。

二、小脑调控中的错误电位

小脑通过与大脑形成广泛的纤维联系，参与高级认知过程的调控，小脑被认为是认知过程的"通用调节器"。一系列小脑学习模型认为，来自下橄榄核CF的激活可作为一个误差信号，影响其投射的PC和DCN的输出。通过"错误信号"的监督学习机制，小脑可以实时监测认知的模式、变化及错误，更新信息然后适应性反馈到大脑皮层，进而调控认知过程。小脑这种学习过程中的误差信息修正和精准控制机制对监督学习而言具有非常重要的借鉴意义。目前主流的脑机接口研究及应用对小脑信号特征利用较少，如果能将小脑区域中枢神经信号表征进行深入挖掘分析，将有可能大幅提升脑机接口的性能。为此笔者对小脑错误电位的提取方法进行了探讨。

Go/Nogo是心理学中的标准实验范式。这是一个被广泛认可的、稳定的认知实验。它要求受试者在执行或抑制运动反应之间做出反应。停止任务要求在开始信号后不久抑制由"停止"信号触发的运动反应，从而将开始反应后向转化为禁止反应，包括撤回已经由Go信号触发的反应（Rashid et al.，2020）。其他实验表明，在Go/Nogo任务中，大脑的多个区域与行为执行和行为抑制有关，包括眶回、额下回、内侧额叶、颞叶和顶叶皮层（Miller et al.，2020；Cattan et al.，2018；Alariki et al.，2018；Bi et al.，2013）。常用的小脑区域研究方法，如fMRI、CT等，存在即时性差、难以同时执行任务等缺点。

基于目前的研究，我们假设小脑参与认知过程，并通过检测小脑区域ErrP的存在来验证这一假设。

我们设计了一个基于Go/Nogo机制改进的脑电实验，该实验可以激发戴脑电帽的受试者的ErrP，并由脑电帽全程记录受试者的脑电。验证了实验可以有效地激发ErrP和小脑区域存在ErrP。在此基础上，我们设计了一种适用于脑电的特征提取方法，可以稳定地提取到有多种事件的ErrP在不同情况下的有效特征，并可以将这些特征用作机器学习的分类器的输入。经特征筛选后，各种分类的准确率较筛选前都得到了较大提升，效果最好的分类器准确率可以达到80%以上。以上事实说明小脑区域参与了判断过程，为实现能够实时识别人类错误并纠正错误的脑机接口应用做了理论准备，提供了该脑机接口应用特征筛选和分类方法的一个可供选择的有效方案。

三、小脑错误电位诱导的方法

（一）实验范式

实验包括图像判断和Go/Nogo机制，使受试者犯更多的错误，并诱导足够的执行错误和反馈错误。各实验过程如图4-3所示。每组实验包括以下4个步骤：①屏幕中央出现一个黑色"+"，持续800 ms，提示受试者集中注意力，从上一次判断中恢复过来；②刺激图像在屏幕中央显示1000 ms；③刺激画面消失后，黑色"+"再亮800 ms，在此期间受试者需要决定是否按下按键，我们称之为800 ms响应窗口；④根据受试者在本次实验中的表现，出现了不同的反馈图像。在第二步中，有目标图像出现的概率是无目标图像的3倍。在第三阶段，受试者被指示当他们在刚刚呈现的刺激上发现一个存在的目标时按下空格键。在20%～80%的目标实验中，"停止"标志将在150～650 ms内出现。当受试者遇到这些考验时，他或她被告知即使有目标也不能按空格键。受试者先前的整体表现和最近的表现决定了该手势的频率和延迟。简单地说，准确率越高，标志出现的时间越晚，出现的次数越多。击键次数越少，出现该标志的概率就越低。这些措施是为了引起行为错误。每个受试者在实验前有10次练习机会。为了保证实验的样本数，每位受试者进行5轮实验，每轮包括100次实验，每轮实验中受试者自由选择一定的休息时间。

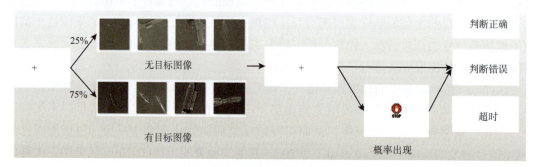

图4-3　每轮实验的流程

刺激画面出现三种可能性：正常包含目标、包含目标但有"停止"标志、不包含目标。这些实验分别被标记为目标实验、停止实验和无目标实验。收集数据时，将执行段的数据分为以下四类：①受试者在目标实验中按下键；②在停止实验中出现标志之前按下键；③受试者在停止实验中出现标志后按下键；④无目标实验中按下键的受试者。反馈段的数据分为以下三类：①超时，受试者在应答窗口结束前未按下目标实验的键；②正确，在以下情况会出现正确的反馈图像，包括受试者在目标实验中正确按下了键，受试者在停止或无目标实验中没有按下键；③停止实验或无目标实验中受试者按下的误差。每个刺激图像都加入了一定程度的瑞利噪声和伽马噪声，增加了实验判断的难度。

（二）受试者

研究共纳入26名男性受试者，平均年龄（26.7±4.2）岁。所有的研究对象都健康，而且都是右利手，没有色盲或感觉障碍。所有参与者在参与实验前都被告知并同意实验内容。在整个实验过程中，使用我们设计的含小脑电极的73导脑电帽跟踪受试者的EEG数据。每位受试者进行500次易诱发ErrP实验。在整个实验过程中，受试者都处于高度关注状态。所有数据以1000 Hz采样，其中阳性x轴为人脑前部，阳性y轴为人脑左侧。

（三）包含小脑电极的脑电采集

基于对小脑区域头皮电位的需求，实验室与博睿康科技（常州）股份有限公司合作设计、生产了一种新型的脑电帽（石静萍等，2022）。该脑电帽在标准64导基础上，增加了9个代表小脑区域的电极。所有数据以1000 Hz采样，其中阳性x轴为人脑前部，阳性y轴为人脑左侧。

（四）包数据预处理

每位受试者采集的数据文件包含数据和事件两部分。这两个文件分别记录了69个电极的所有波形，以及事件发生的时间和类型。这两部分数据是通过MatLab R2020b的EEGLAB 14.0工具箱的特定扩展来读取的。图4-4为一位受试者直读后CBz电极的脑电原始数据，可以看到脑电图信号更加混乱，并且随着时间的推移波动明显。直读后的CBz脑电波形需要进行预处理和校正，去除噪声，并将其分割成可读信号。

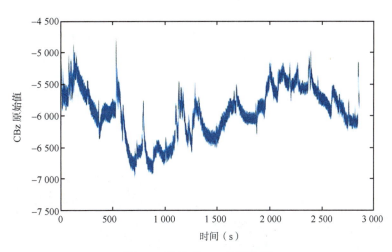

图4-4 受试者CBz原始数据

预处理的第一步是选择通道。有必要排除未使用的SP1和SP2电极。如果实验中有破损的通道，也需要去除。第二步需要导入位置信息，如图4-1所示，并将位置与每个电极相关联，方便地定位大脑区域。第三步是重新引用。我们使用最常用的方法，即全局平均法，它不需要除电信号以外的任何其他数据，并有效地消除了参考电极位置的影响。此外，再参照可以减弱系统中的干扰和生物电效应（Luck，2014）。然后用48～52 Hz带阻滤波器对信号进行滤波，去除50 Hz工频交流干扰。然后使用0.1～50 Hz带通滤波器。在较低截止频率下高通滤波的目的是消除基线漂移，同时为独立分量分析（ICA）做准备（Lalor et al.，2005）。低通滤波的截止频率为50 Hz。第一个原因是常见的EEG频带在0.5～30 Hz范围内（δ波，0.4～4 Hz；θ波，4～7 Hz；α波，8～12 Hz；β波，13～30 Hz）。第二个原因是表面肌电信号的主要能量集中在20～150 Hz频段，一定的低通滤波器可以有效滤除表面肌电信号的影响。

四、错误相关电位的发现

为了获取ErrP信号，需对连续脑电信号进行分段。分段依据实验设计中的打标类型，主要考虑执行段和反馈段的错误类型。对于按键操作，设定了按键正确、按键错误（包括无目标轮次按键和停止轮次按键）三种打标。反馈结果则分为"判断错误"、"判断正确"和"超时"三种打标，以覆盖实验的不同情况。

考虑到ERP主要在刺激后100～800 ms发生，我们选择了刺激前500 ms至刺激后1000 ms作为时间窗口来分析脑电信号。截取刺激前信号是为了去除基线，因为人脑基本功能产生的信号、电极接触不稳定等因素可能导致信号漂移，影响后续判断。为此，我们计算–500～0 ms内的平均值，视为当前脑活动和阻抗变化叠加后的漂移基线。然后，将时间窗口内的信号减去这一均值，以去除基线，确保信号分析的准确性。

（一）分段后的波形图分析

由于反馈段中停止轮次"STOP"标志出现前按键的情况无法判断受试者是否意识到已经出现或会出现停止目标，我们将这一类的信号段设置为待定情况。这样，执行段和反馈段都被分为三类。以本节"三"中的受试者实验为例，横坐标为时间，纵坐标为电极处的电势。在500次实验中，他总共按键174次，其中88次是正确情况，36次是错误情况，50次是待定情况。图4-5与图4-6显示了这三种情况下的平均值进行方差分析（analysis of variance，ANOVA）的结果。

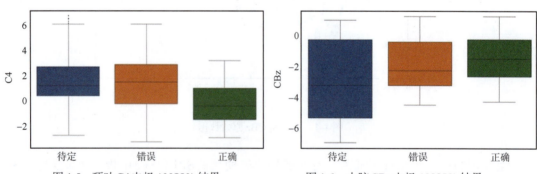

图4-5　顶叶C4电极ANOVA结果　　　　图4-6　小脑CBz电极ANOVA结果

从顶叶C4电极和小脑CBz电极的ANOVA结果可以看出，就方差分析而言，这三个类别之间存在一些差异。在之前的研究中，主要发现ErrP的顶叶区域在正确和错误情况下均值和方差都有着明显的差异，这从侧面说明了实验成功激发出了ErrP。在CBz电极处，正确和错误的轮次均值有1 μV的差异，主要的差异来自待定阶段。这说明受试者在不清楚自己操作正确与否时，与知道正误性时相比，差异较大。

（二）波形分析

波形分析是对时域的直接观察，关注的是EEG波幅随时间进程的变化情况。最常用的就是事件相关电位，它能够快速、直观地得到某个刺激或事件引起的幅值变化。其数学原理是将每个相同事件下、每个相同时间点的电压求和，然后除以同一事件的次数。

（三）执行错误

执行错误是指受试者在停止轮次中看到停止标志后做出反应或在无目标轮次中没有做出反应时的ErrP。在他人的研究中，这种ErrP可能出现在前扣带皮层，这是一个涉及处理情绪和注意力的大脑区域，因此在中央和前额叶电极位置上能够发现。它们的特征是早期在额中央区域出现的负电压偏转，称为负错误或与错误相关的负电位，随后是在顶叶区域的正偏转，称为正错误。执行错误的负错误出现在80 ms后，较大的正错误则出现在相对于按键后的200～500 ms。为了说明情况的普遍性，我们依然以之前受试的情况为例。小脑区域头皮的CBz电极记录的平均活动如图4-7所示。

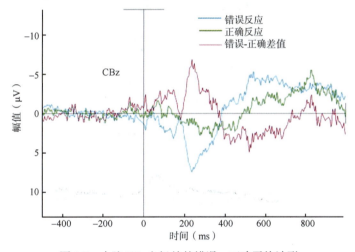

图4-7　小脑CBz电极处的错误、正确平均波形

图4-7中，错误相关信号用青色表示，绿色波形表示做出正确响应时的平均EEG活动，紫色波形为青色和绿色（错误与正确）之间的差异。与过去的研究相同，我们发现当受试者出现执行错误时，与做出正确反应时相比，额叶EEG活动的差异性最为明显。小脑附近CBz电极的平均EEG活动如图4-7所示，我们在执行错误后约220 ms处观察到EEG活动的正峰值。然后EEG电位逐渐下降，并在大约500 ms时达到约–5 μV的负极值。相反，当受试者做出正确反应时，EEG的电位通常几乎没有变化。当取两类电位平均的差值时，可以清楚地观察到差异。在其他受试者中也可以看到类似的观察结果。

（四）结果错误

结果错误是指受试者出现错误并被提示错误消息的ErrP。本实验中，当用户在判断任务中执行了错误操作或未执行任务引发了错误，并收到指示错误操作的反馈时出现。观察到的主要成分是刺激后250 ms左右出现在前扣带皮层的负错误。该受试者全脑所有电极的事件相关活动的均值如图4-8所示，小脑CBz处电极采集到的EEG活动如图4-9所示。

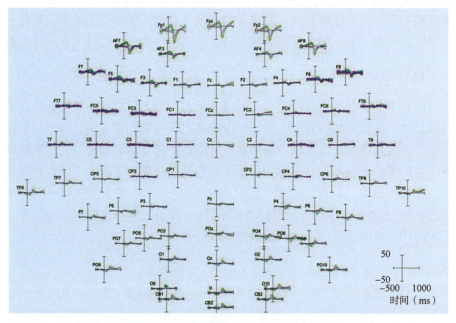

图4-8 多个受试者小脑CBz电极处的错误、正确平均波形

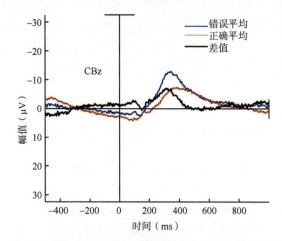

图4-9 小脑CBz电极处的结果段错误、正确平均波形

从图4-8中可以看到，在向受试者显示反馈图像后，在顶叶、颞叶和枕叶等区域，结果错误的相关活动和正确反应的相关活动之间几乎没有差异。最显著的差异出现在前额叶皮层，这与认知和情绪有关（Lieberman et al.，2019）。当检查小脑附近电极（CBz）的活动时（图4-9），我们在反馈图像呈现后的所有实验中观察到380 ms处的负电位。然而，当记录结果错误时，我们发现负电位（错误相关电位）的峰值更大。其他受试者的结果也相似，只有峰值潜伏期的区别，没有模式和峰值的差异。在这里，错误相关波形用蓝色表示，红色波形表示做出正确响应时的平均EEG活动，黑色图显示红色和蓝色之间的差异

（错误与正确），从中可以看到两者之间存在一定的差异。综合之前的 ANOVA 结果，可以说明小脑具有执行段和反馈段两种类型的 ErrP。

（五）脑网络分析

大脑内部各个组织如何合作产生了大脑的各项功能，是神经科学研究的一个本质问题。研究表明，许多功能是由一部分区域或者多个区域协同作用产生的。网络神经科学建立在假设大脑是由多个不同的神经元、功能区域组成的网络的基础上，由不同的区域或多个区域组成的网络激活来执行不同的功能。DTI 是弥散加权成像的一种新形式，它可以定时定量地表现出水分子在脑组织内的弥散特性，利用这种弥散的方向和速率来判断各个脑区的连接（金玮等，2019）。

最近的研究中，利用 DTI 技术，研究人员将脑功能分为七大主要网络，它们协同来完成大脑的各项任务。这七大主要网络包括：感知物理输入、监督外部刺激反应的感觉运动网络；负责规划任务、处理选择的中央执行网络；负责深层思考、发呆时维持身体各项基本职能的默认网络；负责情感、动机的凸显网络；维持人脑注意力稳定的背侧注意网络；调节各种器官活动、对环境中潜在刺激和危险做出保护行为的边缘系统；负责视觉本身和对视觉信号进行处理的视觉系统（Androulakis et al.，2018）。

在无标度网络中，度分布 $P(k)$ 通常遵循幂律分布 $P(k) \propto k-\alpha$。$P(k)$ 是具有度 k 的节点概率；k 代表节点的连接数，反映其在网络中的直接影响力；α 代表幂律指数，决定网络的不均匀程度，影响网络的鲁棒性、信息传播效率等关键性质。这种网络遵循二八定律，即少部分的节点拥有大多数的连接，导致节点的重要性存在较大差异，这使得存在噪声时网络的稳健性较强（Barabasi and Albert，1999）。小世界网络则是指兼具规则网络的高聚类和随机网络最短路径长度优势的网络。这种网络使用一个标量 $\sigma=\gamma/\lambda$ 来衡量其小世界特性，其中 γ 是真实网络的集群系数除以随机网络的集群系数得到的值（远大于1），λ 是真实网络的近似最短路径长度除以随机网络的近似最短路径长度得到的值（近似于1）。当标量 σ 大于1时，则认为该网络具备小世界属性，且数字越大，小世界属性越强（Humphries et al.，2006）。对于脑网络来说，小世界属性体现的是脑区在进行协同合作时局部和全局效率的平衡，无标度属性则用来说明网络中存在的核心节点，这些节点在网络的构成、网络的完备性等方面发挥着举足轻重的作用。在基于磁共振的研究中发现，人脑的节点高度服从指数的幂律分布，即满足小世界特性。这些网络从人类处于婴儿期起就存在，随着年龄的增长和大脑的发育，小世界属性越来越强，聚类性和重要性差异也越来越明显（黄铉，2018）。

回到 EEG，它无法如 DTI 那样直接反映大脑内部的活动，但可以根据头皮上脑网络的构建来分析活跃的脑区。EEG 的脑网络构建基于两个通道之间的关系，常用的有皮尔逊相关系数（Pearson correlation coefficient）、相位滞后属性等。一般以分布在大脑皮层的各个导联作为点，以不同点之间的相关程度或依赖关系作为边构建网络。采用皮尔逊相关系数来作为两个变量之间的相关度，皮尔逊相关系数是用来反映两变量之间相似程度的统计量，在机器学习中可用来计算特征与类别间的相似度，即可判断所提取的特征和类别是正相关、负相关还是没有相关程度。其计算公式为

$$r = \frac{N\sum x_i y_i - \sum x_i \sum y_i}{\sqrt{N\sum x_i^2 - (\sum x_i)^2}\sqrt{N\sum y_i^2 - (\sum y_i)^2}}$$ （4-3）

其中，x 和 y 分别表示两个变量，简单地说就是两个变量的协方差除以两个变量各自的标准差的积，它的数值在 $-1\sim 1$。大于 0 表示正相关，小于 0 表示负相关，绝对值越大代表相关度越高。

在皮尔逊相关系数有关的研究中，对相关系数和相关度绝对值的划分一般如下：$0.8\sim 1.0$ 极强相关；$0.6\sim 0.8$ 强相关；$0.4\sim 0.6$ 中等程度相关；$0.2\sim 0.4$ 弱相关；$0.0\sim 0.2$ 极弱相关或无相关。皮尔逊相关系数一般要求变量满足以下属性：①两个变量都是线性连续数据。②两个变量的观测值是成对出现的，但每对观测值互相独立。③两个变量都是单峰分布的。对于该受试者，各波段以强相关的 0.6 相关度为阈值，全频段以 0.5 为阈值，针对执行段构建脑网络。构建的结果如图4-10、图4-11所示，图中的点表示电极，连线表示这两个电极的相关度达到了设定的阈值。错误情况中，各波段下的网络主要集中在一侧，且连接较为松散；正确情况下，在各个波段都出现了横跨左右脑的边，这也侧面说明了脑网络构建的成果和按键本身（右手操作）关系较小。最大的区别来自α段，该频段内错误情况只有三条横跨左右脑的边，而在正确情况下几乎全脑都连接在了一起。在β段内，正确情况下小脑区域和左颞叶与左枕叶连接在一起，而错误情况下小脑区域没有参与脑网络的构建，这也佐证了小脑区域在正确和错误情况下信号的不同。这种脑网络在正确和错误的情况下构建的巨大差异同样存在于各个受试者的执行段和反馈段，这说明实验成功激活了错误相关电位及小脑区域参与了错误相关电位的激活。

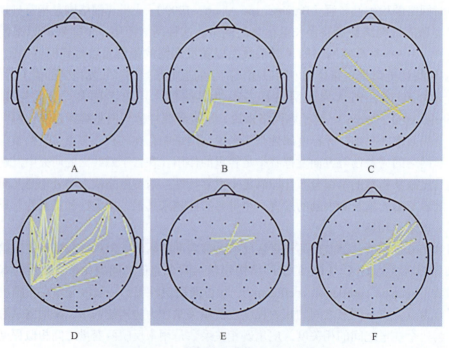

图4-10 执行段错误情况脑网络的构建

A. δ段；B. θ段；C. α段；D. β段；E. γ段；F. 全频段

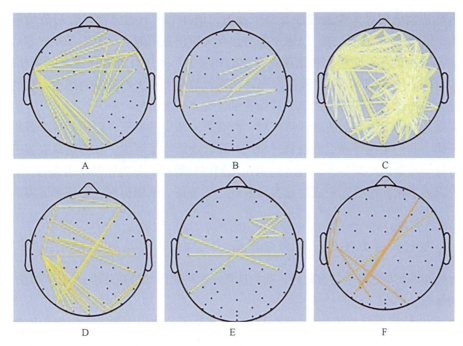

图4-11　执行段正确情况脑网络的构建
A. δ段；B. θ段；C. α段；D. β段；E. γ段；F. 全频段

五、特征筛选与分类在BCI及神经科学研究中的应用

特征筛选与分类在BCI及神经科学研究中占据着至关重要的地位，尤其是在处理如ErrP这类复杂的脑电信号时。本部分旨在通过一系列科学的方法，从原始脑电信号中提取最具代表性的特征，并利用这些特征进行分类，以准确识别受试者在执行任务时的思维状态。下文是对整个特征筛选与分类过程的详细阐述。

（一）特征筛选的必要性

在脑电信号分析中，特征筛选是不可或缺的一环。由于脑电信号具有高维度和易受噪声干扰的特点，直接进行分类往往难以取得理想的效果。特征筛选的目的是从众多原始特征中挑选出最能反映数据本质特性的少数特征，从而降低维度、去除冗杂信息，这对提高分类精度和节省计算资源具有重要意义。

（二）特征选择方法

备选特征确定针对脑电信号的时频特性，我们从时域和频域两个角度进行了全面的特征提取。时域特征主要包括最大值、最小值、最大极值点出现时间、窗口均值、标准差等，这些特征能够反映脑电信号在时间序列上的变化特性。频域特征则包括α、β、δ、θ波段的频域能量等，这些特征能够揭示脑电信号在不同频率段上的能量分布特性。通过提取这些特征，我们得到了一个包含15个备选特征的集合，这些特征能够全面反映脑电信号在不同维度上的特性。

通道筛选脑电信号采集通常涉及多个通道，但并非所有通道都包含对分类有用的信息。因此，需要进行通道筛选，以保留那些包含关键信息的通道。我们采用皮尔逊相关系数来衡量不同通道在正确轮次和错误轮次下的相关性。通过计算各通道之间的相关系数，并设定一个阈值（如0.7），可以筛选出那些在两种情况下相关性较弱的通道。这些通道更有可能包含与ErrP相关的独特信息，从而有助于提高分类性能。

特征筛选在确定了备选通道和特征后，需要进一步筛选特征，以得到一个既精简又高效的特征集。我们采用序列后向选择（SBS）算法进行特征筛选。该算法从全集开始，逐一剔除对分类贡献最小的特征，直至达到预设的特征数量或分类性能不再提升。通过SBS算法，可以逐步剔除那些冗余或对分类贡献较小的特征，从而得到一个更加紧凑和有效的特征集。

（三）特征筛选方法与分类算法选择

为了验证特征筛选方法的有效性，我们选择了两种常用的分类算法：K近邻算法（KNN）和支持向量机（SVM）。

KNN是一种简单但有效的监督学习算法，它基于"物以类聚，人以群分"的思想进行分类。我们将K值设置为3，即选择距离待分类样本最近的3个样本作为参考，根据这些样本的类别来确定待分类样本的类别。KNN算法的优点是易于理解和实现；缺点是计算量较大，尤其是在处理大规模数据集时。

SVM是一种基于最大间隔原则的线性分类器，它能够在特征空间中找到一个最优的超平面来分隔不同类别的数据。我们选择SVM作为另一种分类算法，以验证特征筛选方法的有效性。通过调整超参数C和核函数类型（如"poly"），可以优化SVM的分类性能。SVM算法的优点是分类性能稳定且对数据的噪声和异常值具有较强的鲁棒性；缺点是计算复杂度较高，尤其是在处理高维数据时。

（四）实验结果与分析

为了验证特征筛选与分类方法的有效性，我们进行了大量的实验，并对结果进行了详细的分析。

执行段结果对于执行段的数据，我们首先按照2∶8的比例划分出测试集和训练集。在训练集中进行特征筛选和通道筛选后，得到了一个包含19个特征的特征集。使用这个特征集进行分类时，KNN和SVM的分类准确率分别达到了83%和84%，相较于使用全部特征时的73%有了显著提升。这证明了特征筛选方法的有效性。

进一步当我们只考虑两类分类（正确和错误）时，筛选后的特征集在KNN和SVM上分别取得了99%和82.1%的准确率，远高于使用全部特征时的34.1%和45.2%。这一结果再次验证了特征筛选和通道筛选的必要性及本方法的有效性。通过筛选出的特征集，能够更加准确地识别受试者在执行任务时的思维状态。

反馈段结果对于反馈段的数据，我们采用了与执行段相似的处理方法。通过特征筛选和通道筛选后，我们得到了一个包含11个特征的特征集。使用这个特征集进行分类时，KNN和SVM的分类准确率分别达到了72.0%和73.4%，相较于使用全部特征时的63.9%和

51.5%有了显著提升。虽然反馈段的分类准确率略低于执行段，但考虑到反馈段数据的复杂性和噪声干扰，这一结果仍然是可以接受的。

同样地，当我们只考虑两类分类时，筛选后的特征集在KNN和SVM上分别取得了更高的准确率。这再次证明了特征筛选和通道筛选在提高分类性能方面的有效性。通过筛选出的特征集，能够更加准确地识别受试者在接收反馈时的思维状态。

为了验证本方法的普适性，我们将相似的方法推广到了所有的受试者。结果表明，在每位受试者都取得了类似的分类效果。筛选后的特征集在大多数情况下都能显著提高分类准确率，尤其在两类分类任务中。这一结果进一步证明了本方法的有效性和稳健性。通过在不同受试者验证本方法的有效性，可以更加确信该方法在脑电信号ErrP识别中的应用潜力。

（五）小结与展望

我们提出了一种有效的特征筛选与分类方法，并成功应用于脑电信号的ErrP识别中。通过结合时域和频域特征，采用皮尔逊相关系数进行通道筛选，以及使用SBS算法进行特征筛选，我们得到了一个既精简又高效的特征集。这个特征集在KNN和SVM两种分类算法上都取得了显著的分类效果提升。

然而，我们的研究仍存在一些局限性。例如，在特征提取过程中可能忽略了某些潜在的有用信息；在分类算法选择上可以进一步尝试其他更先进的算法；在受试数量和数据质量方面也有待进一步提升。未来研究可以针对这些方面进行改进和优化，以进一步提高ErrP识别的准确性和鲁棒性。

此外，我们的研究的结果也为脑机接口技术的发展提供了有力支持。通过准确识别受试者的思维状态，可以开发出更加智能、高效的脑机接口系统，为残障人士提供新的交流和控制方式，同时也为神经科学研究提供新的手段和方法。随着脑机接口技术的不断发展，相信未来能够实现更加复杂和精细的脑机交互，为人类社会带来更多的便利和进步。

综上所述，特征筛选与分类在脑电信号分析中扮演着至关重要的角色。通过科学的方法提取和筛选特征，并选择合适的分类算法进行分类，可以更准确地理解大脑的思维活动，并为脑机接口技术的发展提供有力支持。未来仍需探索更加先进和有效的方法，以推动脑机接口技术和神经科学研究的不断进步。

（尹奎英　牟　博　石静萍）

参 考 文 献

黄铉.2018.特征降维技术的研究与进展.计算机科学，45（S1）：16-21，53.

金玮，李跃华，李斌.2019.磁共振弥散张量成像和纤维束密度成像在中枢神经系统的研究进展.中国医疗器械杂志，43（5）：352-354，368.

梁夏，王金辉，贺永.2010.人脑连接组研究：脑结构网络和脑功能网络.科学通报，55（16）：1565-1583.

潘丽军，陈锦权.2008.试验设计与数据处理.南京：东南大学出版社.

石静萍，尹奎英，叶星.2020.一种用于经颅磁刺激仪治疗的全脑区脑电帽：中国，CN114366127.

郑文皓.2020.错误相关电位分类及其在共享控制中的应用研究.武汉：武汉理工大学.

Alariki AA, Ibrahimi AW, Wardak M, et al. 2018. A review study of brian activity-based biometric authentication. J Comput Sci，14（2）：173-181.

Androulakis XM，Krebs KA，Jenkins C，et al. 2018. Central executive and default mode network intra-network functional connectivity patterns in chronic migraine. Journal of Neurological Disorders，6（5）：393.

Barabasi AL，Albert R. 1999. Emergence of scaling in random networks. Science，286（5439）：509-512.

Bi L，Fan XA，Liu Y. 2013. EEG-based brain-controlled mobile robots：a survey. IEEE Transactions on Human-Machine Systems，43（2）：161-176.

Cattan G，Mendoza C，Andreev A，et al. 2018. Recommendations for integrating a P300-based brain computer interface in virtual reality environments for gaming. Computers，7（2）：34.

Chavarriaga R，Millán JR. 2010. Learning from EEG error-related potentials in noninvasive brain-computer interfaces. IEEE Transactions on Neural Systems and Rehabilitation Engineering，18（4）：381-388.

Cruz A，Pires G，Nunes UJ. 2018. Generalization of ErrP-calibration for different error-rates in P300-based BCIs 2018 IEEE International Conference on Systems，Man，and Cybernetics（SMC）. IEEE，2018：644-649.

Humphries MD，Gurney K，Prescott TJ. 2006. The brainstem reticular formation is a small-world，not scale-free，network. Proceedings of the Royal Society B：Biological Sciences，273（1585）：503-511.

Iturrate I，Chavarriaga R，Montesano L，et al. 2012. Latency correction of error potentials between different experiments reduces calibration time for single-trial classification 2012 annual international conference of the IEEE Engineering in Medicine and Biology Society. IEEE，2012：3288-3291.

Iturrate I，Grizou J，Omedes J，et al. 2015. Exploiting task constraints for self-calibrated brain-machine interface control using error-related potentials. PLoS One，10（7）：e0131491.

Kreilinger A，Neuper C，Pfurtscheller G，et al. 2009. Implementation of Error Detection into the Graz-brain-Computer Interface，the Interaction Error Potential Assistive Technology from Adapted Equipment to Inclusive Environments. Amsterdam：IOS Press，195-199.

Kübler A，Nijboer F，Birbaumer N. 2007. Brain-computer Interfaces for Communication and Motor Control：Perspectives on Clinical Applications. Cambridge：MIT Press.

Lalor EC，Kelly SP，Finucane C，et al. 2005. Steady-state VEP-based brain-computer interface control in an immersive 3D gaming environment. EURASIP Journal on Advances in Signal Processing，2005（19）：1-9.

Lieberman MD，Straccia MA，Meyer ML，et al. 2019. Social，self，（situational），and affective processes in medial prefrontal cortex（MPFC）：causal，multivariate，and reverse inference evidence. Neuroscience & Biobehavioral Reviews，99：311-328.

Luck SJ. 2014. An Introduction to the Event-Related Potential Technique. Cambridge：MIT Press.

Miller KJ，Hermes D，Staff NP. 2020. The current state of electrocorticography-based brain-computer interfaces. Neurosurgical Focus，49（1）：E2.

Rashid M，Sulaiman N，PP Abdul Majeed A，et al. 2020. Current status，challenges，and possible solutions of EEG-based brain-computer interface：a comprehensive review. Frontiers in Neurorobotics，14：25.

Zhang Y，Chen W，Zhang J，et al. 2017. Extracting error-related potentials from motion imagination EEG in noninvasive brain-computer interface 2017 IEEE International Conference on Cybernetics and Intelligent Systems（CIS）and IEEE Conference on Robotics，Automation and Mechatronics（RAM）. IEEE，2017：768-773.

第五章 小脑的神经刺激技术

小脑的神经刺激方法包括非侵入性脑刺激（non-invasive brain stimulation，NIBS）和侵入性小脑刺激，NIBS是利用电、磁、声、光、热等物理因子对小脑进行无创干预，进而调节脑神经活动的方法。目前常见的有经颅电刺激（transcranial electrical stimulation，tES）、经颅磁刺激（transcranial magnetic stimulation，TMS）、经颅超声刺激（transcranial ultrasound stimulates，TUS）、经颅红外激光刺激（transcranial infrared laser stimulation，TILS）等技术。该类非侵入性脑刺激凭借其无创、安全性高、副作用小的优势，已在临床与科学研究上得到了诸多应用。侵入性小脑刺激是一种通过手术等方式将电极或其他硬件设备直接植入小脑内部，以产生物理作用的治疗方法。这种刺激方式因其直接作用于小脑组织，具有较高的精确性和有效性，但同时也伴随着一定的风险和挑战。目前常见的方法是小脑深部脑刺激（deep brain stimulation，DBS）。本章将结合上述非侵入性和侵入性脑刺激方式，对现有小脑调控的相关技术开展介绍。

第一节 小脑经颅电刺激

一、经颅电刺激概述

（一）tES 的基础知识

tES作为一种非侵入性的神经调节技术，通过头皮电极向人脑施加低强度的直流电（direct current，DC）或交流电（alternating current，AC），旨在与神经处理过程相互作用，调节大脑可塑性并影响大脑网络活动，进而改变个体行为。本小节将详细描述tES的基本原理、历史发展、当前应用领域及未来研究方向，特别强调了其在基础医学、转化研究及非传统领域（如体育、军事、娱乐）的广泛应用潜力。自20世纪60年代起，tES技术因其能够调节大脑皮层兴奋性而备受关注。早期动物实验揭示了颅骨上持续直流电刺激以极性依赖方式改变皮层兴奋性的现象，为后续临床研究奠定了基础。随着技术的不断进步和理论知识的深化，tES已成为探索大脑功能、促进神经可塑性及治疗多种神经系统疾病的重要工具。tES通过头皮传递的微弱电流能够穿透颅骨，直接影响大脑皮层神经元的活动模式。阴极刺激诱导神经超极化，降低神经元兴奋性；而阳极刺激则产生相反的效果，增强兴奋性。这种极性依赖的调节机制为tES在改善大脑功能、促进恢复及治疗神经系统疾病方面提供了理论基础。早期tES研究主要集中在治疗难治性抑郁症和精神分裂症等精神疾病上，通过调节大脑皮层兴奋性显示出一定的疗效。随后，随着技术的成熟和研究的深入，tES的应用范围迅速扩展至认知功能增强、运动技能提升、疼痛管理、帕金森病、偏头痛、癫痫等多个领域。临床试验表明，tES在改善特定症状、促进神经康复方面展现出巨大潜力。尽管tES在多个领域取得了显著进展，但其作用机制尚不完全清楚，且存在个体差异大、刺激参数优化困难等问题。未来的研究应聚焦于以下几个方面：①深入探索tES影响大脑网络活动的具体机制；②优化刺激参数以提高治疗效果并减少副作用；③开展大规模、多中心的临床试验以验证tES在不同疾病中的疗效；④拓展tES在非传统领域的应用，如运动表现提升、认知训练等。

tES又可细分为经颅直流电刺激（transcranial direct current stimulation，tDCS）、经颅交流电刺激（transcranial alternating current stimulation，tACS）、经颅脉冲电流刺激（transcranial pulsed current stimulation，tPCS）等多个类型，对应电流波形如图5-1所示。

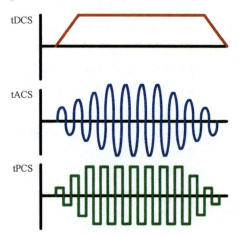

不同类型tES的作用机制区别目前还不确切，目前更倾向于是一种电流样式不同的划分。随着tES在临床和科研中应用越来越多，明确其对大脑调节的作用机制是一项基础工作，也是未来tES应用优化的重要基础。研究tES的作用机制是一项复杂且专业的工作，应将单个细胞、多个脑区乃至最终的认知和行为等多个层面有机结合起来，针对不同复杂程度的电刺激生理效应使用合适的研究手段。目前，tES的作用机制研究已经在不同层面上得到探讨，包括微观领域的分子、细胞等，介观层面的小神经元网络、大脑皮层区域，以及宏观层面

图5-1 三种常见经颅电刺激电流示意图

的包括功能连接在内的整个大脑效应。虽然目前已有诸多tES的作用机制研究报道，但尚不清楚tES主要是通过直接效应（tES对大脑神经元的即时和累积影响）还是间接效应（tES对非神经元要素的潜在作用，包括外周神经、脑血管、血流、神经胶质细胞、视网膜、耳蜗、免疫系统和安慰剂，以及对神经元累积的、长期的代谢影响）发挥作用，还需要进一步探索研究。

（二）tES的主要应用

由于具有安全性高、副作用小、灵活性强、操作方便等特点，tES已被广泛应用于认知神经科学、精神疾病、脑卒中康复等多个领域，近年来相关研究大幅增加，并逐渐成为神经科学、精神病学、神经康复医学的研究热点。tDCS对抑郁症、精神分裂症、脑卒中后失语有一定疗效，并被应用于疼痛、癫痫、多动症、老年痴呆、帕金森病、成瘾等神经精神类疾病治疗中，在健康受试者上显示了改善认知功能的效果，但也表现出了较大的个体差异性。

已有多个大样本的临床随机双盲试验显示，tDCS可以有效缓解单相抑郁、双相抑郁的症状，与药物易引起的嗜睡、腹泻、恶心等副作用相比，tDCS治疗所报道的副作用较小，常见有皮肤泛红、微弱皮肤刺痛等反应，但干预结束后会快速消失。近期的一项tDCS用于精神分裂症治疗的研究结果显示，通过每天2次、为期1周的tDCS治疗，相比假刺激组，

tDCS组对精神分裂症患者的症状有显著改善。另外，在过去几十年中，tDCS作为一种辅助康复手段，在脑卒中后的运动、认知与言语功能康复等方面也有所运用。此外，使用tDCS改变认知功能的尝试逐渐增加，即应用于探索认知过程的生理基础。近年来，tDCS在提高感知、注意力、记忆、学习与决策等认知能力方面的成果均有所报道，研究对象覆盖了儿童、青少年和老年人等全年龄段人群，但是在研究中也发现了个体差异性较大的问题。

相比于tDCS，tACS的主要特点在于其所施加的电流刺激波形通常为不同频率的正弦波。tACS的应用研究目前主要包括对注意力、短时记忆、工作记忆、决策等认知能力的影响，并探索性地在焦虑、孤独症、帕金森病等神经精神类疾病上进行了临床应用。已有研究显示，通过将脑内固有电场与外源电流在匹配频带中耦合，tACS可以调节大脑节律。一般认为，大脑节律与人类的各种认知功能相关，tACS可在特定频率范围影响大脑震荡节律，进而影响认知过程，由此可以证明大脑震荡与认知过程之间的因果联系。根据近期的一项综述性研究，θ-tACS（4～7 Hz）可以改善包括工作记忆、执行功能和陈述性记忆在内的多种认知功能，而γ-tACS（30～80 Hz）可以增强听觉和视觉感知，但试验结果并没有显示其能够改变执行功能任务的表现。此外，α-tACS（8～13 Hz）和γ-tACS均对注意力有所改善。有学者通过在运动皮层上施加γ-tACS来调节运动学习过程中的脑部振荡节律，试验结果显示运动学习的效果取得了改善且可持续约1 h。

近年来tACS逐渐应用于临床治疗中，对精神类疾病的初步干预结果显示，它能够改善大脑异常振荡从而纠正部分异常行为，同时，大脑皮层对tACS的反应结果显示其也可用于精神疾病诊断及分类。有学者尝试用多电极tACS来改善脑区内部和脑区之间的连通性，多电极刺激理论上可以独立调节两个以上的脑区，并通过各通道输出刺激电流的相位差来实现不同脑区的差异性刺激，以获得不同的刺激效果分析。

tPCS目前主要被应用于失眠、抑郁症和焦虑的临床治疗，在急性压力缓解、慢性疼痛方面也有所应用，但干预效果缺乏一致性。区别于传统tACS中使用的正弦波，tPCS通常采用重复的脉冲电流来调节大脑活动。实际应用中，经颅微电流刺激（cranial electrical stimulation，CES）作为tPCS的一个重要技术分支，在临床上得到了诸多应用。CES是tPCS最常见的形式，其主要特征是刺激电极大多放置于耳垂、耳前、乳突和太阳穴等位置，脉冲刺激频率为0.5～100 Hz。1977年，CES开始接受美国食品药品监督管理局（Food and Drug Administration，FDA）的审查，1978年，CES被列为治疗失眠、抑郁症和焦虑的Ⅲ类医疗设备，2019年，美国FDA将CES设备从Ⅲ类降级为Ⅱ类。一项涉及57名现役军人的研究表明，在5天CES治疗（100 A、0.5 Hz、60 min/d，电极放置于左、右耳垂）后，与假刺激治疗相比，真刺激组的睡眠时间并没有显著变化，CES治疗的强度可能不足以对睡眠产生可靠的影响。而另一项涉及19名精神病患者的研究显示，与假刺激组相比，14天的CES治疗（100～250 A、50～100 Hz、30 min/d，电极放置于眼眶和乳突区）显著降低了失眠程度评级。总的来看，目前CES治疗失眠的临床证据还不足。一项CES应用于抑郁症的综述发现，虽已有200多篇CES治疗抑郁症的文献报道，但缺乏严格的随机、安慰剂对照临床试验，大部分相关研究的入组标准也不严谨。相比较而言，CES对焦虑的疗效略微可靠，到目前为止，已有5项随机、双盲、安慰剂对照研究均表明CES可以减少焦虑症状。一项有115名焦虑障碍志愿者参与的研究表明，通过5周CES

治疗（100 A、0.5 Hz、60 min/d，电极放置于左、右耳垂），使用汉密尔顿焦虑评分量表（HAM-A-17）评估发现焦虑症状减少了32%。总的来看，目前虽已有数百项研究报道了CES对失眠、抑郁症和焦虑的影响，但仍未得出一致的结论，一方面因为大多数研究设计不充分，显示出较高的偏倚风险；另一方面CES研究中使用了多种多样的刺激参数（强度、脉冲波形的形状、振幅、宽度、极性、重复频率、脉冲间隔、刺激间隔、总次数等），给最终的效果分析带来了较大不确定性。

（三）tES的主要设备

现阶段临床试验中，主要使用国外公司生产的tES设备。

Magstim公司的tDCS设备有阴极和阳极两个通道，只能输出tDCS。通过由植物纤维素和导电硅胶制作的电极输出直流电，最大输出电流为2 mA，最小输出电流为0.2 mA。由两节干电池进行供电，最高可以输出28 V电压，支持根据设置的工作时间自动完成全段虚假刺激以进行单盲试验。

Nurostym公司的tES设备为双通道设备，有一个阴极通道和一个阳极通道。设备可输出的刺激波形有tDCS、tACS、经颅脉冲直流电刺激（pulse tDCS）、经颅随机噪声刺激（transcranial random noise stimulation，tRNS）和振幅调制经颅交流电刺激（amplitude modulated tACS，AM-tACS）5种刺激波形。在虚假刺激方面支持志愿者和试验操作者双盲测试，刺激时需要输入5位数字编码开始试验，数字编码可由试验设计者制定，试验操作人员在操作时对自己本次执行的刺激是真实刺激还是虚假刺激是未知的，从而实现双盲试验。在电极阻抗检测方面拥有多级警报措施：当电极阻抗大于一定值时设备会发出警报，提醒试验操作人员检查电极状态。试验操作人员可通过调制电极连接状态或者补充生理盐水或导电凝胶的方式降低电极阻抗从而继续试验。当阻抗达到第二级时会自动切断刺激电流输出保护志愿者。该设备的最大输出电流为5 mA，最大输出电压为35 V。电池可用时间约10 h。

Soterix Medical公司的产品是目前较为成熟的tES设备，曾被美国FDA批准作为实验室研究设备，获得了美国试验性器械豁免（IDE）认证和欧洲医疗器械认证。该产品是美国唯一允许的将治疗电流以耐受性非侵入方式输送到所需大脑区域的设备。该公司的1×1 tES仪为双通道设备，输出通道由一个阴极和一个阳极组成，可输出tDCS、tACS、tPCS和tRNS 4种刺激波形。该设备使用海绵电极输出电流，最高输出电流为2 mA。在连接电极时可通过发光二极管（LED）灯显示电极连接状态。在试验开始前试验操作人员可选择虚假刺激模式，按照设置的工作时间自动完成全段虚假刺激以实现单盲试验。通过数码管可观测实时电流强度。设置有保护装置，当志愿者反应强烈时可以根据志愿者反馈控制滑动按钮降低电流。刺激时间可在开始阶段通过旋钮选择10 min、20 min、30 min或40 min 4种刺激时间并在数码管中显示。选用9 V干电池供电，电池可用时间约6 h。

国内生产和制造tES设备的厂家起步较晚，但近年来也逐渐发展起来。在高校和医疗机构中也开展了一部分tES相关研究。需要指出的是，为解决tES的靶向性能较差的问题，近期有学者提出通过在颅外不同位置发射频率为H1和H2的高频振荡电信号，并在这两个高频振荡信号交汇位置产生|H1-H2|低频信号，进而形成较小区域的刺激（脑神经对高频电信号不敏感），但该技术需要在电信号传播路径仿真上进行深入研究，同时个体差异造

成的聚焦位置也会存在显著的不同。

二、tES在小脑中的应用

早期对于小脑的电刺激以侵入式和非侵入式两种方式共同发展，但是侵入式技术由于可重复性差、操作难度大等问题影响了其推广和发展。随着颅外引导定向神经外科手术技术的发展，人们对侵入式刺激方法的实验和临床潜力的兴趣越来越大，这也导致了对非侵入式小脑电刺激的研究热潮。

经颅极化方法通过头皮电刺激人类小脑，使用了一个单一的技术高压放电，以克服头皮和颅骨的保护性电阻。为了量化小脑电神经刺激的效果，Barretto等测量了由磁刺激运动皮层引起的肌电图（electromyogram，EMG）反应。有研究成功地证明了小脑tES可改变运动反应，具体可通过前臂肌和背骨间肌的肌电反应来证明（Benussi et al.，2015）。电刺激激活PC的皮层输出，从而抑制小脑丘脑-皮层投射。虽然试验证明了该技术可成功调节运动反应，但在这些研究中使用的电刺激技术引起了颈部疼痛和颈部肌肉收缩（Benussi et al.，2017）。

2000年左右的一些研究表明，经颅弱电流可以激活人类运动皮层。这项研究导致了对电刺激神经极化的重新评估，进而发展为现在所称的tDCS。应用小脑tDCS的第一个研究探讨了小脑在言语工作记忆任务中的作用，后续小脑tDCS已被用于解决小脑在运动（Bodranghien et al. 2017）、认知和缺陷过程中的作用（Galea et al.，2011），以及被运用在神经系统疾病的治疗中。这些研究发现了与小脑TMS研究相似的结果（Doppelmayr et al.，2016）。

（一）运动、认知和情感功能研究

小脑tDCS运动研究主要探讨了小脑在运动学习和运动适应相关过程中的作用（Block and Celnik，2013）。据报道，阳极小脑tDCS可促进在各种运动适应范式中的表现，有证据表明，阴极小脑tDCS也可能抑制适应。运动学习研究发现，阳极小脑tDCS对运动序列的获得、保留/巩固和再获得起到促进作用。一些研究也发现，阴极小脑tDCS可以抑制获取和保留（Van Wessel et al.，2016）。在认知领域，刺激的缺陷主要表现在与工作记忆和语言相关的功能上。虽然这些研究大多发现小脑tDCS可以注入这些认知过程，但tDCS对认知功能的影响远小于对运动功能的影响。类似地，与运动研究报道的阳极促进效应和阴极小脑tDCS抑制效应不同，小脑刺激的极性依赖缺陷在认知研究中远没有那么明显。最后，tDCS越来越多地用于研究小脑在缺陷处理中的作用。一项研究表明，小脑参与了与消极情绪面孔识别相关的情绪过程，发现阴极和阳极小脑tDCS都促进了这一过程（D'Mello et al.，2017）。同样地，Newstead及其同事研究证明将阳极放置在左侧前额叶背外侧皮层上，将阴极放置在右侧小脑上，可以改善健康参与者的情绪测量。值得注意的是，同样的研究还观察到，相反的极性蒙太奇刺激对情绪产生了类似的影响。

（二）临床应用

临床上，小脑tDCS主要用于运动障碍的治疗，人们发现小脑tDCS可以改善脊髓小脑性共济失调患者的运动表现。此外，初步的临床结果显示，小脑 tDCS 可改善 PD 患者左旋多巴诱导的运动障碍和平衡。同时也有临床研究发现，小脑 tDCS 可促进脑卒中后康复中某些语言功能的恢复，以及以平衡和步态表现的运动恢复。

（杜文韬　尹奎英）

参 考 文 献

Barretto TL，Bandeira ID，Jagersbacher JG，et al. 2019. Transcranial direct current stimulation in the treatment of cerebellar ataxia：a two-phase，double-blind，auto-matched，pilot study. Clin Neurol Neurosurg，182：123-129.

Benussi A，Dell'Era V，Cotelli MS，et al. 2017. Long term clinical and neurophysiological efects of cerebellar transcranial direct current stimulation in patients with neurodegenerative ataxia. Brain Stimulat，10：242-250.

Benussi A，Koch G，Cotelli M，et al. 2015. Cerebellar transcranial direct current stimulation in patients with ataxia：a double-blind，randomized，sham-controlled study：cerebellar tDCS in ataxic disorders. Mov Disord，30：1701-1705.

Block H，Celnik P. 2013. Stimulating the cerebellum afects visuomotor adaptation but not intermanual transfer of learning. Cerebellum，12：781-793.

Bodranghien F，Oulad Ben Taib N，Van Maldergem L，et al. 2017. A postural tremor highly responsive to transcranial cerebellocerebral DCS in ARCA3. Front Neurol，8：71.

D'Mello AM，Turkeltaub PE，Stoodley CJ. 2017. Cerebellar tDCS modulates neural circuits during semantic prediction：a combined tDCS-fMRI study. J Neurosci，37：1604-1613.

Doppelmayr M，Pixa NH，Steinberg F. 2016. Cerebellar，but not motor or parietal，high-density anodal transcranial direct current stimulation facilitates motor adaptation. J Int Neuropsychol Soc，22：928-936.

Galea JM，Vazquez A，Pasricha N，et al. 2011. Dissociating the roles of the cerebellum and motor cortex during adaptive learning：the motor cortex retains what the cerebellum learns. Cereb Cortex，21：1761-1770.

Nitsche MA，Paulus W. 2000. Excitability changes induced in the human motor cortex by weak transcranial direct current stimulation. J Physiol，527：633-639.

Van Wessel BW，Claire Verhage M，Holland P，et al. 2016. Cerebellar tDCS does not afect performance in the N-back task. J Clin Exp Neuropsychol，38：319-326.

第二节　小脑经颅磁刺激

20世纪70年代，一项开创性的非侵入式颅内刺激技术开始萌芽。1976年，安东尼·巴克及其同事引入了一种新型的非侵入性刺激，即经颅磁刺激（TMS）。TMS的主要原理是基于迈克尔·法拉第从1831年开始的关于电磁学的工作，法拉第利用磁铁和电线圈的工作表明，改变的磁场会在导电材料中产生电流。巴克及其同事成功地将这些原理应用于神经元中，并在1985年，他们推出了一款可靠的 TMS 机器，而后便进入了 TMS 快速发展的阶段。美国哈佛大学医学院神经病学专家 Pascual-Leone 教授在 "Transcranial magnetic stimulation in cognitive neuroscience：virtual lesion，chronometry，and functional connectivity" 一文中指出 "在现有的研究手段中，TMS 是唯一允许我们主动干预大脑功能来研究认知的技术"。英国牛津大学心理系教授Vincent Walsh和Alan Cowey在国际权威杂志《自然》上发表了题为"Transcranial magnetic stimulation and cognitive neuroscience"的文章，再次强调了TMS对研究感知、注意、学习、语言等心理学相关领域的重要性。目前在脑功能研究方面（Merton and Morton，1980），TMS的研究主要集中在视觉和躯体感觉皮层研究、语言功能研究、皮层功能定位研究、认知研究、皮层兴奋性研究（皮层静息期、运动阈值、经胼胝体抑制、皮层内抑制和易化）、大脑可塑性研究等领域（Rothwell，1997）。本节将从TMS的基本原理、主要作用及其对小脑的研究等开展介绍。

一、概　　述

（一）TMS原理

在神经科学领域，神经系统的复杂功能实现依赖于神经元网络内广泛而精细的协同作用，这一过程涉及信息的编码、处理与传递。信息在神经元间传递的核心在于突触结构，它是神经元轴突末端分支膨大后与其他神经元胞体或树突形成的特化连接点，其中膨大部分特称为突触小体。根据信号转导方式不同，突触可细分为化学突触和电突触，两者均包含突触前膜、突触间隙及突触后膜这三个基本组成部分。

在TMS的应用背景下，当TMS作用于神经元时，能够诱发动作电位。这一过程始于轴突，动作电位沿其迅速传导至突触小体，导致突触前膜对钙离子的通透性显著增强。随后，钙离子从突触间隙流入突触小体，促使突触小泡与突触前膜紧密融合并释放其内容物——神经递质至突触间隙。神经递质通过扩散作用到达突触后膜，与特异性受体结合，进而调节突触后膜对离子的通透性，最终实现突触后膜的兴奋或抑制状态转变。这一过程标志着电信号在突触结构上成功转换为化学信号，并继续向下游神经元传递。

此外，神经元膜作为细胞内外环境的重要屏障，其结构特性对于离子跨膜流动及电位变化至关重要。细胞膜由磷脂双分子层构成基本骨架，其间镶嵌有各类离子通道，这些通道的选择性开放允许特定离子沿浓度梯度进行跨膜转运，从而形成并维持细胞膜两侧的电位差，即膜电位。TMS作为一种非侵入性神经调控手段，通过在颅内靶区产生感应电场作为外界刺激，引发神经元膜电位的变化。当膜电位上升至某一特定阈值（即放电阈值或阈电位）时，神经元会迅速产生并传播一个全或无的动作电位。动作电位的产生严格遵循"全或无"定律，即一旦达到阈值，无论刺激强度如何增加，动作电位的幅度与形态均保持不变；反之，若未达阈值，则不产生动作电位。这一特性不仅决定了神经元是否放电，还深刻影响着神经元群体的放电率及神经系统的信息处理模式。

图5-2为TMS设备进行人脑调控的示意图，即通过线圈（红色）产生磁场干预脑部的神经元功能，进一步凸显了TMS技术在神经科学领域的研

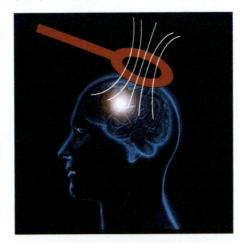

图5-2　TMS示意图

究价值与应用潜力。动作电位一旦产生，其幅值和波形将不受外界刺激强度影响。当某神经元产生动作电位后将处于短暂的绝对不应期，此时即使持续施加刺激，神经元也不会产生新的动作电位。在绝对不应期结束后，神经元进入相对不应期，在此期间，需要施加比第一次更加强烈的刺激才可能形成第二个动作电位。这一现象表明，神经元阈值是动态变化的。动作电位是神经系统中信息传递的基本元素，动作电位发放序列包含丰富的神经信息。神经系统通过对动作电位的编码、解码实现刺激信号的表达。神经元的固有属性，如适应性、敏感性、可靠性等影响动作电位发放，如适应性指神经元能够逐渐适应外界刺激，调节放电频率。通过TMS等技术手段研究外界刺激下的神经元响应，是揭示神经活动规律的重要方法。

（二）TMS 设备

TMS系统主要包括脉冲充电电路、刺激线圈、脉冲放电电路及控制电路。脉冲充电电路提供刺激能量，在刺激开始前完成对储能电容充电。刺激开始时，脉冲放电电路中储能电容向刺激线圈放电，形成时变的脉冲刺激电流，并在刺激线圈周围产生时变感应磁场。由于人体大脑生物组织的电导率、磁导率不为零，时变感应磁场在颅内靶区诱导产生感应电场。颅内感应电场作为一种外界刺激信号，改变神经元膜电位，并使之产生感应电流，影响脑内代谢和神经电活动，从而引起一系列生理生化反应。

TMS刺激线圈通常由一个或多个基本刺激单元构成，目前市面上广泛应用的"8"字形线圈（figure of eight，FOE），由两个单圆形基本刺激单元构成。刺激线圈的几何结构与颅内感应电场的空间分布特性（包括刺激强度、聚焦性、正负峰值比、纵向衰减性等）密切相关，也影响TMS系统能量损耗及连续工作时的温升情况。另外，在临床应用的过程中，也需要校验刺激线圈所受应力，以保证刺激线圈安全运行。国内目前也有部分厂家开展生产并取得了不错的应用反馈。常见的TMS设备品牌有丹麦的Magpro X系列、英国的Magstim rapid系列、德国的PowerMag系列等。

对于具体的技术指标和技术细节本书不做深入介绍，感兴趣的读者可参考相关的研究文献。

（三）TMS 分类及应用

与tES一样，TMS也是根据刺激的波形差异进行刺激方式划分，但经颅磁一般只能形成低重复频率的脉冲刺激，也就是脉冲类型的不同是TMS方法的主要区分手段。

1. 单脉冲刺激　刺激皮层拇指运动区，用于测定运动诱发电位（motor evoked potential，MEP），测定治疗能量或对运动皮层功能障碍进行定量评估。

2. 成对脉冲刺激　同一个线圈在数十毫秒内先后发放2个脉冲，刺激同一脑区或2个不同线圈刺激不同脑区，常用于皮层兴奋性评估。

3. 重复脉冲刺激　按照固定频率连续发放多个脉冲的刺激模式，通常用于临床治疗和暂时性兴奋或抑制特定皮层功能区域。具体频率参数设置依治疗或研究目的而定。

4. 暴发模式脉冲刺激　将一种固定频率脉冲嵌套在另一种固定频率脉冲中的刺激模式，常用暴发模式有θ暴发刺激（theta burst stimulation，TBS），是将3个连续50 Hz脉冲嵌入

5 Hz脉冲中。TBS序列分为2种：连续暴发模式脉冲刺激（continuous theta burst stimulation，cTBS，连续性θ暴发刺激）抑制皮层功能，间断暴发模式脉冲刺激（intermittent theta burst stimulation，iTBS，间歇性θ暴发刺激）（刺激2 s，间隔8 s）兴奋皮层功能。

　　研究表明，重复经颅磁刺激（repetitive transcranial magnetic stimulation，rTMS）技术可用来改变脑卒中患者发病后的适应性，主要包括纠正脑损伤后的适应不良及加强疾病后康复等方面。rTMS被广泛应用于治疗脑卒中后的运动功能损伤、认知功能障碍、吞咽障碍等。

　　脑卒中后运动功能障碍的改善策略常基于半球间抑制模型与代偿模型两大理论框架。半球间抑制模型强调脑卒中后双侧大脑半球功能平衡的破坏，表现为患侧M1区兴奋性降低，通过胼胝体对健侧M1区的抑制减弱，反之健侧M1区的过度激活又加剧了对患侧的抑制。相比之下，代偿模型主张健侧半球能够部分代偿受损区域的功能。基于这些模型，rTMS通过高频或低频刺激不同半球区域，以调节大脑皮层的兴奋性，进而促进运动功能的恢复。具体而言，高频rTMS（如10 Hz）应用于患侧可增强其兴奋性，而低频rTMS（如1 Hz）或cTBS作用于健侧可降低其过度激活状态，从而解除半球间抑制，促进康复。帕金森病作为一种中老年常见的神经退行性疾病，其核心病理特征为黑质多巴胺能神经元的丧失及乙酰胆碱系统的相对亢进。rTMS作为一种非侵入性治疗手段，通过调节皮层兴奋性及激活中脑纹状体多巴胺能通路，对帕金森病的运动及非运动症状表现出潜在的治疗价值。高频rTMS在治疗帕金森病运动症状方面表现出优于低频rTMS的效果，而iTBS也被探索用于促进患侧运动皮层的功能。然而，关于rTMS在帕金森病治疗中的具体参数设置（如频率、部位、强度）及长期疗效仍需大规模、严谨的临床研究加以验证。

　　癫痫的发病机制涉及神经元兴奋性异常增高导致的异常放电。鉴于部分癫痫患者对药物治疗反应不佳，rTMS作为一种新型治疗手段受到关注。低频rTMS通过抑制神经元兴奋性，可能模拟LTD效应，从而减轻癫痫症状。临床及动物实验均表明，低频rTMS能有效降低癫痫患者的发病频率，延长癫痫发作间隔，且安全性良好。然而，rTMS在治疗癫痫中的应用仍面临诱发癫痫的风险、治疗参数缺乏标准化、禁忌证与适应证界定不清等挑战，需进一步的临床研究加以明确。

　　抑郁症作为全球范围内高发的精神疾病，其治疗需求迫切。rTMS作为一种创新的神经调控技术，通过调节大脑皮层的兴奋性，为抑郁症的治疗提供了新的途径。尽管抑郁症的病因复杂，涉及生物、心理及社会因素，但rTMS在治疗难治性抑郁症方面已显示出积极效果。未来，随着对rTMS作用机制及治疗参数的深入研究，以及更大规模、更严谨的临床试验的开展，rTMS有望成为抑郁症治疗的重要手段之一。

二、经颅磁刺激在小脑中的应用

　　rTMS在小脑领域的早期研究主要集中于对人体运动皮层兴奋性的影响，最开始主要试图用磁刺激复制经颅小脑激活的现象（Ugawa et al.，1995）。后续工作中，小脑rTMS被用来研究小脑后部参与控制视觉引导的扫视（Hashimoto and Ohtsuka，1995）和平滑眼追踪（Ohtsuka and Enoki，1998）。此外，小脑rTMS在运动功能障碍中的临床潜力开始被探索。例如，遗传性脊髓小脑变性患者在小脑rTMS后共济失调步态的改善（Shimizu et al.，1999），并引入了一系列将在21世纪继续进行的研究。

在过去的数十年里，试验结果确定了rTMS安全改变健康参与者的小脑活动的能力，并且开展了大量工作来研究小脑功能连接，不同的rTMS方案已被应用于小脑，以检查不同的刺激参数对小脑连接的影响。此外，近阶段的小脑rTMS对小脑参与运动（Daskalakis et al.，2004）、认知和情感过程的研究，以及刺激对帕金森病、脊髓小脑性共济失调、原发性震颤、颈椎肌张力障碍和精神分裂症等疾病的临床益处的研究做出了重要贡献（Fernandez et al.，2020）。

（一）小脑功能连接

小脑和M1区之间的连接可以通过配对脉冲TMS来评估。当小脑条件反射刺激超过对侧M1 5～7 ms时，与单个测试脉冲到M1相比，可以观察到较低的MEP振幅指示的皮层脊髓兴奋性降低。达斯卡拉基斯等将这种现象称为小脑大脑抑制（cerebellar brain inhibition，CBI）。CBI涉及小脑皮层的PC对DCN的抑制性投射。来自DCN的信号通过丘脑腹外侧到达大脑第Ⅰ、Ⅲ、Ⅴ和Ⅵ层的皮层神经元。TMS诱导的PC活性导致兴奋性DCN输出的抑制和从丘脑腹外侧核传递到M1的兴奋性信号的净减少。虽然CBI反映了通过小脑–丘脑–皮层通路对皮层的抑制作用，但它仅限于M1，在研究小脑和"沉默"皮层关联区之间的功能解剖关系时，需要其他技术，如EEG。

TMS-EEG是一种研究神经电生理的新型技术手段，该技术利用EEG在时间分辨率上的优势，使研究人员可以追踪到TMS诱发的神经元电位瞬态变化，可以用来研究信号转移和连接。依据小脑的功能定位（King et al.，2019），刺激小脑不同的区域，影响大脑不同的脑区和功能。小脑脚区的单脉冲TMS被用来研究小脑与顶叶和前额叶脑区的连接性。此外，对小脑刺激的神经振荡频率也可用于研究小脑连通性。例如，Schutter和van Honk（2006）采用小脑TMS-EEG技术研究健康志愿者在单脉冲TMS刺激小脑下蚓部的脑电生理反应，与假手术和枕部经颅磁刺激相比，单脉冲蚓部经颅磁刺激后观察到大脑θ波活动增加。动物和人类的研究都将θ波活动与中隔–海马复合体联系起来，中隔–海马复合体是涉及认知和情感的重要大脑结构，证明小脑参与人类认知和情感方面相关的核心频率的调节。

通过评估小脑和M1之间的功能连接，可研究不同的TMS参数对小脑连接的影响。刺激的效应依赖于刺激的频率，低频rTMS（≤1 Hz）通常引起刺激区的抑制，而高频rTMS（≥5 Hz）则导致刺激脑区的兴奋。Oliveri等证明，小脑1 Hz rTMS后可促进对侧M1的兴奋性，刺激后MEP振幅更大。其他的TMS模式，如TBS也被证明可以评估小脑–大脑间的连接效应。cTBS小脑干预导致目标区域的皮层兴奋性降低；而iTBS相反，导致目标组织兴奋。例如，对健康对照和帕金森病患者进行了小脑TMS模式干预来评估小脑–大脑环路的相互作用（Carrillo et al.，2013；Koch et al.，2008）。研究表明，小脑cTBS（每0.2 s施加3次50 Hz脉冲，总共施加300或600个脉冲）可显著增强CBI作用、降低MEP振幅，但帕金森病患者无此类似改变，提示帕金森病患者缺乏短潜伏期和持久的小脑–丘脑皮层抑制作用。小脑iTBS（10次50 Hz三联体脉冲，然后进行8 s的无刺激间隔）增加了MEP振幅。简而言之，这些研究为TBS可以以刺激依赖的方式调节小脑功能连接提供了证据。

最后，小脑TMS也与其他神经成像方式相结合，以进一步阐明小脑连接。例如，Cho等将1 Hz TMS与PET扫描相结合，显示代谢变化发生在非运动区域，如眶额叶、内侧额叶和前扣带回，这些区域已知涉及认知和情绪。

总的来说，越来越多的研究表明小脑依赖于与大脑皮层的连接参与认知、感觉和运动控制。解剖研究发现大脑–小脑相互连接主要是对侧的、多个平行的、闭环通路，包括通过前馈（小脑–丘脑–皮层通路）和反馈（皮层–桥–小脑通路）发生的，研究发现几乎所有的大脑新皮层向小脑都有相应的投射区（Palesi et al.，2017）。通过小脑TMS对功能连通性的研究结果与解剖学观察结果一致，并且小脑TMS研究也可揭示小脑与运动和非运动皮层区之间的生理和病理间的联系。

（二）运动、认知和情感相关研究

在运动研究中，小脑TMS被证明影响小脑传统上涉及的运动功能，如协调、监测、估计和纠正运动，小脑TMS也影响运动学习和运动适应相关的功能。对于运动适应，在视觉运动和运动适应任务中观察到CBI的变化。此外，最近的一项研究表明，右侧小脑iTBS可以改善视觉运动适应，而cTBS可以破坏适应。在实验性运动学习范式中，据报道，右侧小脑上的cTBS会破坏运动的习得、保留、消失及运动的再习得。

在认知学研究中，小脑TMS影响主要表现在与记忆、时间知觉和语言相关的功能上。研究者还注意到，有些认知过程的加工在小脑中有偏侧化。例如，刺激右侧小脑会影响语言过程及与时间感知相关的功能，而刺激左侧小脑会影响参与视觉空间任务的认知过程。

越来越多的证据表明，小脑参与情绪的加工过程，包括对情绪面部表情和身体表情的注意偏差的加工。例如，面对悲伤的面孔刺激时，整个小脑的兴奋性活动明显减弱（King et al.，2019）。研究表明，小脑TMS可影响情绪调节，低频小脑TMS可导致情绪调节障碍，而高频小脑TMS可促进健康志愿者对积极情绪刺激的内隐加工。最近，法拉利等证明，左小脑的高频TMS会损害参与者区分情绪面孔的能力。与这些结果一致的是，左小脑TMS影响了情绪身体姿势识别任务中的负性情绪内容处理。

（三）阿尔茨海默病的小脑刺激

阿尔茨海默病（AD）影响大脑结构和功能连接的改变，导致失智、失能，给个人、家庭和医疗保健系统带来巨大的慢性负担。轻度认知功能损害（MCI）是AD的早期发展阶段，此阶段老年人会出现轻度的认知障碍、部分记忆损失，但是不影响日常生活。若老年痴呆在此阶段被诊断，加以药物及非药物干预，可以极大地延缓疾病的发展。

小脑具有丰富的突触可塑性和代偿作用，也是人脑重要的整合中枢。Yao等于2022年开展了随机、假刺激对照的小脑rTMS改善早期AD患者认知功能的临床试验，纳入15例早期AD患者，连续给予4周20次的双侧小脑Crue Ⅱ区5 Hz的rTMS。结果表明，与12例配对的假刺激组比较，小脑rTMS真刺激组在总体认知功能及记忆、语言、执行功能等认知域方面均有显著改善，且患者具有较好的耐受性和安全性。该结果为小脑靶点TMS的实施可行性提供了直接和可靠的证据。

小脑后叶是认知相关疾病神经调控重要而高效的新靶点。后续需要扩大刺激样本量，并进一步优化干预参数，用于指导临床AD的TMS治疗，这将为小脑干预新靶点在AD的临床规范应用奠定基础。

三、经颅磁导航设备

神经导航（neuronavigation）一词源于"navigation"，后者指在航海或陆地航行中依赖实时定位系统选择简捷、安全的路径准确到达目的地。类似地，将导航的概念和原理应用于神经外科手术中，凭借电脑图像处理和手术器械追踪定位技术，能辅助外科医生优化手术入路、精确操作范围，这样的手术称为神经导航手术。目前除神经外科以外，导航技术已广泛应用于耳鼻咽喉科、整形外科、泌尿外科、骨科等多个领域，在外科临床上起到日益重要的独特作用。在神经外科中，导航技术也已应用于脑肿瘤、血管畸形、脊柱和功能神经外科等主要分支，成为不可替代的手段之一。在TMS治疗神经系统病变领域，由于TMS设备置于颅外，且颅内脑组织位置的个体化差异，也需要神经导航设备的辅助引导来确定TMS治疗点的精确位置。

1947年，Spiegal和Wycis借助"气脑造影术"技术给软组织成功定位，并开创了导航在人体手术的应用。同期，瑞典的Leksell和Riechert、法国的Talaiach也发展了各自基于投影影像技术的定位方法。20世纪五六十年代，基于平面影像的导航技术被广泛应用于丘脑切开术。之后，CT的出现使三维图像成为现实，推动了导航技术的发展。1986～1987年，Watanabe、Roberts及Basel等几乎同时开发出不同的导航系统。其后的20年间，神经导航技术得到了飞速发展和广泛应用，这依托于诸多先进医学影像技术的出现，如fMRI、DTI、DWI、MRS、磁共振灌注成像、磁源成像、脑磁图、PET、术中超声、术中CT/MRI，以及电生理监护技术的发展。除了影像技术的进步，导航系统中的定位技术也日臻成熟。

神经导航系统的核心技术包括医学图像和体内实时定位这两种技术分别类似于航行中的"地图"和"罗盘"。首先，医学影像学的图像数据被传输到导航仪，这些数据可以包括CT、MRI、PET、数字减影血管造影（DSA）等。数据经过导航仪的电脑软件分析处理，生成三维立体图像，作为导航手术的"地图"。接下来，通过对患者头部标记的注册，将手术室中的患者实际头部位置和导航仪中的患者头部三维图像对应起来。值得一提的是，患者在神经导航系统中的基础图像可以与其他影像学图像（如fMRI影像、脑磁图等）及电生理实验结果（如脑皮层功能区电刺激定位图）相融合，有利于更加精准地观察和引导。

注册完毕后，治疗设备在患者脑部的相对空间位置通过其发出的信号被导航仪空间定位设备捕捉和处理，该位置能在计算机屏幕上实时显示，用于指引选择治疗点到达靶点/靶区域。治疗设备和导航仪空间定位设备之间的信号传递有多种形式，包括机械定位、超声定位、电磁定位和光学定位等。现在神经导航中使用最广泛的是光学定位，即将手术器械上的红外线发光二极管作为测量目标，电荷耦合器件（charge-coupled device，CCD）摄像机作为传感器，从而计算出手术器械的位置。

神经导航术中脑组织结构可能因为各种原因造成移位，这样导航依据治疗前扫描和注册判定的治疗设备位置与真实位置就可能存在差异，称之为影像漂移。该漂移问题主要由神经导航手术过程中操作导致的脑脊液或囊液流失引起，统计结果显示其发生率高达66%，可以行术中也称实时MRI来纠正偏差。但在TMS神经导航系统中，不存在手术导致的颅内结构变化，仅由人体头部运动导致的影像漂移量非常小。

为了更好地保护患者神经功能，提高患者术后生活质量，神经导航系统在神经外科手术中的辅助作用已日益突出。如今，国外很多医院的神经外科已经将神经导航技术作为常规辅助手段，国内神经导航的应用也在不断扩大。其中作者团队联合中国电子科技集团公司第十四研究所人脑机实验室、西安电子科技大学、南京医科大学附属脑科医院多位专家，开发实现了包含小脑在内的全脑区神经导航系统（图5-3），主要技术指标达到国际先进水平，目前已开展试用验证。不

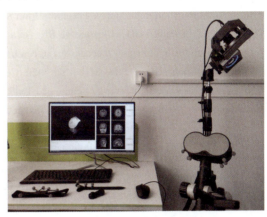

图5-3　全脑神经导航系统

过，用于TMS等电磁刺激治疗的神经导航技术尚处于初始阶段，在软硬件智能化研发、设备管理等方面仍需持续开展研究。

四、小　结

第一节和第二节讨论了以tES、TMS两种技术为主要代表的非侵入式脑神经刺激方法及其应用，可以看到，随着脑结构研究的不断深入及其他脑神经相关技术的发展，这一类刺激手段对揭示脑功能网络、减缓和改善脑功能紊乱等具有极其重要的意义。也就是说，这些刺激方式既可以用于脑网络的理论研究，也可以作为改善和治疗的重要手段。如前所述，该类非侵入式刺激技术已经在小脑等领域开展了大量研究工作并取得了丰硕的成果。但该类技术仍然存在着作用范围相对过大、个体差异等问题，对脑神经网络这种从微观到脑区层面的复杂结构体仍然存在一些应用上的难点，不过科学家目前已经在向着这个方向深入研究，相信不久的将来会实现突破和得到进一步的发展。

需注意的是，除上述介绍的非侵入式刺激外，还有一部分侵入式小脑刺激，如临床中的小脑侵入式电刺激是由美国神经外科医生Irving S. Cooper开创的，其主要工作集中在运动疾病的治疗上。Cooper在小脑皮层的上部和前部放置电极，试图治疗癫痫和伴有痉挛性脑瘫的疾病等。但是，因为几项双盲研究未能复制他最初的研究，Cooper工作的可靠性受到了怀疑，后续的工作相比于其他非侵入式技术而言也相对较少。除了上述非侵入式技术外，还有一些新兴的刺激方法出现，如超声刺激，该技术近年来发展较为迅速，不同于电刺激和磁刺激，超声刺激由于声波特点可显著提高刺激点的精度，但是该技术在小脑区域的研究尚未开展，因此这里不做详细介绍，感兴趣的读者可参考相关文献学习。

（杜文韬　尹奎英）

参 考 文 献

Amassian VE，Cracco RQ，Maccabee PJ，et al. 1992. Cerebellofrontal cortical projections in humans studied with the magnetic coil. Electroencephalogr Clin Neurophysiol，85：265-272.

Carrillo F，Palomar FJ，Conde V，et al. 2013. Study of cerebello-thalamocortical pathway by transcranial magnetic stimulation in Parkinson's disease. Brain Stimul，6：582-589.

Daskalakis ZJ，Paradiso GO，Christensen BK，et al. 2004. Exploring the connectivity between the cerebellum and motor cortex in humans：mechanisms of cerebellar inhibition. J Physiol，557：689-700.

Fernandez L，Rogasch NC，Do M，et al. 2020. Cerebral cortical activity following non-invasive cerebellar stimulation：a systematic review of combined TMS and EEG studies. Cerebellum，19：309-335.

Hashimoto M，Ohtsuka K. 1995. Transcranial magnetic stimulation over the posterior cerebellum during visually guided saccades in man. Brain，118：1185-1193.

King M，Hernandez-Castillo CR，Poldrack RA，et al. 2019. Functional boundaries in the human cerebellum revealed by a multi-domain task battery. Nature Neuroscience，22：1371-1378.

Koch G，Mori F，Marconi B，et al. 2008. Changes in intracortical circuits of the human motor cortex following theta burst stimulation of the lateral cerebellum. Clin Neurophysiol，119：2559-2569.

Merton PA，Morton HB. 1980. Stimulation of the cerebral cortex in the intact human subject. Nature，285：227.

Ohtsuka K，Enoki T. 1998. Transcranial magnetic stimulation over the posterior cerebellum during smooth pursuit eye movements in man. Brain，121：429-435.

Palesi F，De Rinaldis A，Castellazzi G，et al. 2017. Contralateral cortico-ponto-cerebellar pathways reconstruction in humans *in vivo*：implications for reciprocal cerebro-cerebellar structural connectivity in motor and non-motor areas. Sci Rep，7：12841.

Rothwell JC. 1997. Techniques and mechanisms of action of transcranial stimulation of the human motor cortex. J Neurosci Methods，74：113-122.

Schutter DJ，van Honk J. 2006. An electrophysiological link between the cerebellum，cognition and emotion：frontal theta EEG activity to single-pulse cerebellar TMS. Neuroimage，3：1227-1231

Shimizu H，Tsuda T，Shiga Y，et al. 1999. Therapeutic efcacy of transcranial magnetic stimulation for hereditary spinocerebellar degeneration. Tohoku J Exp Med，189：203-211.

Ugawa Y，Uesaka Y，Terao Y，et al. 1995. Magnetic stimulation over the cerebellum in humans：magnetic cerebellar stimulation. Ann Neurol，37：703-713.

Werhahn KJ，Taylor J，Ridding M，et al. 1996. Efect of transcranial magnetic stimulation over the cerebellum on the ex-citability of human motor cortex. Electroencephalogr Clin Neurophysiol，101：58-66.

第三节　小脑深部电刺激

　　DBS通常针对基底神经节或丘脑结构，调节皮层基底节环路中的节点，以有效治疗各种运动障碍，包括PD、震颤和肌张力障碍（特别是动态性肌张力障碍）。然而，仍有一些其他运动障碍，如肌张力障碍（特别是固定性肌张力障碍）、共济失调和冻结步态，对目前的DBS治疗效果不佳。小脑与基底神经节类似，在运动障碍的病理生理学中也发挥着关键作用。近年来，小脑深层结构（如齿状核或小脑上脚）因其作为运动障碍治疗靶点的潜在作用而受到关注。一些临床研究结果表明，部分运动障碍患者对传统靶点DBS获益有限，而可能从小脑DBS中显著受益（Tai and Tseng，2022）。

小脑接收来自牵张感受器的本体感觉信号，以及来自视觉、听觉和前庭系统的各种输入。这种本体感觉信息被整合到小脑固有环路中，从而产生信号，然后通过DCN输出到大脑运动皮层。除了大脑皮层外，小脑也与基底神经节紧密相连。小脑齿状核向纹状体有密集的投射，而基底节的丘脑底核（subthalamic nucleus，STN）也向小脑皮层有密集的投射。因此，运动控制系统的三个主要组成部分，即大脑运动皮层、小脑和基底神经节，形成了一个高度集成的网络来控制运动。基底神经节或小脑的异常输出可能导致该整合网络的功能异常，从而引起整体抑制或兴奋作用及各种运动症状。小脑的异常输出也可能在多种运动障碍中发挥重要作用，如固定性肌张力障碍、运动性震颤和共济失调。由于基底神经节（即STN、GPi）的DBS可以治疗某些运动障碍，因此针对小脑的DBS也可能对目前使用的DBS难治的运动障碍具有潜在的治疗效果（Tai and Tseng，2022）。

（一）可能的适应证

1. 肌张力障碍　针对小脑齿状核和小脑上脚的DBS可用于治疗特发性全身性肌张力障碍、脑瘫、缺血性卒中所致的肌张力障碍等（Lin et al.，2023；Brown et al.，2020；Horisawa et al.，2019）。虽然GPi-DBS对运动性肌张力障碍具有良好的调控作用，但对于固定性或动态性肌张力障碍的患者效果不够理想。目前认为小脑DBS可考虑用于治疗固定性肌张力障碍、继发性肌张力障碍或对GPi-DBS无反应的肌张力障碍患者。

2. 震颤　特发性震颤（essential tremor，ET）源于小脑的同步振荡活动，针对齿状核–红核–丘脑束（dentate-rubrothalamic tract，DRTT）的DBS可以通过减少异常振荡活动向大脑皮层的传递来缓解震颤。虽然丘脑腹侧中间核（ventralis intermedius nucleus，VIM）的DBS对震颤有良好的效果，但已有临床研究表明小脑DBS在治疗不同病因的原发性震颤和动作性震颤方面也非常有效，可视为姿势性和动作性震颤的良好替代治疗方法（Paraguay et al.，2021）。

3. 共济失调　目前尚无有效治疗共济失调的方法，通过小脑DBS调节DCN的异常兴奋性可能是治疗小脑性共济失调的一种有前景的选择。

（二）小脑DBS刺激靶点

1. 齿状核　齿状核是从小脑皮层到大脑皮层信息的主要中继站，也是DRTT的重要节点。小脑皮层功能障碍及PC退化导致的功能丧失可诱发齿状核的异常活动，然后通过DRTT传递至大脑皮层。齿状核中的信号转导受损与肌张力障碍、震颤、共济失调、冻结步态的症状相关。

2. 小脑上脚　小脑上脚包含了小脑的主要传出通路，包括同侧DCN、对侧红核、丘脑核和大脑皮层。小脑到前庭核、脑桥延髓网状核和下橄榄核的输出通路也穿过小脑上脚。靶向小脑上脚的DBS可以很容易地调控大脑皮层的主要小脑输出通道。

（三）机器人辅助小脑深部刺激手术步骤与手术处理细节

1. 手术前准备

（1）术前临床评估：术前建议完善量表以方便病情评估及手术前后疗效对比。①肌张力障碍：如Barry-Albright肌张力障碍量表、Ashworth量表、Burke-Fahn-Marsden肌张力障碍评定量表、疼痛视觉模拟评分法。②震颤：如Fahn-Tolosa-Marin震颤评估量表、患者整体印象变化量表（global impression change scale，PGIC）。③共济失调：如共济失调评估和评级量表（ataxia assessment and rating scale，SARA）。

（2）影像扫描：术前应完善头颅薄层CT（层厚1 mm）、薄层MRI扫描，包括T_1加权、T_2加权、磁敏感加权（magnetic sensitivity weighting，SWI）、液体抑制反转恢复序列（fluid attenuated inversion recovery sequence，FLAIR序列）、DTI等序列，以方便CT和MRI图像融合辅助手术计划系统。根据影像及神经外科解剖图谱确定所需要植入的靶标核团，并在手术计划系统中获得目标靶点的立体定向坐标。也可根据DTI纤维束成像将目标的齿状核/植入点设置为靠近DRTT的位置，以确保电刺激发生在正确的解剖部位。在设计从进针点至靶点的针道时，应避开血管、小脑水平裂及静脉窦。扫描参数如下所述。

1）MRI扫描：设置视野（field of view，FOV）为280～320 mm。

a. 找正中矢状位：选择T_1加权像，FOV不变，2 mm或3 mm一层，无间隔扫描较少的单数层，一般为3层或5层，用于定位参考。

b. 轴位扫描：完成正中矢状位扫描后，进行轴位扫描，选择T_2加权像，调整扫描方向与前联合（anterior commissure，AC）–后联合（posterior commissure，PC）连线（AC-CP）平行。设置回波时间（echo time，TE）：100～120 ms；TR：3800～6000 ms；FOV：280～320 mm；矩阵256×256，采集次数不少于2次，扫描序列不少于40层，中间层在AC-PC连线稍偏上，扫描厚度为2 mm，无间隔。

c. 冠状位扫描：根据获得的轴位图像，选择扫描方向垂直于中线方向，中间层在红核上沿处穿过STN，其他参数都与轴位相同。

d. SWI、FLAIR扫描，平行AC-PC线进行轴位全头扫描，矩阵256×256，采集次数不少于2次，扫描序列不少于40层。

2）CT：CT的基本参数与常规颅脑扫描参数基本相同，采用平扫或者螺旋扫描的方式，电压≥120 kV，电流≥100 mA，扫描层厚1 mm，扫描间距0 mm，FOV为22 cm，矩阵≥512×512，采用1 mm骨窗饱和重建。

2. 安装立体定向框架或连接手术机器人　在病房使用局部浸润麻醉安装立体定向框架。采用细头记号笔在患者头部标记出中线及两侧平行AC-CP连线颞侧投影，即外眦上2 cm、外耳孔上3.5 cm连线，框架两侧平行于AC-PC投影线（图5-4），安装框架时使用Leksell头架自带耳柱固定，使用三角尺在麻醉前后及紧固头钉前三次确认框架与AC-PC投影线是否平行。但立体定向框架对颅后窝手术中操作可能有阻挡，小脑DBS手术建议采用三钉头架与机器人连接固定方式，具体方法：患者坐位，常规消毒，局麻后在冠状缝后双侧非对称安装5或6枚骨性标志物，深入颅骨板障5 mm，固定牢靠，因术中取俯卧或侧卧位，建议至少3枚骨性标志物位于双侧枕部和顶部，进行薄层CT扫描，要求同上。进入手术室麻醉后安装神经外科三钉头架，并与神经外科手术机器人连接，调整患者体位，固定机器人主机，将手术计划导入机器人导航系统中，确定手术靶点和入路后，利用骨性标志物进行注册并验证精度（图5-5）。

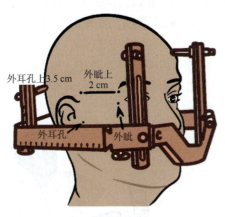

图5-4　Leksell立体定向框架安装示意图

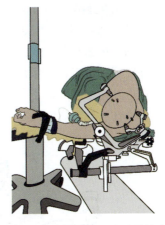

图5-5　手术机器人辅助下患者术前准备示意图

3. 手术体位　可采用俯卧位或侧俯卧位，调整患者头颈部姿势，使患者颈部肌肉放松，调整手术床高度至术者舒适操作，采用手术机器人辅助手术，选用俯卧位和侧俯卧位均可，取决于术者习惯。以侧卧位为例，可采用Mayfield头架固定头部，将头向脉冲发生器植入侧的对侧旋转30°，牵拉肩膀充分暴露颈部便于术中建立皮下隧道。侧卧位可同时完成电极、延伸导线及脉冲发生器的植入，而不必在植入电极后变换体位重新消毒后再植入脉冲发生器，可显著缩短手术时长，降低手术感染风险（图5-6）。

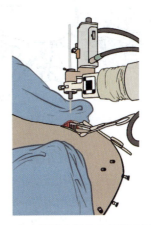

图5-6　术中机器人辅助电极植入示意图

4. 手术切口　枕部切口可依据手术计划标出规划路径上的头皮入点，以入点为中心采取长5 cm直切口即双侧分别切口并平行，尽可能使切口位于发际以内。此外，还可以选用后正中直切口，以颅后窝牵开器撑开后保证双侧入颅点暴露。后正中直切口与双侧切口各有优缺点，中线切口需要更长、更大范围的显露；双侧切口短，经枕部肌肉可能出血稍多，但需要显露的范围小，可缩短手术时长。切口线示意图见图5-7、图5-8。

电极与延伸导线连接处的切口一般采用耳后切口，耳后切口依据患者头皮、颈部浅静脉分布及患者症状等选择左侧或者右侧，耳后切口采用弧形，位于耳后上3～5 cm（视患者头围而定），在顶结节与横窦之间，此处颅骨平坦且有较大厚度。

胸部切口：一般选用锁骨下切口，采用平行锁骨直切口，锁骨下1 cm处，长度5～7 cm。切口内侧端距离胸骨柄不小于3.5 cm，切口中点在锁骨中线内侧约0.5 cm。

5. 手术步骤与脑表面微创伤技术　切开后充分止血，使用撑开器撑开暴露颅骨，再次立体定向定位或手术机器人定位入颅点后使用14 mm钻头钻孔，保证颅骨钻孔中心点与手术计划的入颅路径重合，冲洗、清理骨渣后使用骨蜡密封板障，可使用双极电凝镊夹持少量明胶海绵电凝硬脑膜止血，止血完毕后安装电极固定基座。以规划穿刺点为中心使用尖刀十字形分层切开硬脑膜约3 mm，双极电凝止血并稍将硬脑膜切口扩大，使硬脑膜呈现3 mm直径的圆形孔洞。双极电凝以较小功率烧灼穿刺区域蛛网膜，使蛛网膜与皮层贴合，再以显微剪刀剪开处理区域内的蛛网膜约2 mm宽度，作为套管针进针点。分层切开硬脑膜、电凝处理蛛网膜可以最大限度避免蛛网膜下腔开放，以免脑脊液外流。穿刺套管针置入后立即以止血纱布及明胶海绵封堵，术中电生理及术中测试满意后在骨孔中注射生物蛋白胶，拔出套管针后在留有空隙处再次注射生物蛋白胶。

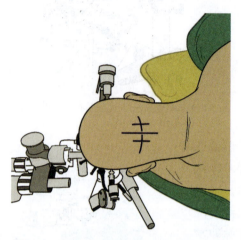
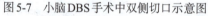
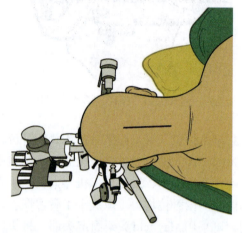

图5-7　小脑DBS手术中双侧切口示意图　　　图5-8　小脑DBS手术中后正中单切口示意图

术中电生理记录小脑核团典型放电表现，移除电极内导丝前使用配套的电极固定锁固定电极，使用套有硅胶套的蚊钳于固定锁处夹住电极再抽出电极导丝。电极固定锁有固定缘与锁闭缘，电极固定锁的固定缘应贴合于电极边缘置入，并且在旋转过程中保持固定缘与电极边缘贴合，然后以专用工具推动锁闭缘向固定缘锁闭以固定电极。同时在锁闭电极过程中尽可能使电极不发生侧向移位，电极锁闭后再将电极从穿刺导管内从上方向下抽出，电极固定在颅骨锁的卡槽中，盖上盖帽，过程中严格执行原位操作，最大限度保证植入电极不发生移位。双侧电极颅外部分通过皮下隧道穿至耳后切口，使用灭菌注射用水冲洗电极触点后连接延长导线，使用丝线结扎电极保护套两端以防体液渗入导致短路。耳后切口处暴露颅骨2 cm×5 cm，磨出平排两条直径4 mm的骨槽，骨槽长4 cm，两端相连，将电极保护套嵌入骨槽后用连接片固定。

刺激器植入锁骨下皮下囊袋中，如采用俯卧位可以将刺激器植入腋下。皮下囊袋由单极电凝分离至脂肪下筋膜层后向下方沿此层分离，囊袋应略大于刺激器，囊袋前后层均用止血纱布覆盖，并在刺激器植入前喷洒生物蛋白胶。延长导线盘于刺激器后方植入囊袋，用丝线固定于筋膜以防止刺激器在体内旋转。

（章文斌　董文文　邱　畅　赵　亮）

参 考 文 献

邱畅，董文文，章文斌．2019.立体定向框架下帕金森病脑深部电刺激手术标准化流程的思考与改进．临床神经外科杂志，16：203-207.

邱畅，董文文，章文斌 . 2019. 脑深部电刺激术治疗帕金森病的脑表面微创伤处理 . 中华神经外科杂志，10：1015-1016.

Brown EG，Bledsoe IO，Luthra NS，et al. 2020. Cerebellar deep brain stimulation for acquired hemidystonia. Movement Disorders Clinical Practice，7：188-193.

Horisawa S，Arai T，Suzuki N，et al. 2019. The striking effects of deep cerebellar stimulation on generalized fixed dystonia：case report. Journal of Neurosurgery，132：712-716.

Lin S，Zhang C，Li H，et al. 2023. High frequency deep brain stimulation of superior cerebellar peduncles in a patient with cerebral palsy. Tremor and Other Hyperkinetic Movements，10：38.

Paraguay IB，França C，Duarte KP，et al. 2021. Dentate nucleus stimulation for essential tremor. Parkinsonism & Related Disorders，82：121-122.

Tai CH，Tseng SH. 2022. Cerebellar deep brain stimulation for movement disorders. Neurobiology of Disease，175：105899.

第六章 小脑调控的应用与进展

第一节 小脑调控与阿尔茨海默病

一、小脑调控神经功能的模式

早在20世纪60年代，从事小脑电生理研究的科学家们就提出了"小脑作为神经机器"的概念。到90年代中期又进一步提出了"小脑作为神经学习机器"的理论。小脑主要通过与大脑形成广泛的纤维联系，参与高级认知过程的调控。这种调控尚无统一模式，最为流行的"内部模式"，提出小脑参与对特定行为的潜在结果产生预测，即前瞻性的"内部"模式（Argyropoulos，2016）。事实上，除了"前馈过程控制"之外，小脑还在信息的编码与加工过程中发挥着"分散与汇聚"、"模块化加工"及"可塑性调控"等关键作用。小脑被认为是认知过程的"通用调节器"，通过"错误信号"的监督学习机制，可以实时监测认知的模式、变化及错误，更新信息然后提供适应性反馈到大脑皮层，进而调控认知过程（Andreasen and Pierson，2008）。小脑在基于误差的监督学习过程中发挥着重要功能，该过程同样依赖"前馈控制"机制。一系列小脑学习模型认为，来自小脑深部核团（DCN）的CF输入可以作为"反馈"信号，重塑并影响源自颗粒神经元的平行纤维（PF）活性，从而改变PF-浦肯野细胞（PC）的突触可塑性。事实上，小脑的学习过程主要发生在其内部，向DCN投射的CF的激活可作为一个误差信号，导致同步激活的PF输入弱化，这种模型又被称为"自适应滤波器"模型。小脑这种学习过程中误差信息修正和精准控制机制对监督学习而言具有非常重要的借鉴意义。

经典理论认为小脑的监督学习是通过小脑皮层输出神经元PC来实现的，最近研究探讨了小脑PC是否能够编码感官输入的选择，从而有助于非运动形式的学习。研究结果表明，小脑对感觉、运动和认知模式的编码依赖于环境，PC的复合脉冲活动反映了对感官输入的明显感知，当需要采取行动时，这些复合脉冲活动会发生相应的变化。说明在学习过程中，PC并不直接引导运动输出，而是通过简单的放电活动的变化，促进了对行动的全面准备，从而连接从非运动功能到运动功能的转化（Bina et al.，2021）。

二、小脑调控与阿尔茨海默病发展

阿尔茨海默病（AD）是一种以进行性记忆衰退和其他认知功能损害为特征的中枢神经系统退行性疾病，是老年痴呆最常见的病因。目前的主流观点认为，脑组织中逐渐积累的病理性β淀粉样蛋白（amyloid β-protein，Aβ）沉积（包括老年斑中的Aβ肽和神经原纤维缠结中的Tau蛋白）是AD发病的核心机制。AD领域的影像研究大多数集中在Aβ对内侧颞叶结构，特别是海马结构与功能的改变，因为它们的功能障碍被认为是AD中记忆丧失的主要原因。与大脑比较，小脑参与AD或老化作用的研究明显被忽视，一些研究发现小脑小叶体积随着年龄的增长而减少，这种小脑体积的减少会直接导致健康老人的认知能力下降（Uwisengeyimana et al.，2020）。

既往研究在AD患者的小脑皮层中发现Aβ寡聚体水平升高和高水平过度磷酸化的Tau蛋白，以及小脑PC的缺失（Sepulveda-Falla et al.，2014）。作者在AD模型鼠的病理研究中发现，Aβ斑块在小脑内的沉积明显晚于大脑皮层。在4月龄的5×FAD小鼠大脑皮层区域已有较多斑块沉积，而小脑中没有看到Aβ斑块。在6月龄5×FAD小鼠，Aβ斑块开始在小脑中出现。在8～10个月5×FAD小鼠的Aβ图像中，我们发现斑块选择性地沉积在小脑的后部区域，包括Crus Ⅰ、Crus Ⅱ、旁中央小叶；深部小脑核可看到一些斑块，但数量明显少于小脑后叶；而在小脑前叶很难找到斑块，这提示小脑内的Aβ斑块选择性地沉积在小脑后部。这些实验动物模型的病理发现支持小脑参与了AD后期的病理阶段。基于体素的结构磁共振研究也显示轻度认知障碍期小脑体积和功能有一定的代偿，在AD痴呆期双侧Crus区才有局灶性萎缩（Lin et al.，2020）。

AD进程中小脑灰质萎缩模式的分析显示，小脑灰质体积的变化贯穿于AD的早期到晚期临床阶段，特别是小叶Ⅰ～Ⅴ和小叶Ⅵ的蚓部和副蚓部自早期就开始受累，后期主要累及小叶Ⅵ和Crus Ⅰ（Toniolo et al.，2018）。小脑Crus Ⅰ、Crus Ⅱ和小叶Ⅵ参与执行控制网络、默认网络和显著网络，与海马和前额叶区域之间有连接，这是一组功能高度相关且积极相互作用的脑区（包括角回、颞中回和前额叶皮层），它们共同参与认知功能，并可能发生广泛的神经变性改变，这种萎缩模式与AD的主要认知障碍特征相吻合。有研究提出，小脑萎缩导致AD的临床症状恶化主要发生在疾病晚期。然而，即使在晚期，小脑萎缩率也低于大脑的平均萎缩率。表明小脑受累是继发于大脑受累的，可能是由于网络连接异常的扩散，而与主要病理无关（Tabatabaei-Jafari et al.，2017）。

团队前期采用确定性纤维追踪算法及图论分析发现小脑损伤后，患者多领域认知功能受损，大脑网络的全局效率、局部效率属性下降（图6-1），表明小脑后叶对大脑全局及认知网络发挥着重要的整合和调节作用（Wang et al.，2022；Wang et al.，2019）。我们通过fMRI技术发现遗忘型轻度认知障碍阶段小脑Crus Ⅱ区与额顶网络内通过功能连接增强来发挥一定的代偿作用，而AD痴呆阶段小脑Crus Ⅱ区与默认网络及额顶网络的功能连接减弱，出现失代偿，提示小脑Crus Ⅱ区连接特征改变可能是AD早期敏感的影像生物标志物（Tang et al.，2021）。

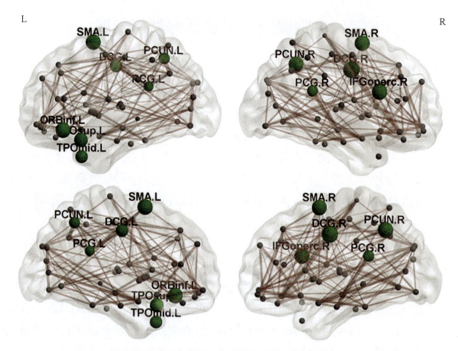

图6-1　小脑后叶梗死对大脑节点效率的影响

两组间有显著差异（$P < 0.05$）的12个脑区以绿色表示。节点大小代表区域节点效率组间差异的显著性。SMA：辅助运动区；PCUN：楔前叶；DCG：中扣带回和副扣带回；IFGoperc：额下回盖部；PCG：中央前回；ORBinf：额下回眶部；TPOsup：颞上回；TPOmid：颞中回

三、小脑调控与阿尔茨海默病干预机制

小脑被认为是一个"监督学习机器"，依赖错误信号的监督学习机制有助于运动行为的适应性变化，小脑的自适应可塑性作用已在运动控制中得到了广泛的研究（Herzfeld et al.，2018）。近年研究表明小脑在认知过程中同样有类似自适应可塑性的作用。小脑通过错误信号的监督学习机制，可以实时监测认知的模式、变化及错误，更新信息然后提供适应性反馈到大脑皮层，以提高认知系统的效率（Raymond and Medina，2018）。神经影像学研究表明，小脑活动的变化反映了预测错误信号的编码（Herzfeld et al.，2018），可能是大脑功能变化的敏感反映。小脑独特的形态和功能特征使其具有突出的自我补偿和恢复能力。

相关研究发现，电刺激小脑蚓部、顶核可对边缘系统的生理活动产生影响，并且在杏仁核、下丘脑及皮层区可记录到来自小脑的电刺激信号（Baillieux et al.，2008）。有学者采用θ暴发式刺激（TBS）研究小脑与皮层运动及认知区域之间的功能连接强度，发现小脑外侧叶持续性θ暴发刺激（continuous TBS，cTBS）显著降低了小脑与额叶和顶叶认知区域的功能连接，而与运动区域的连接保持不变（Rastogi et al.，2017）。

有学者使用小脑TMS和同步EEG检测刺激后受试者前额皮层区域的电活动，并使用磁共振波谱（magnetic resonance spectroscopy，MRS）检测前额皮层γ-氨基丁酸和谷氨酸水平来确定它们是否与这些电活动相关。结果表明，小脑刺激引起的前额叶皮层电活动受到γ-氨基丁酸调节，与工作记忆相关（Du et al.，2018）。有研究发现代谢型谷氨酸受体1/5（metabolic glutamate receptor 1/5，mGluR1/5）参与小脑中LTP和LTD的形成，进而调控陈述性和程序性记忆的形成。而小脑PC中抑制或缺乏mGluR1/5信号转导会导致小脑PC功能障碍，抑制PF-LTD的产生（Zhou et al.，2017）。研究人员对小鼠小脑PC进行光遗传学刺激发现，小鼠通过降低在工作记忆中有效保留过去信息的能力从而减弱了决策能力，表明小脑参与工作记忆的维持（Deverett et al.，2019），这些研究提示小脑可能是改善记忆障碍的有效脑区。小脑TMS和tDCS研究发现，小脑是语言网络的重要组成部分（Lametti et al.，2018）。此外，一项联合tDCS-fMRI的研究表明，小脑tDCS在语义预测任务期间增加了右侧Crus Ⅰ/Ⅱ的激活，并且还增强了皮层–小脑相关脑区功能连接（D'Mello et al.，2017）。这暗示小脑可能是治疗言语和语言缺陷的潜在目标。

小脑作为干预靶点已经应用于相关疾病的治疗，如帕金森病、脑卒中、精神疾病等。对于AD，小脑可能是被忽视的、重要而有效的调控新靶区，有可能是AD早期诊治新的突破点。

前面提及在4月龄5×FAD模型鼠中，Aβ尚未累及小脑Crus Ⅱ区。于是我们对4月龄AD模型鼠小脑Crus Ⅱ区连续3周注射氯氮平-N-氧化物（clozapine-N-oxide，CNO），研究发现小脑Crus Ⅱ区的慢性激活可有效改善AD小鼠的认知障碍，提示小脑Crus Ⅱ区刺激是一种有潜力的早期AD干预方法。我们团队前期开展了一项随机、双盲、假刺激对照的临床注册试验研究，采用5 Hz rTMS，以双侧小脑Crus Ⅱ区为刺激靶区，期望改善AD早期患者的认知功能。干预4周后，AD患者总体认知功能、记忆力、注意力、视空间和执行功能方面均有显著性改善，这种干预效果在干预结束3个月之后仍得到了很好的保持，且研究发现AD患者认知功能改善的机制可能与小脑rTMS增强了小脑与双侧前额叶的连接有关（图6-2和图6-3）（Yao et al.，2022）。小脑tDCS用于治疗AD的研究更多为动物实验，少数临床研究发现，小脑顶核tDCS对AD患者的认知功能障碍有改善作用，其中小脑顶核tDCS治疗组简易精神状态评估量表评分升高，AD评估量表认知部分中文版量表评分下降，且小脑顶核tDCS对AD的神经元活性存在影响（姜利伶等，2016）。

综上所述，目前针对AD的研究重点还只集中在大脑，而忽略了小脑的相关作用。大量的临床研究似乎倾向于支持AD中的小脑病变是继发于大脑病变，可能在大脑早期异常时发挥补偿性作用。在疾病晚期，小脑结构和功能的改变可能作为驱动因子促进AD相关症状的发展。因此，充分揭示AD中小脑区域的结构和功能缺陷，跟踪年龄依赖的小脑病理学改变，更准确地描述小脑退化水平与AD进展之间的联系，必将为神经退行性疾病的早期诊断和治疗提供新的思路。

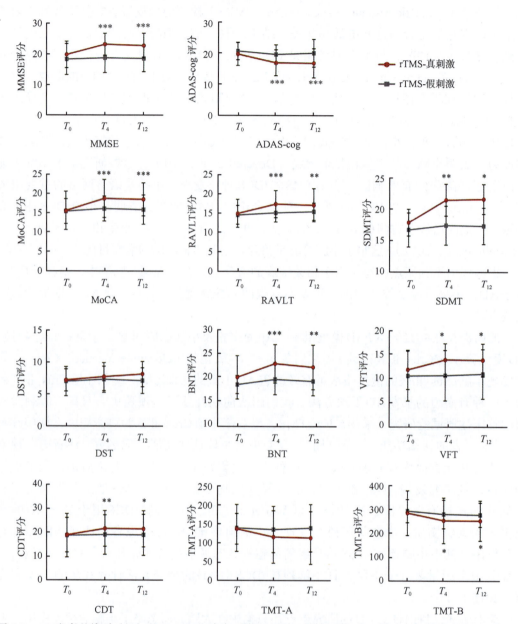

图6-2 AD患者基线时（T_0）、5 Hz rTMS治疗4周后（T_4）、治疗开始后12周（T_{12}）在真刺激组（红色）和假刺激组（灰色）的神经心理量表评估

MMSE：简易精神状态评估量表；MoCA：蒙特利尔认知评估；ADAS-cog：阿尔茨海默病评估量表；RAVLT：Rey听觉语言学习测验；SDMT：符号数字检验；DST：数字广度测试；BNT：波士顿命名测验；VFT：语言流利性测试；CDT：画钟测试；TMT：连线测验。*$P < 0.05$；**$P < 0.01$；***$P < 0.001$

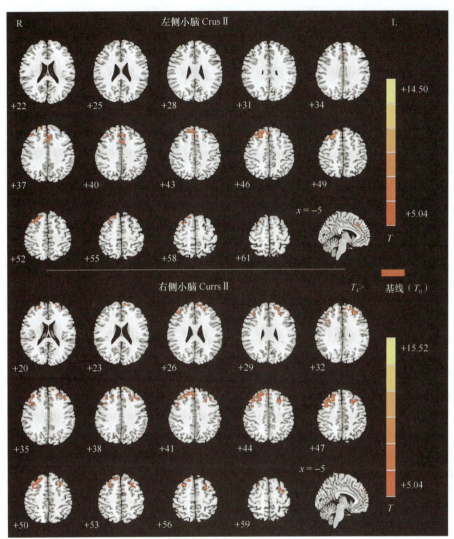

图6-3

图6-3　5 Hz rTMS治疗4周后（T_4）和基线时（T_0）双侧小脑Crus Ⅱ区与大脑功能连接有显著性差异的脑区展示

通过AlphaSim校正，将显示阈值设置为$P < 0.001$；红色代表相关性增加

（姚　群　石静萍）

参 考 文 献

姜利伶，赵建农，周治明，等．2016.小脑顶核电刺激对阿尔茨海默病磁共振波谱代谢物的影响．中国医学影像技术，32：183-186.

Andreasen NC，Pierson R. 2008. The role of the cerebellum in schizophrenia. Biol Psychiatry，64：81-88.

Argyropoulos GP. 2016. The cerebellum，internal models and prediction in 'non-motor' aspects of language：a critical review. Brain Lang，161：4-17.

Baillieux H，De Smet HJ，Paquier PF，et al. 2008. Cerebellar neurocognition：insights into the bottom of the brain. Clin Neurol Neurosurg，110：763-773.

Bina L，Romano V，Hoogland TM，et al. 2021. Purkinje cells translate subjective salience into readiness to act and choice performance. Cell Rep, 37: 110116.

D'Mello AM, Turkeltaub PE, Stoodley CJ. 2017. Cerebellar tDCS modulates neural circuits during semantic prediction: a combined tDCS-fMRI study. J Neurosci, 37: 1604-1613.

Deverett B, Kislin M, Tank DW, et al. 2019. Cerebellar disruption impairs working memory during evidence accumulation. Nat Commun, 10: 3128.

Du X, Rowland LM, Summerfelt A, et al. 2018. Cerebellar-stimulation evoked prefrontal electrical synchrony is modulated by GABA. Cerebellum, 17: 550-563.

Herzfeld DJ, Kojima Y, Soetedjo R, et al. 2018. Encoding of error and learning to correct that error by the Purkinje cells of the cerebellum. Nat Neurosci, 21: 736-743.

Lametti DR, Smith HJ, Freidin PF, et al. 2018. Cortico-cerebellar networks drive sensorimotor learning in speech. J Cogn Neurosci, 30: 540-551.

Lin CY, Chen CH, Tom SE, et al. 2020. Cerebellar volume is associated with cognitive decline in mild cognitive impairment: results from ADNI. Cerebellum, 19: 217-225.

Rastogi A, Cash R, Dunlop K, et al. 2017. Modulation of cognitive cerebello-cerebral functional connectivity by lateral cerebellar continuous theta burst stimulation. Neuroimage, 158: 48-57.

Raymond JL, Medina JF. 2018. Computational principles of supervised learning in the cerebellum. Annu Rev Neurosci, 41: 233-253.

Sepulveda-Falla D, Barrera-Ocampo A, Hagel C, et al. 2014. Familial Alzheimer's disease-associated presenilin-1 alters cerebellar activity and calcium homeostasis. J Clin Invest, 124: 1552-1567.

Tabatabaei-Jafari H, Walsh E, Shaw ME, et al. 2017. The cerebellum shrinks faster than normal ageing in Alzheimer's disease but not in mild cognitive impairment. Hum Brain Mapp, 38: 3141-3150.

Tang F, Zhu D, Ma W, et al. 2021. Differences changes in cerebellar functional connectivity between mild cognitive impairment and Alzheimer's disease: a seed-based approach. Front Neurol, 12: 645171.

Toniolo S, Serra L, Olivito G, et al. 2018. Patterns of cerebellar gray matter atrophy across Alzheimer's disease progression. Front Cell Neurosci, 12: 430.

Uwisengeyimana JD, Nguchu BA, Wang Y, et al. 2020. Cognitive function and cerebellar morphometric changes relate to abnormal intra-cerebellar and cerebro-cerebellum functional connectivity in old adults. Exp Gerontol, 140: 111060.

Wang D, Yao Q, Lin X, et al. 2022. Disrupted topological properties of the structural brain network in patients with cerebellar infarction on different sides are associated with cognitive impairment. Front Neurol, 13: 982630.

Wang D, Yao Q, Yu M, et al. 2019. Topological disruption of structural brain networks in patients with cognitive impairment following cerebellar infarction. Front Neurol, 10: 759.

Yao Q, Tang F, Wang Y, et al. 2022. Effect of cerebellum stimulation on cognitive recovery in patients with Alzheimer disease: a randomized clinical trial. Brain Stimul, 15: 910-920.

Zhou JH, Wang XT, Zhou L, et al. 2017. Ablation of TFR1 in Purkinje cells inhibits mGlu1 trafficking and impairs motor coordination, but not autistic-like behaviors. J Neurosci, 37: 11335-11352.

第二节　小脑调控与孤独症谱系障碍

　　目前，孤独症谱系障碍（autism spectrum disorder，ASD）的致病机制并不明确，过去主要聚焦于大脑皮层进行相关临床诊疗工作。近年来小脑研究取得较大进展，越来越多的证据表明小脑在认知和社交技能方面的作用，并且其与ASD的关联性也得到越来越多的支持，未来以小脑为靶点进行神经调控将可能是ASD临床干预的重要组成部分。

小脑虽仅占大脑总体积的10%，但含有比大脑更多的神经元，其细胞密度是所有脑区中最高的，大约是新皮层的4倍。起初研究者认为小脑仅参与运动协调，而ASD患者的运动问题通常以肢体运动控制不足、感统失调、精细运动和大运动技能发育迟缓的形式表现出来，其步态困难或笨拙没有传统上小脑损伤导致的基本运动困难严重。但目前研究显示，小脑是除额叶外最重要的信息加工系统，在中枢神经系统中参与调节注意力转移、程序性记忆、非运动学习、认知及语言等功能，这促使小脑成为影响ASD的关键脑区域之一，在ASD的复杂神经基础中发挥着重要作用。

一、ASD的临床特征及其与小脑的关系

（一）ASD的临床特征

ASD属于常见的神经发育障碍性疾病，通常起病于儿童早期，核心症状：①社会交往或社会沟通能力存在着持续的缺陷；②局限的刻板兴趣和行为。除此之外，ASD患者还常存在感知觉异常、情绪不稳定、自笑、冲动攻击、自伤等行为，其认知发展多不平衡，音乐、机械记忆（尤其文字记忆）、计算能力相对较好甚至超常。ASD也常常与其他疾病共患，常见的有注意缺陷多动障碍、智力障碍、焦虑症及抑郁症等（Wickstrom et al., 2021），如图6-4所示。

1. 学龄前期（婴幼儿期及儿童早期）临床特征 研究人员发现多数ASD患儿在出生后的最初两年内就已经出现行为学症状，Hirota和King（2023）最新发表的综述中，将ASD的早期行为学特征分为两类。第一类是正常发展里程碑的缺失：①避免或不保持眼神接触；②9月龄时对名字没有反应；③9月龄时面部表情缺少；④很少与照顾者分享快乐；⑤12月龄时不能玩简单的互动游戏；⑥不使用或很少使用手势；⑦不与他人分享兴趣；⑧很少或不模仿别人或不假扮；⑨18月龄时，不能指给照顾者看有趣的东西。第二类是异常行为的出现：①将

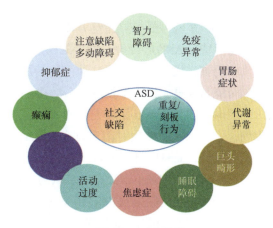

图6-4 ASD共病

[引自：柯晓燕. 2023. 孤独症谱系障碍早期识别与早期诊断的现状与挑战. 中国儿童保健杂志，31（1）：238-240.]

玩具按特定顺序排列，当顺序被打乱或改变时就会感到不安；②使用重复的单词和短语；③以一种不寻常的方式动其手指、手或身体（如弹手指、拍手、身体摇晃、自我转圈等）；④对特定的对象表现出过度的兴趣；⑤对某些物体有不寻常的强迫的兴趣和依恋；⑥对感官刺激有不寻常的反应（如对衣服的标签很烦躁、避免食用某些质地的食物）；⑦对不寻常的感官刺激有强烈的兴趣和寻求（如对着某些灯光过度眯眼或拍手摩擦特定的纹理，舔

或闻物体）。

2. 学龄期临床特征　ASD 儿童进入小学后，其交往障碍主要表现：①经常一个人玩，跟其他孩子难以建立友谊；②喜欢围绕自己感兴趣的话题与人交流，有时甚至答非所问；③经常恶作剧，且跟人交往时缺乏同理心；④行为举止经常表现幼稚，让人尴尬；⑤听不懂别人开玩笑，看待他人的方式比较特别等。其刻板兴趣和行为主要包括：①有自己独特的兴趣、独特的语言方式、独特的生活习惯；②日常常规不容易被改变。

3. 成年期临床特征　ASD 成人依旧缺乏社会交往的兴趣和技能，虽然部分患者渴望结交朋友，对异性也可能产生一些兴趣，但是因为对社交情景缺乏应有的理解，对他人的兴趣、情感等缺乏适当的反应，难以理解幽默和隐喻等，较难建立友谊、恋爱和婚姻关系。并且，其言语与非言语交流障碍、兴趣范围狭窄、行为方式刻板重复甚至怪异、对非生命物体的特殊依恋等将以不同程度持续存在。

（二）与小脑功能异常可能相关的临床表型

小脑功能紊乱会导致 CCAS，包括语言、空间和执行功能障碍及情感调节障碍等一系列症状。从 ASD 相关基因的小鼠模型到人类小脑畸形的研究，多个层面的证据充分表明小脑功能障碍与构成 ASD 的核心行为有关。

首先，小脑具有调节有序运动的作用，因此其可能与语言运动序列相关。研究表明，小脑参与语言的许多方面，包括语言处理、单词记忆和词语联想。越来越多的证据显示小脑损伤会导致社交和语言功能的异常，这是 ASD 患者的核心症状（Mariën and Borgatti，2018）。

其次，小脑可能参与注意力转移和关系预测，而无法转移注意力会导致联合注意的缺陷，这可能是 ASD 心理理论发展的初期形式。ASD 的另一个核心症状是重复和刻板行为，非常少的神经模型能够解释这种行为。如果小脑参与注意力转移和运动，那么小脑功能的缺陷可能与重复刻板行为及从一个活动转换到另一个活动的困难有关。

同时，Chlebowski 等研究表明小脑损伤也是 ASD 发病很重要的一个因素，影响认知和情感，早产儿在出生时因出血或缺氧而导致小脑存在不同程度的损伤，出现 SD 的概率将增加（Van der Heijden et al.，2021）。这也是由于小脑快速发育发生在妊娠晚期，会受到早产的影响。Oberman 等进一步认为有可能是小脑的镜像神经元受到损害，这就支持了镜像神经元系统的缺陷与 ASD 相关的观点。

另外，对小脑的最新发现可以部分解释 ASD 儿童在认知学习上遇到的困难。例如，研究发现小脑输出在维持认知和工作记忆基础上的皮层准备活动中起着关键作用（Carta et al.，2019；Albergaria et al.，2018）。研究表明，大脑皮层和小脑的加工是相互依赖的（Larry et al.，2019；Kostadinov et al.，2019；Wagner et al.，2019），小脑主要通过与大脑认知中心相关新皮层进行信息交换与传递，实现认知功能（Herzfeld et al.，2018）。因此，可以将新皮层–小脑环路概念化为经典感觉运动和奖赏相关的认知加工中的一个联合动力系统，这比传统上分配给小脑的工作任务更进一步。

综上，小脑功能障碍使 ASD 患者在语言发展、社会交往、注意力转移、动作模仿、认知记忆及联想学习等方面不能对信息进行准确的整合加工和调节反馈。

二、ASD小脑结构与功能的研究进展

ASD患者小脑功能障碍的脑结构基础、脑功能机制、代谢紊乱、神经生化机制及免疫炎性反应并非各自独立运作，而是相互联系的有机整体。例如，小脑相关蛋白质的异常表达，或者神经递质浓度的改变，不但会影响小脑神经元的发育，阻碍小脑结构的正常发展和完善，而且会降低小脑神经元的信息传递效率，进一步破坏大脑皮层运动区神经元与小脑之间的连接。未来研究可结合多种神经科学方法继续揭示ASD患者小脑功能障碍的奥秘。

（一）小脑结构异常与ASD

小脑是30多年前首次在ASD中发现神经病理学变化的主要区域（王琳等，2021）。ASD中已经发现的小脑结构异常表现在微观和宏观水平。微观水平上，比较一致的发现是小脑皮层PC的体积缩小、数量减少。这个变化与下橄榄核和DCN的小神经元，以及DCN的神经元密度下降有关。宏观水平上，小脑半球具有异常发育的趋势，个体从出生早期到2～4岁时小脑半球体积增大，成年期体积减小。因此，ASD的小脑病理学原因可能主要有两类：第一类是小脑第Ⅵ～Ⅶ蚓叶发育不全，与PC严重缺失有关的小脑半球的结构发育不全及小脑半球体积减小；第二类可能是没有发育出合适的前额叶-新皮层神经环路而导致发育不全。神经环路上任何水平的缺陷都可能导致小脑的神经元缺失。

小脑和额叶是高度相互连接的，有许多直接连接，这表明，在一个区域的功能障碍可能会加剧甚至导致另外一个功能障碍，因此额叶和小脑的解剖关系或许能够解释ASD患者的部分病理特征。第一，有可能是一个常见的畸形因素或遗传因素导致ASD患者的额叶和小脑并发功能障碍。第二，ASD患者小脑功能障碍可能与额叶功能损伤相互作用。

1. 小脑体积改变　小脑体积的减少可能是ASD患者无法像健康人一样通过视觉反馈进行动作模仿学习的神经基础。早期研究发现ASD患者小脑蚓部体积显著减少。最近有证据表明，ASD患者的小脑灰质也减少了，如图6-5所示。研究者进一步基于MRI检测出ASD儿童小脑前叶体积也较小。这些小脑部位体积的异常导致ASD儿童无法通过视觉信息来感知错误从而习得动作。但部分文献表明ASD患者相对正常人小脑体积增大，也有文献报道，小脑体积与正常发育的儿童并无显著性差异。这可能是由于受试者ASD表型的异质性所致。

2. PC数量减少　几乎在所有ASD患者的尸检中都观察到了小脑组织的病理学变化，其中，PC数量减少是ASD患者最一致的神经病理学特征（图6-6）。小脑是仅次于额叶的精神活动的主要场所，小脑的PC是唯一能够传出冲动的神经元，Martin等的研究也证实了当PC大量丢失时会导致ASD，且整个小脑叶部及蚓部，尤其是小脑半球，均存在PC数量减少的现象。在PC中破坏与ASD相关的某些基因如*TSC1*、*PTEN*、*CHD8*及*ctnnd2b*等，会导致PC发育缺陷，最终引起小鼠产生社交障碍、重复刻板性行为等ASD核心症状，以及感统失调、动作学习障碍等表现。另外，王斯等发现，母孕期维生素A缺乏会影响子代大鼠小脑PC的数量及树突形态，进而引起子代大鼠运动协调障碍和小脑损伤。生后早期补充维生素A可显著改善母孕期维生素A缺乏的ASD模型大鼠的运动协调障碍和小脑损伤。

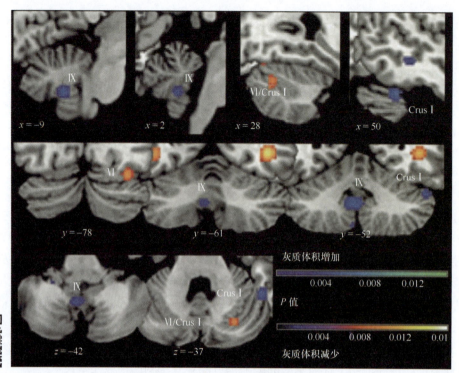

图6-5

图6-5　ASD患者小脑灰质异常

图中显示了不同横切面（x、y、z坐标）的脑部扫描图。每个图像位置的坐标（x、y、z值）表明的是图像中所示区域在三维空间中的位置。图中标记了几个重要结构：Ⅸ（小脑小叶Ⅸ）、Ⅵ/Crus Ⅰ（小脑小叶Ⅵ/小脑Crus Ⅰ区）、Crus Ⅰ（Crus Ⅰ区）。颜色编码：颜色表示灰质体积的变化，红色通常意味着该区域的灰质体积增加，蓝色则表示灰质体积减少［引自：Cauda F，Geda E，Sacco K，et al. 2011. Grey matter abnormality in autism spectrum disorder: an activation likelihood estimation meta-analysis study. Journal of Neurology，Neurosurgery，and Psychiatry，82（12）：1304-1313.］

3. 小脑形态异常　越来越多的研究发现，ASD患者小脑形态学存在不同程度的损害（Zhao et al.，2018）。哥伦比亚大学欧文医学中心研究人员以20名6～12岁的ASD男孩为病例组，18名年龄相当、语言能力相近、小脑体积相似的男孩为对照组，采用高分辨率3D分形分析了这些受试男孩的小脑MRI数据，测算了这些目标小脑外层的分形维数。研究结果显示，就右侧小脑皮层的分形维数而言，ASD组明显低于对照组，换句话说，ASD儿童小脑的表面结构较平坦。由于右侧小脑承担语言处理功能，ASD患者社交沟通障碍可能与其小脑表面平坦有关。小脑形态学的变异以不同机制参与ASD的发生发展，其程度尚待明确量化。

4. 小脑特定区域异常　近年来，与ASD具有强关联的小脑特定区域也是研究的热点，RCrus（右侧Crust）Ⅰ区备受关注，该区涉及奖赏机制和行为动机。2017年的两项研究表明，RCrus Ⅰ区与ASD有关的默认模式网络和额顶网络相连接，RCrus Ⅰ区遭到破坏时，小脑与腹侧盖区之间的连接中断，小鼠的社交兴趣大大削弱。小鼠会产生社交障碍、重复刻板行为及思维固化等表现，这与ASD临床表型十分契合，但是这些小鼠不存在感觉运动功能障碍。RCrus Ⅰ区于ASD的重要性及脑机制、ASD患者小脑是否存在着其他特定区域异常现象有待进一步探索。

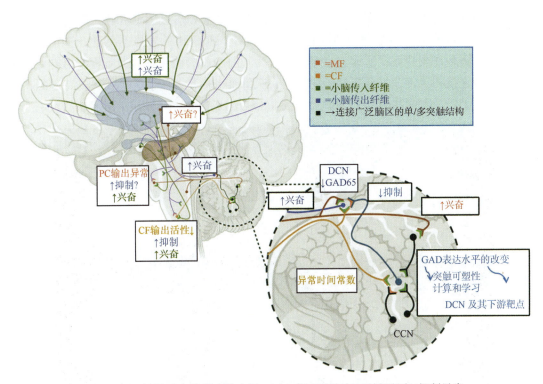

图6-6　PC数量减少导致小脑皮层GABA能表达改变，引起兴奋/抑制异常

PC：浦肯野细胞；DCN：小脑深部核；MF：苔藓纤维；CF：攀缘纤维；CCN：小脑皮层神经元；GAD：GABA能前体谷氨酸脱羧酶［引自：Mapelli L，Soda T，D'Angelo E，et al. 2022. The cerebellar involvement in autism spectrum disorders：from the social brain to mouse models. Int J Mol Sci. 23（7）：3894.］

（二）小脑相关的脑功能异常与 ASD

影像学资料分析显示，除了在ASD患者中发现解剖异常外，在ASD患者中还观察到小脑与皮层之间的功能和结构连接改变的证据，以及小脑代谢改变所致相关脑功能异常的现象。

1. fMRI　研究者运用fMRI研究发现，ASD患者小脑功能异常主要包括小脑的异常激活和皮层-小脑环路异常。与典型发育儿童相比，ASD儿童双侧小脑内侧、小脑蚓部及脑干部的低频波动分数幅度（fALFF）图值显著高于健康对照组，右侧小脑上脚的部分各向异性值显著降低，同时，小脑蚓部存在异常的灰质发育模式，这种小脑微观结构的异常与其总体运动表现呈显著负相关。Mostofsky等分析发现，ASD儿童在执行手指连续敲击任务时，同侧小脑前叶的激活水平显著低于典型发育儿童，研究者认为任务态下ASD儿童小脑激活的减弱与其动作执行困难有关。

皮层-小脑环路是获取空间和动作信息的关键，同时具备对动作进行反馈调节的功能，其发育异常引起感觉整合缺陷，最终导致语言和社交的缺陷，促进ASD的发生发展。Mosconi等研究表明，一方面ASD患者小脑前叶与初级运动区环路存在异常，其妨碍了前馈控制功能，这致使患者在初始运动时不能稳定控制肌肉的收缩力量；另一方面小脑后叶与大脑顶叶环路的改变干扰了ASD患者反馈控制功能的正常发挥，这导致患者在执行运动过程中不能稳定控制肌肉的持续性力量。图6-7中小脑和皮层感觉区域之间的连接变异致使感觉运动域异常，而感觉运动域的"过度连接"、超模域的连接不足进一步导致ASD患者的认知障碍和重复刻板行为。也有研究认为，ASD患者临床症状严重程度可能更取决于小脑纤维连接的异常，且随着年龄的增长，其纤维束存在逐步改善的趋势。特定的小脑环路在不同的发育时间窗内受到影响，导致在ASD的亚组中产生特定的表型。

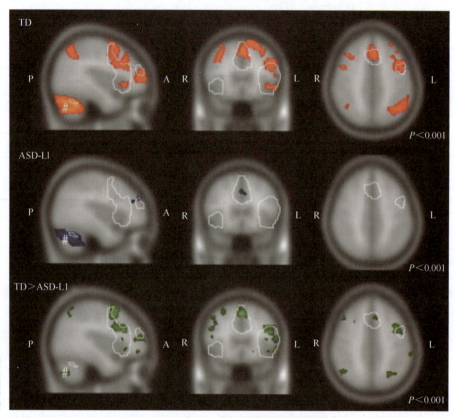

图6-7　　　　　　图6-7　ASD患者右侧小脑与全脑功能连接

示右小脑与全脑功能连接显著降低，$P < 0.001$，FDR校正。A：前；P：后；L：左；R：右［引自：Verly M，Verhoeven J，Zink I，et al. 2014. Altered functional connectivity of the language network in ASD: role of classical language areas and cerebellum. Neuroimage Clin，4：374-382.］

2. MRS　小脑脑组织生化代谢水平一定程度上能够反映小脑神经元数量、完整性及功能，小脑N-乙酰天冬氨酸（N-acetylaspartate，NAA）、NAA/Cr值降低说明相应部位神经元完整性的降低或功能的低下，但这种异常现象是先天形成的还是后天神经元发育缓慢或者退化形成的，目前尚无定论。小脑MRS代谢物相关研究从20世纪90年代开始，ASD患者小脑NAA、NAA/Cr值较正常对照组明显降低。邹小兵等研究显示ASD儿童语言障碍、认知障碍等临床表现与其小脑蚓部NAA下降严重程度相关。并且，研究表明右侧小脑Cho/Cr与ASD儿童CARS评分呈正相关，与ASD儿童发育落后的严重程度呈正相关，其降低会损害患者社会交往、听力-语言及手眼协调等能力，代谢物可作为临床判断ASD严重程度的指标。De Vito等对高功能ASD儿童和典型发育儿童的颅脑进行MRS对比研究发现，

ASD儿童小脑半球谷氨酰胺水平较对照显著降低。接着程培培等发现ASD患者小脑中有氧糖酵解途径丙酮酸脱氢酶（pyruvate dehydrogenase，PDH）表达减少，其可能参与ASD的病理过程。最近陈建玲等研究发现ASD小脑组织中脂肪酸合酶和乙酰辅酶A羧化酶的水平均高于对照组，ASD小脑组织中脂肪酸合酶、乙酰辅酶A羧化酶、乙酰辅酶A合成酶1和长链脂酰辅酶A合成酶1的表达均与ASD严重程度呈显著正相关（$P < 0.01$）。血浆代谢组学研究显示，ASD患者语言和社交障碍主要与脂类代谢途径异常相关（Needham et al.，2021）。因此，小脑组织脂肪酸代谢酶的异常表达可能也是潜在的ASD生物标志物。

（三）神经生化及免疫异常

ASD患者小脑功能障碍的神经生化机制主要围绕相关蛋白质的表达异常、神经递质浓度改变及信号通路功能失调展开。整体而言，通过神经生化机制探索ASD患者小脑功能障碍的研究比较少，且研究的全面性、深入性及与ASD临床特征的关联性尚待进一步加强。

1. 相关蛋白质表达异常　小清蛋白（parvalbumin，PV）归属于高电活动和高代谢的GABA神经元亚群，主要功能是调节小脑PC突触的可塑性。Soghomonian等通过原位杂交组织化学（in situ hybridization histochemistry，ISHH）技术检测出ASD患者小脑小清蛋白的基因表达存在异常。研究者们认为这会严重影响ASD患者小脑的输出纤维，损害抑制性突触的传递功能，导致PC和DCN之间的GABA信号发生异常变化，致使小脑神经发育延迟或中断，进而引起ASD患者运动和非运动功能失调。

SHANK2（ProSAP1）是中枢神经系统中兴奋性突触的突触后支架蛋白，其突变的患者表现出类似ASD的行为，如发育迟缓和小脑功能障碍。Peter等研究显示，ASD小鼠缺少该蛋白质时，小脑PF对PC突触的LTP效应减弱，突触可塑性降低，致使小鼠动作学习能力严重受损。另有动物研究显示，大电导钙激活钾通道的部分失功能也会导致小脑PC功能失调，最终引起小鼠ASD相关行为。

2. 神经递质浓度改变　神经递质（neurotransmitter）作为突触间神经元信息传递的信使，其兴奋与抑制（E/I）的神经元失衡在ASD的行为缺陷中扮演着不可或缺的角色。其中，5-羟色胺（5-HT）是脑内重要的抑制性神经递质，一方面与轴突的生长和突触的形成有关，另一方面具有调节高级认知需求相关行为和改善记忆的作用，与小脑功能密切相关（Bacqué-Cazenave et al.，2020）。高5-HT的动物会产生多种ASD特有的社会交往障碍。动物研究发现，在幼鼠体内注入高水平的5-HT受体激动剂后，其小脑齿状核神经元树突结构特征发生显著改变，这可能是ASD患者认知功能障碍的神经基础，表现为动作学习延迟、动作自动化困难等。5-HT浓度升高所造成的ASD幼鼠小脑神经元发育异常是否可逆，以及是否会对其动作学习能力的发展造成持久的负面影响尚待进一步探索。

3. 免疫炎性反应　神经病理学研究表明，神经炎症和慢性激活的小胶质细胞是ASD病理生理学的重要因素（图6-8）。ASD患者的小脑存在异常激活的神经炎症反应（Hughes et al.，2018）。巨噬细胞化学吸引蛋白-1等促炎细胞因子增加、高浓度的神经降压素、浦肯野细胞的严重减少导致小胶质细胞在小脑的不同脑区被激活，并且细胞密度显著增加。激活的小胶质细胞进一步直接或间接引起其他神经元的损伤。并且，尸检也发现，神经元空间聚集的增加是小胶质细胞慢性激活的结果，而非急性炎症所致。但目前尚不清楚小胶质细胞的激活是内源性变化的结果还是原因。可以肯定的是，小脑区域的小胶质细胞参与神经炎症反应，最终引起全身性或局限性炎症是ASD的重要神经病理过程。

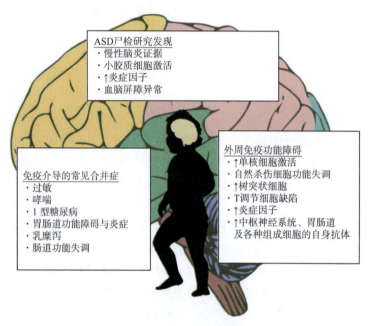

ASD尸检研究发现
·慢性脑炎证据
·小胶质细胞激活
·↑炎症因子
·血脑屏障异常

免疫介导的常见合并症
·过敏
·哮喘
·1型糖尿病
·胃肠道功能障碍与炎症
·乳糜泻
·肠道功能失调

外周免疫功能障碍
·↑单核细胞激活
·自然杀伤细胞功能失调
·↑树突状细胞
·T调节细胞缺陷
·↑炎症因子
·↑中枢神经系统、胃肠道及各种组成细胞的自身抗体

图6-8　ASD患者的免疫异常

〔引自：Hughes HK，Mills KE，Rose D，et al. 2018. Immune dysfunction and autoimmunity as pathological mechanisms in autism spectrum disorders. Front Cell Neurosci，12：405.〕

除此之外，自身免疫机制也是导致ASD的环境因素之一。免疫细胞和免疫反应产物能够直接改变神经元的功能、迁移、增殖和突触形成，从而在调节构成人类认知和行为基础的神经元环路中发挥重要作用。早期不适当的免疫功能或反应可能会导致神经发育障碍。研究表明，ASD患儿母亲体内存在与人类胎儿小脑组织结合的抗体，并且小脑蛋白抗体的存在与认知功能恶化和沟通障碍有关。ASD的母体抗体和小脑蛋白可能是ASD的原因之一。然而，目前还不清楚这些自身抗体针对的是哪些小脑蛋白，以及潜在的可能分子机制是什么。

（四）信号通路功能失调

小脑信号通路功能失调可能导致对ASD的易感性增加。动物研究发现，ASD大鼠小脑脑区经典Wnt/β-catenin信号通路活性增加，运动亢进，导致小脑神经元发育异常，如神经元增殖过快、神经元数量增加，进一步阻碍了脑区间形成正常的神经网络，导致大鼠表现出社会交往和语言、行为、情绪等方面的异常。另外，小脑中的TGFβRⅡ-Smad2/3信号通路激活可引起SP1与P21蛋白表达增加，从而抑制c-Myc蛋白表达，可能导致少突胶质细胞前体细胞的增殖减少，造成子代小脑髓鞘密度降低，最终呈现出ASD样症状（Hariri et al.，2022）。

三、以小脑功能为靶向的ASD临床干预进展

小脑对ASD的重要性激发了人们寻求以改善小脑功能为目标的新兴治疗方法，包括对小脑进行直流电刺激调节小脑神经元兴奋性、通过运动改善PC功能、通过电子游戏塑造小脑环路、通过化学药物扭转小脑神经生化异常等。Hariri等讨论了针对ASD姿势不稳的多种干预措施，增强运动技能、提高小脑功能和促进感觉输入整合是这些干预措施改善ASD平衡控制的一些主要机制。一些干预措施，如水上运动和视频游戏，对ASD儿童来说很有趣，可以提高他们的治疗依从性。随着对小脑与ASD关系的深入了解，将逐步实现更有效的临床干预。

（一）经颅直流电刺激

tDCS作为一种新兴无创脑刺激调节技术，可以促进神经重塑，调节皮层兴奋性，未来有望作为一种重要的物理治疗方式应用于儿童ASD患者。研究表明，使用tDCS可以改变小脑的活动，其通过头皮电极传递低幅度电流，直接调节神经元的兴奋性，即阳极兴奋、阴极抑制（D'Urso et al.，2021）。小脑tDCS治疗儿童ASD症状是安全、可行且有潜在疗效的，对睡眠质量、情绪及社交退缩均有不同程度的改善，并且刺激似乎也能显著减轻共病抽动障碍患者的抽动严重程度（图6-9）。

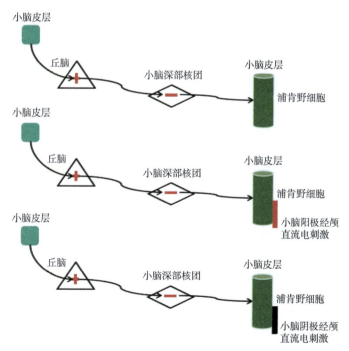

图6-9 小脑经颅直流电刺激作用于小脑-丘脑皮层通路

〔引自：Grimaldi G，Argyropoulos GP，Bastian A，et al. 2016. Cerebellar transcranial direct current stimulation：a novel approach to understanding cerebellar function in health and disease. Neuroscientist，22（1）：83-97.〕

目前tDCS干预ASD存在的不足：首先，缺乏tDCS就ASD患儿在小脑神经元和神经系统水平的治疗机制的探究；其次，缺乏明确的小脑靶点进行tDCS个性化神经调控；最后，缺乏tDCS针对不同年龄段、不同亚型（高功能、低功能）、不同表现症状（核心症状、目标行为、认知领域）的ASD患儿小脑的分层研究。未来可借助脑电技术或神经影像技术等进一步研究tDCS干预ASD患儿小脑脑区的神经生化机制，探索特定症状的生物标志物，实时监测tDCS的神经生理学效应，探索不同脑刺激区域的疗效及明确适宜的刺激参数。

（二）运动

ASD运动障碍与小脑蚓体的PC凋亡和小脑神经元发育不全密切相关。Kim等研究发现，跑台运动改善了孤独症幼鼠的运动障碍，作者认为运动障碍的改善可能是因为跑台运动激活了大鼠小脑神经元络丝蛋白信号通路，促使小脑神经发生，增强了小脑浦肯野细胞的抗凋亡作用。另外，12周的中等强度小篮球运动能够增加学龄前ASD儿童的小脑灰质体积，从而减少其重复刻板行为。除此之外，主动式的韵律运动可以通过刺激小脑神经元来调节身体韵律，改善运动协调能力（Jiménez-Muñoz et al.，2022）。一方面，小脑中有一种名为齿状核的结构，其存在神经束连接至左额叶内的布洛卡语言区，它对语言及会话非常重要。研究发现，ASD儿童的小脑及齿状核较典型发育儿童更细小，韵律运动可以促进此类神经元活动，改善ASD儿童社交障碍。另一方面，由于许多ASD患者在出生后的两年内均有正常的运动发展，但后来却逐渐在语言、情绪及运动能力上出现倒退的现象，所以，研究者认为ASD患者小脑发育缺陷并不是由于运动刺激不足所引起。众所周知，ASD患者的小脑功能障碍与炎症及毒性反应密切相关，尤其是PC会遭到损害，其功能之一是传递GABA等物质，PC丢失导致GABA减少，并造成谷氨酸堆积。韵律运动可以增强小脑PC活性，提高GABA浓度，从而改善语言及理解会话的能力。

（三）数字治疗

数字治疗是信息化时代的一种具有革命性的治疗范式创新，它对于医疗资源稀缺约束下的中国具有重要的现实意义。数字治疗的原理是基于大数据和机器学习技术而形成的一套治疗方法，可以应用于精神疾病的早期筛查、干预、确诊及治疗和预后的整个环节。数字治疗也是改善ASD儿童的一个有前途的干预领域，如视频游戏等。一项研究通过视频游戏的方式，让ASD儿童模仿舞蹈动作，旨在增加RCrusⅠ与其他大脑区域之间的联系，训练其视觉运动系统，从而改善社交行为（Lidstone and Mostofsky，2021）。数字治疗技术具有广阔的应用前景，同时，不可否认的是数字治疗技术也可能引发新的伦理困境，如隐私问题、数字技术的可靠性问题，以及伦理约束问题，针对ASD患者小脑乃至整个中国的数字治疗产业的发展尚待进一步探索。

（四）药物治疗

目前临床上罕见应用相关药物调控小脑功能以改善ASD患者症状。动物研究表明，舒林酸可能通过下调小脑组织中Wnt信号通路活性，改善ASD模型大鼠的社交障碍及重复刻板行为；雷帕霉素则可能是通过增强细胞自噬、抑制小脑组织中Akt-哺乳动物雷帕霉素靶蛋白（mammalian target of rapamycin，mTOR）信号通路，从而改善大鼠的 ASD 样行为；白藜芦醇可能通过阻止小脑 Notch1/Hes1 信号通路相关蛋白的过度活化，从而改善丙戊酸诱导 ASD 模型小鼠的重复刻板行为与记忆衰退症状。进一步的临床药物试验尚待深入。

5-HT 能药物是 ASD 患者最常使用的处方药物之一，虽然没有针对 ASD 患者小脑进行专门研究，但有趣的是，氟西汀等选择性 5-HT 再摄取抑制剂，通过影响 GIRK2 通道，避免了小鼠小脑神经元死亡所引起的一些不良后果。同时，ASD 小脑发育遵循一定的异常轨迹，分子治疗至关重要。针对特定细胞类型和药物靶点进行治疗涉及与调节突触发生、可塑性和信号传递的活性过程相关的分子网络，可以调节兴奋性–抑制性（excitation-inhibition，E/I）平衡。

GABA 系统可能是一个极富前景的靶点，如利鲁唑可以通过增强 $GABA_A$ 受体改变 ASD 患者兴奋性–抑制性平衡。在一项随机对照试验中，Lemonnier 等发现，苯二氮䓬类药物布美他尼在一组儿童中减少了 ASD 相关行为。然而，值得注意的是，GABA 在不同的发育阶段以细胞特异性和组织特异性的方式发挥不同的作用。因此，在针对 ASD 患者的 GABA 系统进行靶向治疗时，有必要考虑患者的年龄问题。

四、小结与展望

回顾文献表明，小脑参数在分子、细胞、解剖学、生理和行为水平上均产生了不同程度的变化，扰动小脑发育，最终导致高阶功能的改变，这些病变的神经元整合在一个多节点大脑网络中，控制包括记忆、语言和社会互动在内的复杂任务。因此，小脑与 ASD 的许多行为症状密切相关，包括运动协调、重复行为、感官知觉、认知能力、语言和言语的生成和理解等方面的功能障碍。一方面，未来的研究需要进一步扩展目前我们对小脑和 ASD 之间联系的理解，进一步确定小脑细胞、分子和结构差异的小叶定位，它们与特定的运动性和非运动性 ASD 症状的相关性，以及这些差异对下游皮层靶点的影响。另一方面，随着 ASD 患者广泛的外显子组和全基因组测序研究的相继进行，特定的人类基因突变不断被发现，人们对构成 ASD 独特特征的特定分子和神经通路将有更深层次的了解。最终，基于小脑进行 ASD 临床相关诊断和靶向神经调控将更加准确和高效。

（王永露 柯晓燕）

参 考 文 献

柯晓燕 . 2023. 孤独症谱系障碍早期识别与早期诊断的现状与挑战 . 中国儿童保健杂志，31：238-240.

王琳，王志丹，王泓婧 . 2021. 孤独症儿童动作发展障碍的神经机制 . 心理科学进展，29：1239-1250.

王斯 . 2021. 维生素 A 缺乏对孤独症模型大鼠运动协调功能的影响及可能机制 . 重庆：重庆医科大学 .

Albergaria C，Silva NT，Pritchett DL，et al. 2018. Locomotor activity modulates associative learning in mouse cerebellum. Nat Neurosci，21：725-735.

Bacqué-Cazenave J，Bharatiya R，Barrière G，et al. 2020. Serotonin in animal cognition and behavior. International Journal of Molecular Sciences，21：1649.

Carta I，Chen CH，Schott AL，et al. 2019. Cerebellar modulation of the reward circuitry and social behavior.

Science，363：6424.

D'Urso G，Toscano E，Sanges V，et al. 2021. Cerebellar transcranial direct current stimulation in children with autism spectrum disorder：a pilot study on efficacy，feasibility，safety，and unexpected outcomes in tic disorder and epilepsy. J Clin Med，11.

Hariri R，Nakhostin-Ansari A，Mohammadi F. 2022. An overview of the available intervention strategies for postural balance control in individuals with autism spectrum disorder. Autism Res Treat，2022：3639352.

Herzfeld DJ，Kojima Y，Soetedjo R，et al. 2018. Encoding of error and learning to correct that error by the Purkinje cells of the cerebellum. Nat Neurosci，21：736-743.

Hirota T，King BH. 2023. Autism spectrum disorder：a review. JAMA，329：157-168.

Hughes H，Mills K，Rose D，et al. 2018. Immune dysfunction and autoimmunity as pathological mechanisms in autism spectrum disorders. Frontiers in Cellular Neurosci，12：405.

Jiménez-Muñoz L，Peñuelas-Calvo I，Calvo-Rivera P，et al. 2022. Video games for the treatment of autism spectrum disorder：a systematic review. J Autism Dev Disord，52：169-188.

Kostadinov D，Beau M，Blanco-Pozo M，et al. 2019. Predictive and reactive reward signals conveyed by climbing fiber inputs to cerebellar Purkinje cells. Nat Neurosci，22：950-962.

Larry N，Yarkoni M，Lixenberg A，et al. 2019. Cerebellar climbing fibers encode expected reward size. eLife，8：e46870.

Lidstone DE，Mostofsky SH. 2021. Moving towards understanding autism：visual-motor integration，imitation，and social skill development. Pediatr Neurol，122：98-105.

Mariën P，Borgatti R. 2018. Language and the cerebellum. Handb Clin Neurol，154：181-202.

Martin LA，Goldowitz D，Mittleman G. 2010. Repetitive behavior and increased activity in mice with Purkinje cell loss：a model for understanding the role of cerebellar pathology in autism. Eur J Neurosci，31（3）：544-555.

Needham BD，Adame MD，Serena G，et al. 2021. Plasma and fecal metabolite profiles in autism spectrum disorder. Biol Psychiat，89：451-462.

Van der Heijden ME，Gill JS，Sillitoe RV. 2021. Abnormal cerebellar development in autism spectrum disorders. Dev Neurosci-Basel，43：181-190.

Wagner MJ，Kim TH，Kadmon J，et al. 2019. Shared cortex-cerebellum dynamics in the execution and learning of a motor task. Cell，177：669-682. e24.

Wickstrom J，Dell'Armo K，Salzman E，et al. 2021. Systematic review：recommendations for rehabilitation in ASD and ID from clinical practice guidelines. Arch Rehabil Res Clin Transl，3：100140.

Zhao G，Walsh K，Long J，et al. 2018. Denisova K reduced structural complexity of the right cerebellar cortex in male children with autism spectrum disorder. PLoS One，13：e0196964.

第三节　小脑调控与精神障碍干预

　　NIBS技术基于磁场、电流等非侵入手段，调节大脑相关功能区的兴奋性，刺激神经元并引发一系列生理生化反应，具有无痛、无创、安全性高、不良反应小等优点，是临床上较安全的物理治疗手段。目前具有代表性的NIBS技术包括TMS和tES，前者利用电磁转换原理在脑内产生聚焦的感应电流并形成脉冲刺激，rTMS以此原理按固定的刺激频率产生连续脉冲串，从而影响脑内代谢和神经活动；后者利用恒定的微电流刺激大脑皮层靶区域，调节神经元兴奋性，通过多种作用机制影响皮层功能。近年来，基于循证医学证据的临床治疗指南已纳入NIBS技术用于治疗多种神经精神疾病，如抑郁障碍、强迫及相关障碍、焦虑障碍等，在精神障碍治疗的临床实践中广泛使用（唐睿等，2022）。

　　在诸多神经调控靶区域中，选取小脑作为治疗靶点以改善精神障碍患者的临床症状已成为研究热点（图6-10）。早在20世纪80年代即有研究报告，电刺激小脑对精神障碍患者的情绪和性格有积极影响（Heath et al.，1978）。小脑因其神经环路可以连通大脑皮层与皮层下组织，被誉为"整个大脑的窗口"，针对小脑的神经调控被认为可以调节小脑及连接到小脑的分布式神经系统，其在神经精神疾病中的作用越发得到重视。有证据表明，小脑病变时，与精神障碍相关的情绪失调表现尤为突出（Schmahmann，2010），小脑的结构与功能异常已在多种常见的精神障碍中被发现，其中部分小脑特征已被证明与精神障碍临床症状的严重程度有关（图6-11）。

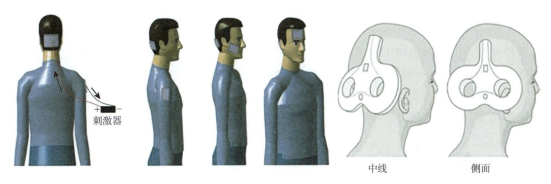

刺激器　　　　　　　　　　　　　　　　　　　中线　　　　侧面

图6-10　靶向小脑的tES及TMS操作示例

〔引自：van Dun K，Bodranghien FC，Marien P，et al. 2016. tDCS of the cerebellum：where do we stand in 2016? Technical issues and critical review of the literature. Front Hum Neurosci，10：199.〕

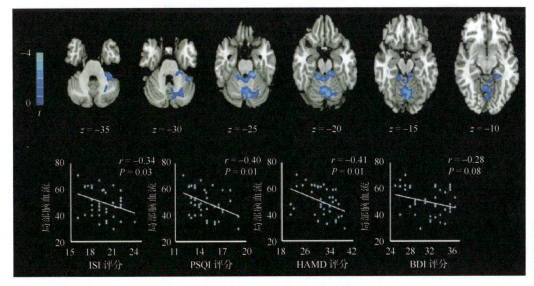

图6-11　抑郁与失眠共病的功能影像改变

图6-11

患者小脑局部脑血流量降低，并与失眠和抑郁症状有关。图中z为MNI空间坐标轴，z值标注上下位置，用于显示从脑底部到头顶不同的横断面。ISI：失眠严重指数；PSQI：匹兹堡睡眠指数量表；HAMD：汉密尔顿抑郁量表；BDI：贝克抑郁量表〔引自：Xu M，Wang Q，Li B，et al. 2023，Cerebellum and hippocampus abnormalities in patients with insomnia comorbid depression：a study on cerebral blood perfusion and functional connectivity. Front Neurosci，17：1202514.〕

因此，有研究提出了对精神障碍患者使用NIBS技术调控小脑的可能益处（Schmahmann et al.，2007），随着科学技术的进步，将小脑作为神经调控靶点引入精神障碍临床治疗的研究正在逐步开展，本节将围绕小脑调控与精神障碍的初步研究成果进行介绍。

一、精神分裂症

精神分裂症是指一组病因未明的重性精神病，具有感知觉、思维、行为等多方面精神活动的显著异常，症状主要表现为幻觉、妄想、动作行为异常与阴性症状，并导致明显的社会功能损害。最早研究者在精神分裂症患者体内植入小脑起搏器进行物理刺激，继而观察到患者症状的改善。近年来越来越多的证据表明，小脑异常可能会影响精神分裂症患者的一系列临床症状和认知、情感表达等功能（Picard et al.，2008）。用于解释精神分裂症临床症状的小脑机制最早源自认知障碍假说，该假说认为，皮层–小脑–丘脑–皮层环路在精神分裂症的病理机制中有重要作用，环路功能紊乱可能导致精神分裂症患者的情感协调性受损（Andreasen et al.，1998）。一项rTMS研究对该理论进行了进一步证明与补充，发现对患者的小脑蚓部进行rTMS治疗可以将前额叶–小脑的连通性异常改变正常化，并且这种功能恢复与精神分裂症患者的临床症状改善显著相关（图6-12）。

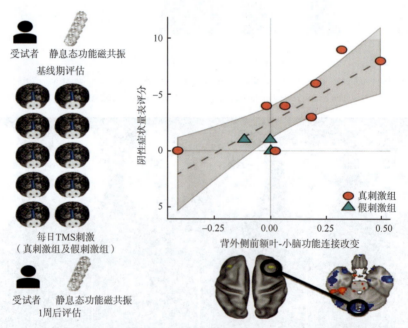

图6-12　TMS治疗前后阴性症状与右背外侧前额叶皮层–小脑网络功能连接的变化相关

［引自Brady RJ，Gonsalvez I，Lee I，et al. 2019. Cerebellar-prefrontal network connectivity and negative symptoms in schizophrenia. Am J Psychiatry，176（7）：512-520.］

目前为止，多项研究使用NIBS技术靶向精神分裂症患者的小脑来研究其对临床症状与认知、情感等功能的疗效，Escelsior等（2019）的系统综述对现有研究进行了总结，提示小脑调控可以改善患者的一般精神病理性症状、阳性及阴性症状。其中，阴性症状作为精神分裂症较为顽固、药物疗效欠佳的核心症状，被认为是患者病程持续、功能障碍和生活质量差的主要原因，而相对于其他临床症状，小脑调控在改善阴性症状方面最为明显（Hua et al.，2022），有研究表明针对上述症状的治疗效果可以维持长达24周之久（Garg et al.，2013）。此外，初步证据表明小脑刺激可以减轻精神分裂症患者的抑郁症状，其展现出的治疗潜力使得该技术有望成为精神分裂症临床治疗的新兴方法。尽管已有多项证据证明小脑调控的可行性，但目前为止仍缺少对不同调控技术疗效的对比研究，并且，在rTMS或tES等调控技术中，对治疗精神分裂症的最佳刺激参数尚无共识。未来需要更多样本量、更标准化的随机对照或纵向研究补充证据以建立小脑调控的最佳刺激方案，并确定对小脑调控最敏感的精神分裂症患者临床特征。

二、双相障碍

双相障碍（bipolar disorder，BD）是指既有躁狂或轻躁狂发作，又有抑郁发作的一类心境障碍，一般呈发作性病程，表现为躁狂、轻躁狂、抑郁交替或反复出现，有时也以混合形式存在，病情严重时可出现幻觉、妄想等精神病性症状，对患者的日常生活和社会功能产生不良影响。早期研究发现，多次躁狂发作的BD患者与首发患者或健康者相比，小脑蚓部明显萎缩。随着脑影像学研究不断发展，大量证据表明，BD患者的小脑萎缩，小脑微结构损伤，小脑与默认模式网络、中央执行网络、边缘系统、海马体和壳核等脑区之间的功能连接紊乱（Cui et al.，2022）。

与健康人群相比，BD患者在视觉空间记忆、注意力和执行功能等方面的认知损害较为明显，并与患者的功能受损密切相关。随着相关研究的不断深入，前额叶–丘脑–小脑环路被发现参与BD患者认知功能缺陷的神经病理基础。tDCS作为tES较为常用的一种刺激模式，可以通过抑制阴极和兴奋阳极，将恒定的低电流传递到特定大脑区域发挥疗效，有证据表明，tDCS可能以极性依赖的方式调节额叶和小脑功能（Galea et al.，2009），因此针对该环路的神经调控手段在BD患者的认知功能恢复中被寄予厚望。在BD的注意力等认知任务表现中，小脑被认为是过度活跃的，而左背外侧前额叶的活性减弱，两项研究均基于此原理将阳极靶向左背外侧前额叶、阴极靶向小脑，从而形成兴奋前额叶、抑制小脑的tDCS，发现小脑调控能够改善BD患者的认知功能（Minichino et al.，2015；Martin et al.，2015）。该刺激方案在随后的一项双盲、随机对照研究中得到验证，治疗组的BD患者在进行连续3周、每天20 min并且强度为2 mA的电流刺激后，患者的执行功能相比假刺激组得到显著改善（Bersani et al.，2017）。此外，小脑已被确定是负责情绪处理的重要脑区之一，小脑环路也与BD患者的情感失调密切相关，但目前尚无小脑调控的疗效证据，未来应继续探索靶向小脑的NIBS是否可以通过对小脑环路的持久刺激达到减少BD患者情绪症状的发作次数或波动幅度。

三、强迫及相关障碍

强迫及相关障碍（obsessive-compulsive and related disorder，OCRD）是一组慢性迁延

性精神障碍，其复发率、致残率高，以无法控制的反复侵入性想法、表象及重复行为为特征，使患者感到极大的精神痛苦。目前多数神经生物学研究认为，OCRD的神经病理机制涉及眶-额叶-纹状体-苍白球-丘脑环路的活动与连通性异常，包括眶额皮层、辅助运动区、扣带回和尾状核的活动增加，以及左右小脑和顶叶皮层的活动减少，使得自上而下的皮层控制功能紊乱，从而导致行为抑制的解除，表现为强迫症状（Fineberg et al.，2010）。该神经环路功能失调与强迫症状的严重程度相关，并可通过药物、心理治疗及神经调控治疗得到改善。与此同时，尽管小脑已经被证明在认知、情绪等非运动功能领域有重要作用，而早期证据同样表明小脑病变或损伤后可以出现获得性的强迫症状，但小脑在OCRD中的作用未得到充分重视。然而，越来越多的证据强调了小脑在OCRD神经病理学中的作用，OCRD患者的小脑存在体积改变、白质纤维微结构异常及功能活性异常等多模态影像学特征（Shobeiri et al.，2023；Miquel et al.，2019）。其中，小脑与基底节等多个脑区的功能连接改变与强迫症状有关，并且在接受治疗后，OCRD患者在症状改善的同时其功能连接状态也得到恢复（Martin et al.，2015）。因此，有研究假设认为，小脑功能障碍可能导致基底节-小脑连通性增加、前额叶-小脑连通性减少，从而诱发强迫和冲动行为。综上，小脑可能在OCRD中发挥着不容忽视的作用。

现今针对OCRD的神经调控临床治疗手段多样，包括不同形式的侵入性和非侵入性刺激技术，但不同技术的最佳靶点位置及刺激参数仍存在较大争议。近年来，已有研究开始探讨tDCS以小脑为靶点治疗OCRD患者的临床疗效和安全性，有证据表明，将阳极放置在小脑，阴极放置在眶额叶，每天进行2次20 min的2 mA直流电刺激，连续刺激5天后可以观察到OCRD患者强迫症状有较明显改善，并且在干预3个月后疗效仍然持续（Bation et al.，2016）。尽管随后的一项随机对照研究并未验证该刺激参数下的tDCS长期疗效，但患者的强迫症状仍在短期内显著改善（图6-13）。基于上述证据，有研究建议应用小脑刺激以改善前额叶功能，从而减少强迫症状，并可能减少OCRD患者的抑郁和焦虑水平。然而到目前为止，使用rTMS和深部脑刺激技术调控小脑治疗OCRD的证据仍是空白，未来补充多种神经调控方法的疗效预测研究或许是明确小脑调控作用的重要方向。

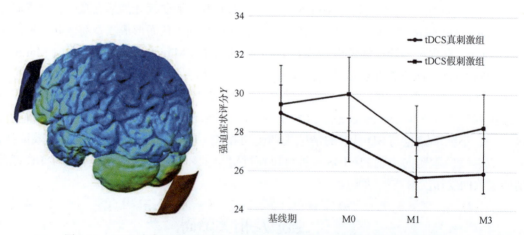

图6-13　tDCS治疗OCRD的蒙太奇电场分布图及真/假刺激组的强迫症状变化

［引自：Bation R，Mondino M，Le Camus F，et al. 2019. Transcranial direct current stimulation in patients with obsessive compulsive disorder: a randomized controlled trial. Eur Psychiatry，62：38-44.］

四、抑郁障碍

抑郁障碍是一类以与处境不相称的情绪低落、兴趣丧失、精力减退为主要表现的心境障碍，常伴有注意力减退、认知损害等症状。2019年的全国性调查研究表明，抑郁障碍是中国第二大致残原因，终身患病率为6.8%，在社会范围内造成极大的经济负担，亟待重视和干预（Huang et al.，2019）。现如今，使用rTMS和tDCS等神经调控技术治疗抑郁障碍已在临床实践中被广泛认可，在抑郁障碍临床应用循证指南中，以背外侧前额叶皮层为靶点的NIBS刺激已成为药物治疗无效的难治性抑郁干预手段（Wu and Backen，2017）。但目前该方案的抗抑郁效果并不稳定，应答率难以超过55%，缓解率仅在30%～35%，在这种情况下，小脑被提出作为替代脑区引入抑郁障碍的rTMS临床治疗（Schutter and van Honk，2005）。小脑病变与抑郁障碍之间存在诸多关联证据，小脑-背外侧前额叶皮层的连通性与患者的快感缺乏症状显著相关。同时，已有研究表明物理刺激小脑对抑郁障碍患者的情绪有积极影响，在健康人群的小脑应用rTMS则可以改善情绪。

近年来，小脑参与抑郁障碍相关情绪调节过程的神经环路越发清晰。功能解剖学及影像学证据表明，小脑分别与大脑皮层和下丘脑之间存在紧密的双向连接环路，可能参与rTMS改善患者抑郁症状的重要神经机制（Benagiano et al.，2018）。研究发现作用于左背外侧前额叶的rTMS高级证据方案的临床疗效可能关键取决于小脑的代谢状态（Wu and Baeken，2017）。上述证据表明，直接调控小脑或许可以获得更好的疗效。此外，抑郁障碍与精神分裂症是高度共病性疾病，二者具有重叠的症状，如快感缺乏。目前多项rTMS研究均通过调控小脑治疗精神分裂症，显著改善了患者的消极、抑郁症状（Escelsior et al.，2019）。未来尝试靶向小脑的神经调控技术可能是解决当前抑郁障碍治疗困境的有效途径之一。

（王　纯　徐梓峰）

参 考 文 献

唐睿，宋洪文，孔卓，等 . 2022. 经颅直流电刺激治疗常见神经精神疾病的临床应用专家共识 . 中华精神科杂志，55：327-382.

Andreasen NC，Paradiso S，O'Leary DS. 1998. Cognitive dysmetria as an integrative theory of schizophrenia：a dysfunction in cortical-subcortical-cerebellar circuitry? Schizophr Bull，24：203-218.

Bation R，Mondino M，Le Camus F，et al. 2019. Transcranial direct current stimulation in patients with obsessive compulsive disorder：a randomized controlled trial. Eur Psychiatry，62：38-44.

Bation R，Poulet E，Haesebaert F，et al. 2016. Transcranial direct current stimulation in treatment-resistant obsessive-compulsive disorder：an open-label pilot study. Prog Neuropsychopharmacol Biol Psychiatry，65：153-157.

Benagiano V，Rizzi A，Lorusso L，et al. 2018. The functional anatomy of the cerebrocerebellar circuit：a review and new concepts. J Comp Neurol，526：769-789.

Bersani FS，Minichino A，Bernabei L，et al. 2017. Prefronto-cerebellar tDCS enhances neurocognition in euthymic bipolar patients. Findings from a placebo-controlled neuropsychological and psychophysiological investigation. J Affect Disord, 209: 262-269.

Brady RJ, Gonsalvez I, Lee I, et al. 2019. Cerebellar-prefrontal network connectivity and negative symptoms in schizophrenia. Am J Psychiatry, 176: 512-520.

Cui L, Li H, Li JB, et al. 2022. Altered cerebellar gray matter and cerebellar-cortex resting-state functional connectivity in patients with bipolar disorder I. J Affect Disord, 302: 50-57.

Escelsior A, Belvederi M, Calcagno P, et al. 2019. Effectiveness of cerebellar circuitry modulation in schizophrenia: a systematic review. J Nerv Ment Dis, 207: 977-986.

Fineberg NA, Potenza MN, Chamberlain SR, et al. 2010. Probing compulsive and impulsive behaviors, from animal models to endophenotypes: a narrative review. Neuropsychopharmacology, 35: 591-604.

Galea JM, Jayaram G, Ajagbe L, et al. 2009. Modulation of cerebellar excitability by polarity-specific noninvasive direct current stimulation. J Neurosci, 29: 9115-9122.

Garg S, Tikka SK, Goyal N, et al. 2013. Amelioration of anergia and thought disorder with adjunctive high frequency cerebellar vermal repetitive transcranial magnetic stimulation in schizophrenia: a case report. Schizophr Res, 143: 225-227.

Heath RG, Dempesy CW, Fontana CJ, et al. 1978. Cerebellar stimulation: effects on septal region, hippocampus, and amygdala of cats and rats. Biol Psychiatry, 13: 501-529.

Hua J, Abram SV, Ford JM. 2022. Cerebellar stimulation in schizophrenia: a systematic review of the evidence and an overview of the methods. Front Psychiatry, 13: 1069488.

Huang Y, Wang Y, Wang H, et al. 2019. Prevalence of mental disorders in China: a cross-sectional epidemiological study. Lancet Psychiatry, 6: 211-224.

Martin DM, Chan HN, Alonzo A, et al. 2015. Transcranial direct current stimulation to enhance cognition in euthymic bipolar disorder. Bipolar Disord, 17: 849-858.

Minichino A, Bersani FS, Bernabei L, et al. 2015. Prefronto-cerebellar transcranial direct current stimulation improves visuospatial memory, executive functions, and neurological soft signs in patients with euthymic bipolar disorder. Neuropsychiatr Dis Treat, 11: 2265-2270.

Miquel M, Nicola SM, Gil-Miravet I, et al. 2019. A working hypothesis for the role of the cerebellum in impulsivity and compulsivity. Front Behav Neurosci, 13: 99.

Picard H, Amado I, Mouchet-Mages S, et al. 2008. The role of the cerebellum in schizophrenia: an update of clinical, cognitive, and functional evidences. Schizophr Bull, 34: 155-172.

Schmahmann JD, Weilburg JB, Sherman JC. 2007. The neuropsychiatry of the cerebellum-insights from the clinic. Cerebellum, 6: 254-267.

Schmahmann JD. 2010. The role of the cerebellum in cognition and emotion: personal reflections since 1982 on the dysmetria of thought hypothesis, and its historical evolution from theory to therapy. Neuropsychol Rev, 20: 236-260.

Schutter DJ, van Honk J. 2005. A framework for targeting alternative brain regions with repetitive transcranial magnetic stimulation in the treatment of depression. J Psychiatry Neurosci, 30: 91-97.

Shobeiri P, Hosseini S, Haghshomar M, et al. 2024. Cerebellar microstructural abnormalities in obsessive-compulsive disorder (OCD): a systematic review of diffusion tensor imaging studies. Cerebellum, 23(2): 778-801.

Vaghi M, Vertes PE, Kitzbichler MG, et al. 2017. Specific frontostriatal circuits for impaired cognitive flexibility and goal-directed planning in obsessive-compulsive disorder: evidence from resting-state functional connectivity. Biol Psychiatry, 81: 708-717.

van Dun K, Bodranghien FC, Marien P, et al. 2016. tDCS of the cerebellum: where do we stand in 2016?

Technical issues and critical review of the literature. Front Hum Neurosci，10：199.

Wu GR，Baeken C. 2017. Longer depressive episode duration negatively influences HF-rTMS treatment response：a cerebellar metabolic deficiency? Brain Imaging Behav，11：8-16.

Xu M，Wang Q，Li B，et al. 2023. Cerebellum and hippocampus abnormalities in patients with insomnia comorbid depression：a study on cerebral blood perfusion and functional connectivity. Front Neurosci，17：1202514.

第四节　小脑调控与脑卒中康复

脑卒中是一种常见的神经系统疾病，也是导致残疾的主要原因之一。脑卒中导致的常见损害表现包括运动和平衡受限、吞咽困难、失语、认知与情感障碍、感觉和视觉等（Feigin et al.，2016），其中运动缺陷是最常见，也是限制患者进行日常活动、影响患者生活质量的脑卒中类型。康复训练是经循证医学证实可以改善脑卒中残疾程度的有效方法（Langhorne et al.，2018）。脑卒中后经典的康复疗法一般为被动式的康复训练，因方法的局限性及受损部位、程度和范围不同而导致经典的康复疗法不能使患者完全康复。由此，多种新型的康复技术如神经调控技术、镜像神经元技术、虚拟现实、运动再学习技术等被作为辅助的康复治疗手段，以提高脑卒中后康复训练的疗效。

神经调控技术中的NIBS在脑卒中康复中具有较大的治疗潜力。研究表明，刺激部位是影响诊疗效果的重要因素，不同部位的刺激产生不同的效果，通常依据损伤的类型选择刺激靶区。目前NIBS研究和应用的靶区主要集中在新皮层，如M1区和前额叶背外侧的刺激等。然而，针对脑卒中康复从原理证明到临床应用的转化尚达不到满意效果，疗效受限的原因可能与脑卒中的异质性和刺激方案的共性化有关。近年有研究者提出，小脑可作为一个潜在的、替代性刺激靶区克服上述限制。通过大脑皮层–脑桥–小脑齿状核–丘脑–大脑皮层这一神经通路，小脑与新皮层区，如额叶、颞叶和顶叶皮层等有着广泛的联系，参与运动、学习等多种功能调节；并且小脑具有丰富的突触可塑性和功能代偿性，这些都支持小脑是一个有希望的NIBS靶区。研究表明，小脑兴奋性的变化与人类运动适应性学习有关（Jayaram et al.，2011），并且人小脑非侵入性调节具有促进功能改善的成功证据（Yosephi et al.，2018），这使得小脑NIBS在脑卒中康复应用中成为近年关注的热点。本节将介绍常见的小脑NIBS技术，讨论脑卒中后皮层–小脑系统的可塑性机制，介绍小脑NIBS技术在常见脑卒中康复中的应用，并讨论多个脑区刺激的临床应用和策略。

一、常用的小脑无创刺激

常用的小脑NIBS可分为tES、TMS两大类，而tES包括tDCS、tACS。在运动系统内，这种效应经常被观察到与极性相关，其中阳极（正）刺激增加皮层兴奋性，阴极（负）刺激降低皮层兴奋性（Nitsche and Paulus，2000）。小脑tDCS通过向小脑靶区的头皮输送阈下微弱的、连续的直流电刺激来调节神经元的极化，从而影响皮层间兴奋性的长期变化（Zaghi，2010）。阳极tDCS可使小脑大脑抑制（cerebellar brain inhibition，CBI）增加，阴极tDCS可使CBI降低，同时，CBI的阴极效应依赖于刺激强度。tDCS可能通过改变PC的活性，以局灶性和极性特异性的方式调节小脑的兴奋性。小脑tDCS已被证实能够调节运动学习的不同模式，以及改善认知功能的表现。

小脑tACS是向头皮小脑靶区输送阈下的、正弦振荡的电流刺激。研究表明小脑tACS是依据刺激频率调节MEP振幅和CBI。50 Hz刺激使MEP幅值增加；相比之下，300 Hz的刺激没有效果。50 Hz的tACS抑制CBI，300 Hz的tACS促进CBI（Mihai et al.，2016）。在行为层面，50 Hz的小脑tACS可改善运动表现和握力。到目前为止，还没有足够的数据得出小脑tACS在脑卒中的作用。

rTMS采用电磁感应原理，通过对小脑重复施加磁脉冲刺激，调节神经元活动并直接影响中枢神经系统的功能。研究发现，1 Hz的rTMS刺激双侧小脑半球能够明显降低左侧运动皮层的CBI；而以TBS干预右侧小脑，左侧运动皮层的CBI没有变化。低频rTMS作用于小脑会降低CBI，高频rTMS作用于小脑时CBI不显著，TBS方式能激活小脑中特定的依赖于氨基丁酸活性的中间神经元。另外，间歇性低频TBS诱发的LTP增强小脑-丘脑-皮层间的相互作用，从而促进脑卒中患者的空间运动学习。

二、小脑NIBS促进脑卒中康复的神经机制

脑卒中后皮层-小脑系统出现显著的结构和功能改变，NIBS通过对这些环节的干预，促进脑卒中后的神经可塑性（图6-14）。

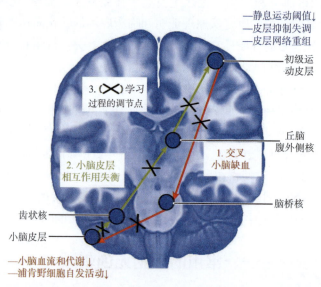

图6-14　脑卒中后皮层-小脑系统的可塑性和NIBS可能的靶点

（一）交叉性小脑功能障碍

交叉性小脑失联络征（cross cerebellar diaschisis，CCD）现象由Baron于1981年首次描述。它描述了幕上缺血性卒中后大脑-脑桥-小脑通路受损导致对侧小脑半球脑血流和代谢

减少，该现象伴随着 PC 自发活性的降低。在超急性期就可以检测到 CCD（Kamouchi et al.，2004）。CCD 随着时间的推移而发展，甚至在慢性期的患者中也持续存在（Stephanie et al.，2023）。CCD 的程度与临床损害有关（Chen et al.，2022）。有报道（Aikaterini et al.，2022）通过直流电脑刺激可以减少小脑血流量，重新平衡 CCD 的程度可能是一种有前途的介入策略，以促进脑卒中后的运动功能。

（二）CBI 失衡

当给予小脑条件刺激后 5～7 ms 再施加一次试验刺激，会导致对侧 M1 区抑制，表现为 MEP 波幅降低。这种抑制是通过小脑和 M1 区之间的通路介导的。PC 抑制齿状核，这减少了齿状核-丘脑-皮层通路对运动皮层的兴奋性输入，导致大脑运动皮层抑制。小脑-丘脑-皮层通路的血管病变可导致 CBI 失衡。有研究表明非侵入性脑刺激可以调节健康受试者的 CBI（Sasaki et al.，2022）。基于此，可以考虑将 CBI 的调节作为脑卒中后增强残余运动功能和恢复的干预策略。

（三）运动技能学习

运动技能学习是脑卒中后成功运动恢复的基础（Sampaio-Baptista et al.，2018）。脑卒中后的运动恢复与健康人的运动学习有相似的神经关联，通过非侵入性小脑刺激促进运动学习机制。在幕上卒中后，小脑可以提供一个不受干扰、无损伤的进入运动学习网络的通道。研究发现脑兴奋性阳极 tDCS 可以增强不同的运动学习亚成分（López-Alonso et al.，2015）。

（四）脑网络拓扑属性的改变

人类大脑功能网络连接具有"小世界性"，这表明不同脑区之间存在跨区域性的信息整合，并能以最小的能耗优化不同脑区之间的信息处理效率（Martin et al.，2007）。Lee 等（2015）研究发现，幕上脑梗死患者表现出功能网络连接效率的提高和标准化聚类系数的降低，表明整个脑网络发生了重组。采用任务态 fMRI 分析研究表明，因脑卒中造成皮层下偏瘫患者，其功能康复程度与同侧初级感觉运动皮层和对侧小脑前叶的有效功能重组有关（Fujii and Nakada，2003）。以往的研究表明，小脑后叶梗死会使大脑网络的小世界属性改变，单侧小脑后叶梗死可降低双侧大脑半球认知关键区域的节点效率，这些异常变化与患者认知功能障碍密切相关（Wang et al.，2022），同时也提示小脑对大脑网络具有明显的调控作用，见图 6-1。

三、小脑无创调控在脑卒中康复的应用

（一）脑卒中后步态障碍

步态障碍是脑卒中最严重的后果之一，研究表明超过 80% 的脑卒中生存者存在步态障碍。由于行走是独立生活的关键决定因素，因此改善行走功能是脑卒中康复的主要目标之一。目前几种步态康复策略（Beyaert et al.，2015），如神经促进方法、踝足矫形器、功

能性电刺激、跑步机训练和机器人辅助步态训练等的结果还不能令人满意，其中超过25%的步态障碍患者尽管接受了康复治疗，但仍然存在残疾。近年NIBS被提出作为一种策略，用于促进脑卒中后步态障碍的恢复。以往NIBS针对步态障碍的研究靶区主要是M1区。然而，随着对小脑参与运动支持与协调、运动适应和运动学习调控作用的认识，小脑已作为步态网络研究的关键节点（Solanki et al.，2021）。

2018年11月 *JAMA Neurology* 报道了一项小脑iTBS刺激对偏瘫脑卒中患者步态及平衡恢复的研究（Koch et al.，2019），该项研究采用双盲、随机、假刺激对照的iTBS干预联合物理治疗。结果显示，接受小脑iTBS为期3周真刺激的患者，其步态和平衡功能得到改善，在较短的时间内平均Berg平衡量表评分由35分显著增加到47分，这些变化与患侧半球后顶叶皮层神经活动的增强相关，表明间歇性θ暴发刺激通过作用于小脑皮层可塑性促进脑卒中患者的步态恢复。

Picelli等（2019）将小脑tDCS应用于20名慢性脑卒中患者，其中一组是用同侧脑tDCS直接刺激受损的M1，另一组是用对侧小脑tDCS间接刺激对侧小脑丘脑皮层束。作者通过比较两种不同重建半球间平衡和逆转经胼胝体抑制的策略，发现直接接受小脑tDCS组中，6 min步态评估的改善有显著性差异，步态起搏分析也有类似的发现。此外，接受小脑刺激的患者在所有评估时间尺度上都表现出受影响肢体运动的显著改善。研究结果支持刺激结构和功能完整区域更有助于脑卒中患者的康复，而且左右侧干预具有相同的效果。

tDCS在改善站立平衡性能方面显示出希望，Zandvliet等2018年率先报道了小脑tDCS对慢性脑卒中患者站立平衡能力短期的影响。15例慢性脑卒中患者被随机进行病灶对侧小脑半球和同侧小脑半球tDCS，以及对侧小脑半球假刺激对照研究，tDCS干预模式为20 min、1.5 mA阳极刺激。在受试者特定的串联站姿测试中，研究发现病灶对侧小脑tDCS可显著降低压力中心综合指数的评分。Yosephi等（2018）比较了M1区与小脑tDCS结合姿势训练对跌倒高风险老年人平衡和姿势稳定性的影响。结果显示，相较于M1区，双侧脑刺激结合体位训练可以更显著地改善跌倒高风险老年人的姿势控制或平衡功能，但单独小脑tDCS或单独姿势训练并不足以改善体位稳定性指标。此外，有研究表明，小脑齿状核的双极双侧tDCS可对脑卒中患者目标导向的重心转移和姿势控制产生积极影响（Wessel et al.，2016）。这些研究结果表明病灶对侧小脑tDCS对站立姿势和平衡性能的康复是一种安全、有前景的干预手段，但该治疗方法的临床应用尚需对干预参数进行优化研究。

在未来的研究中，小脑tDCS应作为一种有效且安全的补充疗法，促进脑卒中患者上肢运动功能的恢复。

（二）脑卒中后失语

大约20%的脑卒中生存者有慢性脑卒中后失语或日常沟通困难（Wu et al.，2019）。目前针对脑卒中后失语，行为学上的言语语言治疗（speech-language therapy，SLT）为最典型和首选的康复方法，但对合并中重度非流利性失语症的脑卒中患者，仅通过SLT多数无法获得满意的结果，往往会留下持续的沟通障碍（Gottesman and Hillis，2010），而且随着时间的推移语言训练的有效性也会降低。NIBS作为一类神经调节技术，近年来一些临床试验研究表明，rTMS或tDCS治疗联合常规语言训练可有效改善脑卒中后非流利性失语症患者的语言功能，增强传统语言训练治疗的效果（Haghighi et al.，2017）。基于此，NIBS已作为脑卒中后失语增强疗效的辅助治疗手段。

NIBS的刺激部位和极性选择是由失语症康复理论推动的。在左半球脑卒中后，失语患者的语言功能重组被认为涉及受损左半球和病灶周围区域之间的相互作用，受损左半球语言区域和右半球同位区域之间经胼胝体相互作用，以及右半球补偿性重组（Bolowsky et al.，2024）机制。卒中后失语患者的NIBS刺激多采用左半球额叶高频TMS或阳极tDCS干预，少数干预部位为左颞区。右半球以抑制性刺激为主，常见的干预部位是与左侧布罗卡（Broca）语言区同源的右半球三角区（Kerstin et al.，2018）。Baker等（2010）报道左半球额叶阳极tDCS可以提高失语症患者的命名能力。一项fMRI研究发现，左额叶皮层的激活强度与失语症患者的命名准确率呈线性正相关（Fridriksson et al.，2018）。Yaşa等（2023）针对40例布罗卡失语症患者给予rTMS联合语言治疗，发现rTMS联合组在言语流利度、重复度、命名分数等方面较语言治疗组显著提高。这表明失语症患者命名的改善是由左额叶皮层支持的。应用于除前额叶外的其他脑区或右半球的NIBS干预，可能会改善失语症患者其他语言功能的表现。

慢性脑卒中后非流利性失语症的康复基于循证的指南推荐采用右侧额下回低频rTMS辅助治疗。然而，NIBS方法在脑卒中后失语康复中的临床应用仍存在争议。一项多中心、随机、双盲、随访6个月的tDCS干预试验中，58例亚急性脑卒中失语者每周5次词语寻找训练联合左侧额下回阳极tDCS（1 mA，20 min）干预2周，结果显示联合干预组与单独语言训练组比较，在语言评估上两组无显著性差异，表明经颅直流电刺激不能改善亚急性脑卒中后失语症的语言预后（Elsner et al.，2013）。目前对失语症大脑皮层的神经调节方法，是针对左侧病变周围皮层还是右半球语言镜像区，是否提供最大可能的益处仍不清楚。未来需要大样本、多中心的研究，干预的参数需要进一步优化。

既往研究揭示右侧小脑第Ⅵ和第Ⅶ小叶参与多种语言过程，并在功能上与大脑皮层语言网络相连。fMRI表明各种言语任务中右小脑后外侧激活，小脑可通过支持预测机制来优化语言处理，就像它在运动控制上的调控（Mariën et al.，2014）。小脑是治疗失语症潜在的tDCS靶点。例如，D'Mello等采用tDCS结合fMRI来评估在句子完成任务中小脑tDCS干预的行为和神经活动的变化。研究表明，给予右侧小脑后外侧20 min、1.5 mA阳极tDCS干预可以显著改善健康成年人语言流畅性。fMRI分析揭示在语义预测期间，阳极tDCS增加了右侧Crus Ⅰ/Ⅱ区的激活；并且通过增强小脑和大脑皮层阅读/语言网络中枢之间的静息状态功能连接，促进多个级别语言处理的内部语言学模型，包括句子处理和音素流畅性（D'Mello et al.，2017；Turkeltaub et al.，2016），提示小脑是失语症患者神经调节的可行候选者。

目前在脑卒中后失语康复中，已经发表的NIBS结果仅见有限的小样本研究。在一项随机、假对照的TMS治疗慢性脑卒中后失语症的临床试验中（Zheng et al.，2022），40例失语症患者分别在右小脑Crus Ⅰ亚区接受了10次真cTBS（20例）或假cTBS（20例）和随后的30 min语言治疗，研究发现抑制性cTBS刺激右小脑可以通过调节右小脑与参与语言加工的大脑皮层区域之间的功能连接来增强脑卒中后失语症语言恢复的SLT。该方案有望使小脑cTBS成为改善慢性脑卒中后失语症患者语言功能的潜在策略。tDCS被证明是一种更有利的技术。2020年Sebastian等采用随机、双盲、假对照、受试者内交叉的小样本设计，研究右小脑的神经调节对脑卒中后失语症患者命名能力的改善作用。24例参与者接受小脑阳极刺激或小脑阴极刺激（2 mA，20 min）联合计算机辅助失语治疗，然后再接受假手术联合计算机辅助失语治疗，或相反的顺序。虽然计算机化失语治疗对训练命名没有显著影响，但与假刺激对照组比较，接受重复性右小脑阳极或阴极刺激的患者，失语治疗后对未经训练的命名立即有显著改善，持续2个月。在命名（相对于假刺激）方面，接受训练和未训练项目的参与者在接受阴极刺激时都获得了更大的收益。这项研究表明，右小脑的神经调节可改善慢性失语症患者的语言功能。

综上，小脑通过小脑大脑环路参与语言调控，是语言环路重要的调控节点。小脑具有丰富的突触可塑性和功能代偿性，并且脑卒中后失语症患者小脑结构保持完好，这对于由左半球不同大小和部位损害所致失语症的康复具有明显的优势，提示右小脑可能是失语症康复的最佳刺激部位。然而，在将NIBS转化为临床实践之前，需要进一步研究来确定最佳的tDCS和TMS参数。

（三）脑卒中后吞咽困难

吞咽困难是一种与脑卒中相关的并发症，发生率为37%～78%（Benjamin et al.，2018）。它会导致脱水、营养不良、吸入性肺炎并使死亡率增加（Arnold et al.，2016）。临床上常用的吞咽康复训练包括口咽肌训练、进食姿势调整、周围神经电刺激等。然而，吞咽康复训练的临床效果缺乏证据（Bath et al.，2018；Vose et al.，2014；Geeganage et al.，2012）。rTMS是一种用于调节皮层兴奋性的非侵入性脑刺激技术，是一种安全无痛的治疗选择。它通过促进吞咽皮层的重组来改善吞咽功能并减少吞咽困难相关并发症（Barritt and Smithard，2009；Hamdy et al.，1998）。迄今为止，rTMS越来越多地用于脑卒中后吞咽困难的治疗（Park et al.，2016；Du et al.，2016；Cheng et al.，2015）。许多研究表明，除了调节运动、运动平衡和姿势协调，小脑也参与了吞咽的神经生理控制（Jayasekeran et al.，2011）。电刺激猫和大鼠的小脑可以诱导咀嚼和吞咽行为（Ball et al.，1974；Reis et al.，1973）。大脑的fMRI显示，吞咽时大脑皮层的许多区域被激活，除了脑岛、感觉和运动皮层外，小脑皮层也被显著激活；吞咽时局部脑血流量明显增加（Mihai et al.，2016）。Boillat等（2020）将fMRI应用于小脑制图，发现吞咽过程中控制嘴唇和舌的运动皮层分布在小脑半球和蚓部，进一步表明小脑是吞咽运动系统的一个组成部分。

2011年，一项研究发现，小脑TMS可启动咽部运动诱发电位（Jayasekeran et al.，2011）。因此，小脑TMS可用于评估小脑在咽部生理中的作用。随后的另一项研究发现，在不同脉冲数和不同刺激频率（5 Hz、10 Hz、20 Hz）下，仅10 Hz的小脑rTMS刺激能显著改善两半球吞咽皮层的MEP振幅。在250次脉冲时效果最好，可以持续至少30 min（Vasant et al.，2015）。Sasegbon等（2019）发现，无论刺激哪一侧，小脑TMS都可以逆转虚拟病变的破坏性作用，提高吞咽的准确性。Sasegbon等（2020）研究表明，与单侧刺激相比，双侧小脑rTMS可能是一种更有效的临床治疗方法，因为它对皮层咽部运动通路具有更强的兴奋性刺激作用。Vasant等（2015）随后研究了小脑rTMS的最佳刺激部位，发现小脑的最佳咽运动区位于枕突下方2.5 cm和外侧4.3 cm处。

小脑rTMS是脑卒中后吞咽困难的一种潜在的新的治疗选择。然而，小脑rTMS治疗脑卒中后吞咽困难的临床研究尚不多见，疗效尚不确定。Zhong等（2023）进行了双侧小脑皮层吞咽运动区高频rTMS干预联合常规吞咽训练，观察对脑卒中后吞咽困难康复的疗效，研究表明该方法对脑卒中后吞咽困难患者是有效的。因此，推荐高频小脑rTMS作为常规吞咽康复训练的额外治疗策略。

（四）多靶点性刺激

增强脑刺激效果的策略不仅是刺激单个脑区域，而且可以对不同网络的关键节点进行联合的多靶点刺激。由于小脑不同区域接受功能分离的新皮层小脑环路相应的传入投射，新皮层–小脑系统非常适合采用多靶点的刺激方法，这种策略可以包含在运动和认知刺激范式。例如，在线与离线运动学习涉及大脑结构中不同区域的参与，老年受试者M1刺激有被证明可以增强在线运动学习，而小脑刺激已被证明可以促进离线运动学习（Samaei et al.，2017）；同时刺激两个运动学习过程，通过线上和线下诱导可产生叠加运动学习效应，甚至超出叠加效应。在皮层–小脑系统内进行多靶区刺激也是加强认知训练的有希望方法。例如，一个联合范例可以包括刺激小脑以增强拼写训练和刺激背外侧前额叶皮层以增强工作记忆。这种方法有助于脑卒中恢复，因为最近的数据指出，语言和言语记忆相互作用强烈，并决定了残余功能和恢复的程度（Ramsey et al.，2017）。总的来说，多靶区刺激是一种新颖、创新和有前途的方法，它基于对脑卒中后和康复过程中潜在的系统、神经科学机制和网络特性变化的理解。这些方法仍需在前瞻性、良好设计的研究中进行科学评价。

综上所述，小脑具有丰富的神经可塑性，并与新皮层区有着广泛的联系。大脑小脑环路的相互作用使小脑可以作为幕上卒中后运动或非运动损害的NIBS干预的理想靶区。基于健康受试者对小脑非侵入性调节研究及小样本的NIBS临床试验证据表明，小脑刺激不仅支持运动功能受损的恢复，也支持认知功能受损的恢复。这些证据支持小脑NIBS在增强脑卒中恢复方面的治疗潜力，进一步增加了对脑卒中康复机制的认识。然而，目前小脑NIBS在脑卒中后运动和非运动功能康复中的作用，仅见有限的小样本研究，未来需要大样本、多中心的研究，干预的参数需要进一步优化。同时，针对个体特征进行量身定制的多靶区干预将使脑卒中患者在康复中获得更多的益处。

（田敏捷 庄乾树 石静萍）

参 考 文 献

Aikaterini EN，Grigorios N，Anastasia N，et al. 2022. Targeting cerebellum with non-invasive transcranial magnetic or current stimulation after cerebral hemispheric stroke：insights for corticocerebellar network reorganization：a comprehensive review. Healthcare，10：2401.

Arnold M，Liesirova K，Broeg-Morvay A，et al. 2016. Dysphagia in acute stroke：incidence，burden and impact on clinical outcome. PLoS One，11：e0148424.

Baker JM，Rorden C，Fridriksson J. 2010. Using transcranial direct-current stimulation to treat stroke patients with aphasia. Stroke，41：1229-1236.

Ball G，Micco Jr DJ，Berntson G. 1974. Cerebellar stimulation in the rat：complex stimulation-bound oral behaviors and self-stimulation. Physiol Behav，13：123-127.

Barritt AW，Smithard DG. 2009. Role of cerebral cortex plasticity in the recovery of swallowing function following dysphagic stroke. Dysphagia，24：83-90.

Bath PM，Lee HS，Everton LF. 2018. Swallowing therapy for dysphagia in acute and subacute stroke. Cochrane Database Syst Rev，10（10）：CD000323.

Benjamin EJ，Virani SS，Callaway CW，et al. 2018. Heart disease and stroke statistics-2018 update：a report from the American Heart Association. Circulation，137（12）：e493.

Beyaert C，Vasa R，Frykberg G. 2015. Gait post-stroke：pathophysiology and rehabilitation strategies. Neurophysiologie Clinique/Clinical Neurophysiology，45：335-355.

Boillat Y，Bazin P，Zwaag DVW. 2020. Whole-body somatotopic maps in the cerebellum revealed with 7T fMRI. NeuroImage，211：116624.

Bolowsky TV，Stockbridge DM，Hillis EA. 2024. Remapping and reconnecting the language network after stroke. Brain Sciences，14（5）：419.

Chen W，He S，Song H，et al. 2022. Quantitative ischemic characteristics and prognostic analysis of crossed cerebellar diaschisis in hyperacute ischemic stroke. J Stroke Cerebrovasc Dis，31（4）：106344.

Cheng IK，Chan KM，Wong CS，et al. 2015. Preliminary evidence of the effects of high-frequency repetitive transcranial magnetic stimulation（rTMS）on swallowing functions in post-stroke individuals with chronic dysphagia. Int J Lang Commun Disord，50（3）：389-396.

D'Mello AM，Turkeltaub PE，Stoodley CJ. 2017. Cerebellar tDCS modulates neural circuits during semantic prediction：a combined tDCS-fMRI study. The Journal of Neuroscience：The Official Journal of the Society for Neuroscience，37：1604-1613.

Du J，Yang F，Liu L，et al. 2016. Repetitive transcranial magnetic stimulation for rehabilitation of poststroke dysphagia：a randomized，double-blind clinical trial. Clinical Neurophysiology，127：1907-1913.

Elsner B，Kugler J，Pohl M，et al. 2013. Transcranial direct current stimulation（tDCS）for improving aphasia in patients after stroke. The Cochrane Database of Systematic Reviews，6：CD009760.

Feigin LV，Roth AG，Naghavi M，et al. 2016. Global burden of stroke and risk factors in 188 countries，during 1990-2013：a systematic analysis for the Global Burden of Disease Study 2013. The Lancet Neurology，15：913-924.

Fridriksson J，Rorden C，Elm J，et al. 2018. Transcranial direct current stimulation vs sham stimulation to treat aphasia after stroke：a randomized clinical trial. JAMA Neurology，75：1470-1476.

Fujii Y，Nakada T. 2003. Cortical reorganization in patients with subcortical hemiparesis：neural mechanisms of functional recovery and prognostic implication.J Neurosurg，98：64-73.

Geeganage C，Beavan J，Ellender S，et al. 2012. Interventions for dysphagia and nutritional support in acute and subacute stroke. Cochrane Database Syst Rev，10：CD000323.

Gottesman FR，Hillis EA. 2010. Predictors and assessment of cognitive dysfunction resulting from ischaemic stroke. Lancet Neurology，9：895-905.

Haghighi M，Mazdeh M，Ranjbar N，et al. 2017. Further evidence of the positive influence of repetitive transcranial magnetic stimulation on speech and language in patients with aphasia after stroke：results from a double-blind intervention with sham condition. Neuropsychobiology，75：185-192.

Hamdy S，Aziz Q，Rothwell JC，et al. 1998. Recovery of swallowing after dysphagic stroke relates to functional reorganization in the intact motor cortex. Gastroenterology，115（5）：1104-1112.

Jayaram G，Galea JM，Bastian AJ，et al. 2011. Human locomotor adaptive learning is proportional to depression of cerebellar excitability.Cerebral Cortex，21（8）：1901-1909.

Jayasekeran V，Rothwell J，Hamdy S. 2011. Non-invasive magnetic stimulation of the human cerebellum facilitates cortico-bulbar projections in the swallowing motor system. Neurogastroenterol Motil，23（9）：831-e341.

Kamouchi M，Fujishima M，Saku Y，et al. 2004. Crossed cerebellar hypoperfusion in hyperacute ischemic stroke. Journal of the Neurological Sciences，225：65-69.

Koch G，Bonnì S，Casula PE，et al. 2019. Effect of cerebellar stimulation on gait and balance recovery in patients with hemiparetic stroke：a randomized clinical trial. JAMA Neurology，76：170-178.

Langhorne P，O'Donnell JM，Chin LS et al. 2018. Practice patterns and outcomes after stroke across countries at different economic levels（INTERSTROKE）：an international observational study. The Lancet，391：2019-2027.

Lee J，Lee M，Kim D，et al. 2015. Functional reorganization and prediction of motor recovery after a stroke：a graph theoretical analysis of functional networks. Restorative Neurology and Neuroscience，33：785-793.

Liao L，Xie Y，Chen Y，et al. 2021. Cerebellar theta-burst stimulation combined with physiotherapy in subacute and chronic stroke patients：a pilot randomized controlled trial. Neurorehabilitation and Neural Repair，35（1）：23-32.

López-Alonso V，Cheeran B，Fernández-del-Olmo M. 2015. Relationship between non-invasive brain stimulation-induced plasticity and capacity for motor learning. Brain Stimulation，8：1209-1219.

Mariën P，Ackermann H，Adamaszek M，et al. 2014. Consensus paper：language and the cerebellum：an ongoing enigma. Cerebellum（London，England），13：386-410.

Martin R，Barr A，MacIntosh B，et al. 2007. Cerebral cortical processing of swallowing in older adults. Experimental Brain Research，176：12-22.

Mihai GP，Otto M，Domin M，et al. 2016. Brain imaging correlates of recovered swallowing after dysphagic stroke：a fMRI and DWI study. Neuroimage Clin，12：1013-1021.

Nitsche MA，Paulus W. 2000. Excitability changes induced in the human motor cortex by weak transcranial direct current stimulation. The Journal of Physiology，527（Pt3）：633-639.

Park E，Kim SM，Chang HW，et al. 2016. Effects of bilateral repetitive transcranial magnetic stimulation on post-stroke dysphagia. Brain Stimulation，10（1）：75-82.

Picelli A，Brugnera A，Filippetti M，et al. 2019. Effects of two different protocols of cerebellar transcranial direct current stimulation combined with transcutaneous spinal direct current stimulation on robot-assisted gait training in patients with chronic supratentorial stroke：a single blind，randomized controlled trial. Restorative Neurology and Neuroscience，37：97-107.

Ramsey LE，Siegel JS，Lang CE，et al. 2017. Behavioural clusters and predictors of performance during recovery from stroke. Nat Hum Behav，1：38.

Reis DJ，Doba N，Nathan MA. 1973. Predatory attack，grooming，and consummatory behaviors evoked by electrical stimulation of cat cerebellar nuclei. Science，182：845-847.

Samaei A，Ehsani F，Zoghi M，et al. 2017. Online and offline effects of cerebellar transcranial direct current stimulation on motor learning in healthy older adults：a randomized double-blind sham-controlled study. Eur J Neurosci，45：1177-1185.

Sampaio-Baptista C，Sanders Z，Johansen-Berg H. 2018. Structural plasticity in adulthood with motor learning and stroke rehabilitation. Annual Review of Neuroscience，41：25-40.

Sasaki R，Hand BJ，Liao WY. et al. 2022. Utilising TMS-EEG to assess the response to cerebellar-brain inhibition. Cerebellum（London，England），22：544-558.

Sasegbon A，Smith CJ，Bath P，et al. 2020. The effects of unilateral and bilateral cerebellar rTMS on human pharyngeal motor cortical activity and swallowing behavior. Experimental Brain Research，238：1719-1733.

Sasegbon A，Watanabe M，Simons A，et al. 2019. Cerebellar repetitive transcranial magnetic stimulation restores pharyngeal brain activity and swallowing behaviour after disruption by a cortical virtual lesion. The Journal of Physiology，597：2533-2546.

Sebastian R，Kim JH，Brenowitz R，et al.2020. Cerebellar neuromodulation improves naming in post-stroke aphasia. Brain Commun，2（2）：fcaa179.

Solanki D，Rezaee Z，Dutta A，et al. 2021. Investigating the feasibility of cerebellar transcranial direct current stimulation to facilitate post-stroke overground gait performance in chronic stroke：a partial least-squares regression approach. Journal of NeuroEngineering and Rehabilitation，18：18.

Spielmann K，van de Sandt-Koenderman WME，Heijenbrok-Kal MH，et al. 2018. Transcranial direct current stimulation does not improve language outcome in subacute poststroke aphasia. Stroke，49（4）：1018-1020.

Stephanie G，Fatemeh S，Simone Z，et al. 2023. Disability and persistent motor deficits are linked to structural crossed cerebellar diaschisis in chronic stroke. Human Brain Mapping，44：5336-5345.

Turkeltaub EP，Swears KM，D'Mello MA，et al. 2016. Cerebellar tDCS as a novel treatment for aphasia？ Evidence from behavioral and resting-state functional connectivity data in healthy adults. Restorative Neurology and Neuroscience，34：491-505.

Vasant DH，Michou E，Mistry S，et al. 2015. High-frequency focal repetitive cerebellar stimulation induces prolonged increases in human pharyngeal motor cortex excitability. The Journal of Physiology，593：4963-4977.

Vose A，Nonnenmacher J，Singer ML，et al. 2014. Dysphagia management in acute and sub-acute stroke. Current Physical Medicine and Rehabilitation Reports，2：197-206.

Wang D，Yao Q，Lin X，et al. 2022. Disrupted topological properties of the structural brain network in patients with cerebellar infarction on dierent sides are associated with cognitive impairment. Frontiers in Neurology，13：982630.

Wessel MJ，Zimerman M，Timmermann JE，et al. 2016. Enhancing consolidation of a new temporal motor skill by cerebellar noninvasive stimulation. Cerebral Cortex（New York：1991），26：1660-1667.

Wu S，Wu B，Liu M，et al. 2019. Stroke in China：advances and challenges in epidemiology，prevention，and management. The Lancet Neurology，18：394-405.

Yaşa İC，Maviş İ，Şalçini C，et al.2023. Comparing the efficiency of speech and language therapy and transcranial magnetic stimulation for treating Broca's aphasia. J Stroke Cerebrovasc Dis，32：107108.

Yosephi HM，Ehsani F，Zoghi M，et al. 2018. Multi-session anodal tDCS enhances the effects of postural training on balance and postural stability in older adults with high fall risk：primary motor cortex versus cerebellar stimulation. Brain Stimulation，11：1239-1250.

Zaghi S. 2010. Noninvasive brain stimulation with low-intensity electrical currents：putative mechanisms of action for direct and alternating current stimulation. The Neuroscientist，16：285-307.

Zandvliet SB，Meskers CGM，Kwakkel G，et al. 2018. Short-term effects of cerebellar tDCS on standing balance performance in patients with chronic stroke and healthy age-matched elderly. Cerebellum（London，England），17：575-589.

Zheng K，Chen M，Shen Y，et al. 2022. Cerebellar continuous theta burst stimulation for aphasia rehabilitation：study protocol for a randomized controlled trial. Front Aging Neurosci，14：909733.

Zhong L，Wen X，Liu Z，et al. 2023. Effects of bilateral cerebellar repetitive transcranial magnetic stimulation in poststroke dysphagia：a randomized sham-controlled trial. NeuroRehabilitation，52：227-234.

第五节　小脑调控与运动障碍性疾病

运动障碍性疾病是一组以随意运动迟缓、不自主运动、肌张力异常、姿势步态障碍等运动症状为主要表现的神经系统疾病。既往关于运动障碍性疾病发病机制及治疗手段的研究主要集中在基底节（Fahn，2011）。但事实上，小脑也是人类运动行为形成的关键组成部分，与大脑运动皮层和基底节有着广泛而密切的结构和功能联系，形成了一个高度集成的运动控制网络。来自小脑的异常输出，可导致该网络功能异常（Koziol et al.，2014），从而引起一系列运动症状。因此，未来以小脑为靶点的神经调控有望成为运动障碍性疾病临床症状控制的有效手段之一。

一、运动障碍性疾病的临床特征及传统治疗

SCA是遗传性共济失调的主要类型，大多为常染色体显性遗传。其机制多与多聚谷氨酰胺选择性损害小脑、脊髓和脑干的神经元与神经胶质细胞有关。临床表现除了小脑性共济失调外，还可伴有眼球运动障碍、慢眼运动、视神经萎缩、视网膜色素变性、锥体束征、锥体外系征、肌萎缩、周围神经病和痴呆等。该病目前尚无特效治疗，左旋多巴、金刚烷胺和胞磷胆碱等药物仅可部分缓解症状，远期疗效欠佳（Klockgether et al.，2019）。

肌张力障碍（dystonia）与帕金森病（PD）、特发性震颤（ET）同属于三大运动障碍性疾病，表现为肌肉不自主间歇或持续性收缩所导致的姿势异常和/或重复运动，常由随意动作诱发或加重，表现为模式化的重复、扭曲动作，可伴震颤。其高致残率严重影响患者的生命质量。依据临床症状的分布，可分为局灶型、节段型、多灶型、全身型和半身型。目前肌张力障碍的治疗往往是根据不同的临床特征选择不同的治疗方法。其中，口服药物治疗效果往往较差，目前也缺乏有效控制肌张力障碍的特效药，并且副作用大，多数患者很难适应。肉毒毒素注射多针对局灶型或节段型肌张力障碍，但注射过程痛苦，费用较高，且效果不持久。另外，对于全身型和半身型肌张力障碍，一次注射肉毒毒素的剂量也无法满足控制症状的目的。因此，急需寻找一种有效、痛苦小且效果持久的治疗方法（Balint et al.，2018）。

PD是一种常见于中老年人的神经系统变性疾病，临床主要表现为静止性震颤、运动迟缓、肌强直和姿势平衡障碍等运动障碍症状。此外，在长期使用多巴类药物的患者中，还会发生左旋多巴诱导的异动症（Morris et al.，2024）。目前，药物治疗和手术治疗是PD的两种主要治疗方式。以左旋多巴为主的药物治疗在一定程度上可改善患者的症状，但随着病情进展，PD患者很难仅通过药物缓解症状，同时会出现运动波动及药物副作用。此时，以DBS为代表的神经调控技术成为有效控制患者运动症状的手段之一。目前STN及苍白球内侧部（globuspallidus internus，GPi）已成为DBS手术的常用靶点（Foltynie et al.，2024）。

ET是以震颤为唯一表现的常见运动障碍性疾病，多为姿势性和/或动作性震颤。除此之外，ET患者也可能会出现许多非运动症状，常见的有精神障碍（包括抑郁、冷漠、焦虑和人格障碍等）、感觉障碍（包括听力障碍和嗅觉异常）及睡眠障碍（包括失眠和白天嗜睡等）。目前，普萘洛尔为ET治疗的一线药物，但部分患者可能会出现一些副作用包括心率减慢、低血压、疲劳、抑郁和勃起功能障碍等。除上述副作用外，随着患者病情进展，症状加重，药物的治疗效果会逐渐降低。对于药物难治性ET及不能耐受药物治疗的患者，目前临床上主要运用以DBS手术为主的外科方法进行治疗（Pan and Kuo，2022）。

二、小脑与运动障碍性疾病的关系

小脑在控制和协调运动中发挥着广泛的作用。一方面，小脑通过皮层-脑桥-小脑通路和皮层-红核-橄榄核-小脑通路接收来自大脑运动皮层的运动信息。另一方面，运动皮层也是小脑传出纤维投射的主要脑区之一，接受来自小脑的抑制性投射。小脑皮层的浦肯野细胞（PC）与小脑深部的齿状核形成抑制性突触联系，进而通过齿状核-丘脑-皮层通路降低对运动皮层的兴奋作用，从而实现对运动的调制，这种效应即为小脑-脑抑制（CBI）。在给对侧M1区施加TMS脉冲引起皮层兴奋之前的5～8 ms给予小脑TMS或电刺激可导致M1区抑制，表现为运动诱发电位的振幅降低。这可能与小脑浦肯野纤维激活从而抑制M1区有关（即小脑-脑抑制），也可能是TMS脉冲对经由齿状核离开小脑的输出轴突的直接扰乱作用所致。

此外，也存在从小脑齿状核和小脑皮层到纹状体与丘脑底核的神经投射。这可能是小脑参与基底节功能障碍相关疾病（如PD和肌张力障碍）的机制之一（Manto et al.，2022）。

（一）脊髓小脑性共济失调

SCA作为一种以小脑病变为主的神经系统遗传性疾病，其临床存在典型的小脑性运动损伤。因此，目前关于小脑神经调控的研究多聚焦于小脑性共济失调，同时也在小脑性共济失调患者中观察到了较肯定的治疗效果（Klockgether et al.，2019）。

（二）肌张力障碍

既往认为该疾病主要是由基底节功能障碍及其与丘脑和脑干的传出联络异常导致，但最近的研究表明小脑是肌张力障碍发病机制中的重要一环（Filip et al.，2013）。首先，肌张力障碍临床类型的多样性表明该疾病涉及更为复杂的神经环路，而不太可能仅限于基底节环路的功能异常。此外，SCA也可伴有显著的肌张力障碍，动物实验中使用药物兴奋小脑可诱发显著的肌张力障碍，也表明小脑在肌张力障碍发生中的重要作用。作为一种运动过多的运动障碍性疾病，肌张力障碍表现为皮层运动区的过度兴奋和抑制性信号减少，而皮层兴奋与抑制的平衡主要依赖基底节的调控。最近的研究证实，DCN存在通过丘脑层内核向纹状体的双突触投射，并且STN也与小脑皮层有着大量的双突触连接。小脑和基底节在结构和功能上的联系使得它们在一定程度上可互相代偿，肌张力障碍的发生可能就是由于小脑对基底节功能缺陷的不适应性反应引起的，而不仅仅是基底节或小脑的原发性损害所致。换言之，肌张力障碍是一种环路障碍，涉及皮层-脑桥-小脑-丘脑-皮层和皮层-基底节-丘脑-皮层通路。因此，对小脑的神经调节有望实现对皮层运动区的间接调控，从而改善运动症状，提高患者的生活质量（Manto et al.，2022）。

（三）帕金森病

小脑在PD病理生理机制中的作用日益受到关注。小脑主要在三个层面干扰基底节网络的正常功能。一方面，小脑可下调纹状体多巴胺D1受体，该通路是经由丘脑板内核到达背外侧壳核和苍白球外侧部的双突触通路的一部分。另一方面，小脑也表达所有类型的多巴胺受体，接受来自黑质致密部的输入，终止于颗粒层和PC层，因此具有与纹状体多巴胺能系统相似的特性。此外，小脑对大脑皮层运动区和非运动区起抑制作用。在神经退行性疾病患者（包括PD患者）中，CBI的减弱可能导致这些疾病患者的运动障碍，也可能是对已有运动障碍的代偿作用。对于PD的震颤症状，也有越来越多的研究表明纹状体环路触发了震颤，而小脑-丘脑-皮层环路则使震颤持续并决定了震颤的幅度（Wu and Hallett，2013）。鉴于小脑在PD发病机制中的广泛参与，小脑神经调控有望改善患者的运动症状，进而提高患者的生活质量（Manto et al.，2022）。

（四）特发性震颤

临床和神经影像学研究证据表明，ET的发病与小脑功能异常密切相关，源于小脑的同步振荡活动。小脑-丘脑-皮层环路和下橄榄核-小脑网络均可见受损。MRS显示NAA减少，而基于体素的形态测量（voxel-based morphometry，VBM）研究也显示出轻微的小脑萎缩（Manto et al.，2022；Pan and Kuo，2022）。

三、以小脑为靶向的运动障碍性疾病干预进展

DCN的神经元可将小脑的输出信号传递到脊髓、脑干神经核团（包括红核和网状核）、基底节、丘脑核和大脑皮层，而DCN（如齿状核）又受到浦肯野细胞的抑制，其活动取决于小脑皮层的MF、CF和中间神经元。MF通过兴奋性突触连接把皮层信息传递到GC，GC的轴突向上投射到小脑皮层分子层，分叉并与PC的树突形成兴奋性突触连接。因此，降低浦肯野细胞对DCN的抑制作用，就可以增加小脑对小脑外广泛脑区的兴奋性作用，从而发挥小脑对广泛的神经功能活动的调节。TMS、tDCS和DBS可直接调节小脑皮层，尤其是小脑后下部的电活动，从而发挥小脑对广泛的神经活动的调控作用（Manto et al.，2022）。

除了影响大脑皮层的电活动外，小脑神经调节技术还可以引起脑血流量和代谢的变化。小脑TMS后，脊髓小脑变性患者PET显示小脑、壳核和脑桥存在脑血流量增加。PD患者经双侧小脑TBS后小脑代谢下降。此外，fMRI还显示ET患者小脑-丘脑-皮层通路中的信息流重建。对进行性核上性麻痹（progressive supranuclear palsy，PSP）患者行iTBS后，可见尾状核fMRI激活增加（Manto et al.，2022）。

因此，各类小脑神经调控技术可通过电活动、血流、代谢多个途径发挥小脑对大脑皮层和皮层下灰质核团的调控作用，这对治疗运动障碍性疾病有着广阔的前景（Manto et al., 2022; van Dun et al., 2017)。

(一)脊髓小脑性共济失调

单独刺激小脑皮层或同时联合刺激对侧运动皮层来影响小脑-丘脑-皮层通路的兴奋性，已经成为许多使用tDCS调节小脑性共济失调运动功能研究的焦点（Grimaldi et al., 2014）。研究发现，tDCS可改善SCA患者的运动功能，尤其是那些严重程度较低的患者，对包括步态、平衡和上肢功能在内的一系列运动协调功能均有明显的改善效果（Gong et al., 2023）。此外，小脑神经调节可以产生神经可塑性的变化，这种变化可持续到疗程之后，并持续相当长的一段时间。但tDCS并不能改善小脑性共济失调患者的力场适应能力和上肢握力，说明tDCS的疗效可能取决于特定的任务、不同的刺激参数和结局测量指标。小脑DBS可调节DCN的异常兴奋性，研究表明其可轻微改善遗传性或继发性小脑性共济失调患者表现出的共济失调症状，有望成为治疗小脑性共济失调的一种选择（Manto et al., 2022）。

(二)肌张力障碍

采用TMS或tDCS行小脑神经调控对颈肌肌张力障碍有着较为理想的疗效。无论是对小脑的刺激还是抑制，均能改善颈肌肌张力障碍患者的症状。这可能是因为小脑刺激本身并没有明显的双向效应，也可能是因为任何非特异性小脑活动的中断在肌张力障碍神经活动网络中都是有益的。临床上，颈肌肌张力障碍的特点之一是对额外的感觉输入做出异常反应。例如，闭上眼睛时患者症状加重，以及十分具有特点的"感觉诡计"现象，均提示此种类型的肌张力障碍属动态功能障碍，因此对小脑神经调控反应极佳。相反，任务特异性肌张力障碍（如书写痉挛）患者的运动障碍高度定型，在诊断时症状往往已经持续数月至数年，在编码网络中被反复巩固了数千次，使得单独的小脑神经调控对此类肌张力障碍疗效欠佳，结合康复训练才有望取得理想的疗效（Manto et al., 2022）。

虽然GPi DBS对运动性肌张力障碍有很好的刺激作用，但对固定性或继发性肌张力障碍的患者效果较差，而小脑DBS通过调节小脑输出干预肌张力障碍发生的病理生理机制，在治疗固定性肌张力障碍方面显示出比GPi DBS更好的效果。此外，以小脑为靶点的DBS还可成为治疗继发性肌张力障碍（如脑瘫、脑卒中）和GPi DBS无效的肌张力障碍的有效手段（Tai and Tseng, 2022）。

(三)帕金森病

长期规律行tDCS可改善PD患者的UPDRS-Ⅲ评分，但小脑TBS是体内干预小脑功能的最佳方案。双侧小cTBS可显著改善左旋多巴诱导的异动症。这种改善可能是由于cTBS对CBI的调节。单次低频rTMS刺激小脑外侧或内侧，均可减轻静止性震颤的程度，但这一效应仅适用于以震颤为主的PD患者，提示小脑在不同运动亚型PD的发病中起着不同作用。到目前为止，小脑神经调节对PD轴性症状（如言语障碍、吞咽困难和冻结步态等）的控制均未见到理想的效果（Manto et al., 2022）。

值得注意的是，PD是高度异质性的神经变性疾病。不同人群、不同运动亚型的PD患者发病的病理机制并不完全相同。目前临床上采用小脑神经调控技术控制患者运动症状仍然是探索性的，尚需多中心的随机对照研究证实这一技术的有效性，并确定小脑刺激的具体靶点与刺激参数。

（四）特发性震颤

目前采用小脑神经调控控制ET患者运动症状的尝试并不多。以小脑为靶点，采用TMS或tDCS治疗ET往往需要更长的疗程，且改善率仅为9%～27%。在最长的临床试验中，改善只有在15次阴极tDCS治疗后才显著。震颤也是小脑DBS的潜在治疗指征。目前的研究已经清楚地表明，针对小脑齿状核－红核－丘脑通路，无论是在小脑齿状核还是在纤维束，DBS均可通过减少异常振荡活动向大脑皮层的传递来缓解震颤。虽然以VIM的DBS对震颤有良好的疗效，但鉴于其对小脑震荡活动的直接调节作用，小脑DBS应被认为是治疗姿势性和动作性震颤的良好替代疗法（Manto et al.，2022）。采用小脑神经调控治疗ET还需要更多临床试验的验证。

（五）其他运动障碍性疾病

尽管在亨廷顿病的发病机制中，无论是运动症状还是精神症状，都与小脑有关，但迄今为止只有一项研究探索了小脑神经调控的可能作用。为期5天的阳极小脑tDCS可改善亨廷顿病患者的运动症状，并且其效果在疗程结束后可持续约4周（Bocci et al.，2020）。

在多发性硬化症患者中，有研究表明，小脑iTBS与前庭康复训练相结合时，可能通过调节前庭－小脑通路的活动，从而有效改善患者步态障碍和平衡功能（Tramontano et al.，2020）。

尽管PSP涉及小脑受累的临床症状并不多见，但有证据显示与PD患者相比，PSP患者的CBI减弱，表明小脑齿状核－丘脑－皮层通路或小脑皮层PC有可能受损。但目前以小脑为靶点控制PSP患者运动症状的研究并不多，只有一项试验在小脑外侧进行iTBS后可见所有患者构音障碍显著改善，少部分患者步态障碍有所改善，其他运动功能域均未见明显疗效（Dale et al.，2019）。

四、小结与展望

现有结果表明，以小脑为靶点采用TMS或tDCS间接影响皮层和皮层下核团活动可有效减轻多种运动障碍性疾病的症状，如小脑性共济失调、颈肌肌张力障碍、ET患者的震颤症状、PD患者左旋多巴导致的运动障碍、PD患者的上肢震颤、PSP患者的构音障碍等，并且还有望改善患者认知功能和运动学习能力。然而，许多问题仍未解决，需要多学科和大规模的研究。除了阐明其作用机制，还需要明确小脑神经调控在运动行为、认知过程等方面的生理和病理生理效应。此外，还应进一步探讨各种神经调控技术对小脑皮层（浦肯野细胞和局部中间神经元）、小脑核团和下橄榄核复合体活动的短期、中期和长期影响。最后，小脑神经调节和药物治疗之间的相互作用仍然是一个尚未探索的研究领域，需要加以解决以保障小脑神经调节的有效性和可信度。

（刘卫国　许利刚）

参 考 文 献

Balint B，Mencacci NE，Valente EM，et al. 2018. Dystonia. Nat Rev Dis Primers，4：25.

Bocci T，Baloscio D，Ferrucci R，et al. 2020. Cerebellar direct current stimulation（ctDCS）in the treatment of Huntington's disease：a pilot study and a short review of the literature. Front Neurol，11：614717.

Dale ML，DeVries WH，Mancini M，et al. 2019. Cerebellar rTMS for motor control in progressive supranuclear palsy. Brain Stimulation，12：1588-1591.

Fahn S. 2011. Classification of movement disorders. Movement Disorders，26：947-957.

Filip P，Lungu OV，Bareš M. 2013. Dystonia and the cerebellum：a new field of interest in movement disorders? Clin Neurophysiol，124（7）：1269-1276.

Foltynie T，Bruno V，Fox S，et al. 2024. Medical，surgical，and physical treatments for Parkinson's disease. The Lancet，403：305-324.

Gong C，Long Y，Peng XM，et al. 2023. Efficacy and safety of noninvasive brain stimulation for patients with cerebellar ataxia：a systematic review and meta-analysis of randomized controlled trials. J Neurol，270：4782-4799.

Grimaldi G，Argyropoulos GP，Boehringer A，et al. 2014. Non-invasive cerebellar stimulation：a consensus paper. Cerebellum，13：121-138.

Klockgether T，Mariotti C，Paulson HL. 2019. Spinocerebellar ataxia. Nature Reviews. Disease Primers，5：24.

Koziol LF，Budding D，Andreasen N，et al. 2014. Consensus paper：the cerebellum's role in movement and cognition. Cerebellum，13：151-177.

Manto M，Argyropoulos GPD，Bocci T，et al. 2022. Consensus paper：novel directions and next steps of non-invasive brain stimulation of the cerebellum in health and disease. Cerebellum，21（6）：1092-1122.

Morris HR，Spillantini MG，Sue CM，et al. 2024. The pathogenesis of Parkinson's disease. The Lancet，403：293-304.

Pan MK，Kuo SH. 2022. Essential tremor：clinical perspectives and pathophysiology. J Neurol Sci，435：120198.

Tai CH，Tseng SH. 2022. Cerebellar deep brain stimulation for movement disorders. Neurobiology of Disease，175：105899.

Tramontano M，Grasso MG，Soldi S，et al. 2020. Cerebellar intermittent theta-burst stimulation combined with vestibular rehabilitation improves gait and balance in patients with multiple sclerosis：a preliminary double-blind randomized controlled trial. Cerebellum，19：897-901.

van Dun K，Bodranghien F，Manto M，et al. 2017. Targeting the cerebellum by noninvasive neurostimulation：a review. Cerebellum，16：695-741.

Wu T，Hallett M. 2013. The cerebellum in Parkinson's disease. Brain，136（Pt 3）：696-709.

第六节　小脑调控与癫痫

　　癫痫是一种慢性神经系统疾病，在全球范围内，癫痫影响了5000万人，是全球最常见的神经系统疾病之一，总体终身患病率为76/10 000，每年有超过500万例的癫痫新增病例。癫痫是一个可造成灾难性后果的全球健康问题，可以在一生中的任何时期发病，具有持久的癫痫发作倾向，并带来神经生物学、认知、心理和社会的不良影响。癫痫占全球疾病总负担的0.5%，但在儿童和青年人中，与其他神经系统疾病相比，癫痫造成的疾病负担最大。尽管选择合适的抗癫痫药物可以有效控制一部分患者的癫痫发作，但是仍有约30%的癫痫患者是药物难治性的（Kwan and Brodie，2000）。对于药物难治性癫痫患者，意外伤害、癫痫猝死、癫痫共病、自杀等都是严重的威胁。例如，在慢性难治性癫痫人群中，癫痫猝死是最常见的死亡原因，发生率每年1.1/1000～5.9/1000，占所有死因的10%～50%；如果算上其他死亡原因，在高收入国家的人群研究中，癫痫的标化死亡率（standardized mortality rate，SMR）值为1.6～3.0，在中低收入国家，SMR值甚至达到7.2。癫痫不仅造成患者和家庭的巨大负担，还使其面临社会排斥。儿童可能会影响上学，成年人可能会影响工作、结婚和驾驶。因此，癫痫是一种严重危害患者、家庭及社会的慢性神经系统疾病。

近年来随着脑科学的发展及对脑网络连接的深入研究，癫痫已经被公认为一种涉及脑网络异常的疾病（Piper et al.，2022）。因此，针对癫痫网络的神经调控治疗日益受到重视，被认为是治疗难治性癫痫的重要发展方向。然而，目前神经调控治疗癫痫的具体机制尚不完全清楚，寻找癫痫网络中的关键节点仍是研究热点之一，人们的注意力主要集中于丘脑核团，这些丘脑核团是目前神经调控治疗及研究最常用的颅内靶点。

值得注意的是，小脑作为重要的皮层下结构之一，在接受大脑皮层广泛区域的投射后，不仅通过丘脑输出至各皮层区域，还与基底核之间存在相互联系，参与协调运动功能及多种高级认知功能（King et al.，2019；Benagiano et al.，2018；Bostan and Strick，2018）。遗憾的是，关于小脑在癫痫网络中的作用研究并未受到足够的重视。事实上，在当前网络导向的神经调控时代，深入了解小脑在癫痫网络中的作用至关重要。本节将主要从癫痫患者小脑结构的变化、小脑参与癫痫网络的证据，以及小脑电刺激治疗癫痫等方面阐述小脑在癫痫疾病中的重要作用。

一、癫痫患者的小脑结构改变

研究证实，慢性癫痫发作会引起患者的大脑损害；相应地，也有研究者注意到了小脑结构的改变。例如，在对癫痫持续状态导致死亡的癫痫患者的尸检中发现了小脑结构的改变和PC丢失（Leifer et al.，1991；Soffe et al.，1986）。2000年，Crooks等对16例尸检的癫痫患者进行了定量神经病理学分析，结果表明所有患者均有不同程度的小脑萎缩，包括PC密度降低，贝格曼（Bergmann）胶质细胞增生和局灶性GC枯竭。随后一项研究报告的70例癫痫猝死患者的神经病理学检查结果中，也发现了癫痫猝死患者的小脑PC减少、贝格曼胶质细胞增生和小叶萎缩（Shields et al.，2002）。

对癫痫患者小脑结构变化观察最多的是影像学研究。一项对癫痫患者的头颅MRI数据进行定量分析的研究中，发现与正常人相比，部分性发作的癫痫患者在矢状面上的小脑面积显著减小（Bekkelund et al.，1996）。Allen等（2019）对癫痫猝死患者的影像学资料进行的回顾性分析中，也发现了患者的双侧小脑有大量灰质丢失。最近的一项系统综述纳入了50项关于癫痫与小脑变性的相关临床、神经影像、病理学研究，得出了癫痫患者小脑变性的三个主要预测因素分别是：使用苯妥英钠治疗、癫痫控制不佳和颞叶癫痫（Ibdali et al.，2021）。此外，一些研究证实小脑萎缩对癫痫患者的手术预后有一定影响。例如，对于行手术治疗的颞叶癫痫患者，术后效果不佳的患者小脑体积要明显小于术后无发作的患者（Specht et al.，1997）。而且，颞叶癫痫患者小脑体积的下降与认知功能受损显著相关（Hellwig et al.，2013）。这些研究表明，癫痫与小脑结构改变之间的关系是复杂的，其背后的潜在病理生理机制仍需进一步探索。

二、小脑参与癫痫网络

近年来，越来越多的证据提示复杂的发育性大脑疾病，如智力落后、孤独症谱系障碍、注意力缺陷多动障碍等神经发育障碍，与小脑发育异常有潜在联系，小脑发育是调节广泛行为开始的重要过程。小脑是最早开始细胞分化的脑结构之一，但也是最后一个完全成熟的脑结构，其发育轨迹漫长（ten Donkelaar et al.，2003）。因此，遗传和表观遗传因素及发育过程中各种风险因素，都可能引起小脑发生细胞、形态和环路异常，导致功能障碍。越来越多的证据表明，复杂的发育性大脑疾病（包括运动和非运动缺陷）与小脑发育功能障碍密切相关。小脑控制运动和非运动行为，而大多数神经发育障碍的早期行为缺陷同时涉及运动、感觉、认知和情绪等多个领域，这表明小脑发育异常是这类疾病的重要决定因素。小脑和大脑皮层之间形成了一个广泛的连接网络，而在环路形成关键时期的小脑功能障碍，可能会进一步导致皮层靶点的发育和功能障碍（Limperopoulos et al.，2014）。因此，有学者提出"小脑连接体"的概念，将小脑发育的作用与人类行为、疾病状态和更好治疗策略的设计联系起来（Sathyanesan et al.，2019）。

"小脑连接体"的概念同样对理解小脑参与癫痫脑网络有帮助。早期的动物研究提供了一些证据，在对啮齿动物DCN进行电刺激诱发癫痫实验中，可以诱发出癫痫发作（Gioanni et al.，1991）。在猫的青霉素诱发癫痫模型中，在大脑皮层开始出现局灶性棘波活动后，小脑皮层的PC也被激活，小脑皮层和齿状核中都可以记录到癫痫样的暴发性活动。类似地，在猴的运动皮层或海马电刺激诱发癫痫发作的研究中，在皮层放电期间发现小脑皮层和深部核团都出现了几乎同步的癫痫样放电。这些动物实验通过不同的诱发方式证实了小脑参与癫痫发作过程，提示小脑在癫痫网络的形成中发挥作用，也为小脑电刺激治疗癫痫提供了理论基础。

相对而言，关于癫痫患者发作期的小脑电生理记录研究很少。早在20世纪70年代就有报道显示癫痫患者在发作期间小脑的电活动发生改变。在3名癫痫患者中，放置在DCN的电极在癫痫发作期间显示出同步的变化，包括节律性活动或棘波发放（Niedermeyer and Vematsu，1974）。这一早期数据支持小脑参与癫痫患者的致痫网络，该研究中不同患者的小脑异常电活动在不同的小脑核团中被记录到，这表明不同的癫痫发作可能影响不同的小脑亚区。

对于癫痫患者致痫网络中小脑的参与，更多的证据来自影像相关研究。其中，fMRI和头皮EEG的结合，为研究癫痫患者发作间期皮层和皮层下脑区代谢变化提供了可能，通过血氧水平依赖（BOLD）信号增强的情况，间接反映癫痫患者出现癫痫性棘波放电时各脑区的血流与代谢变化。在对66名局灶性癫痫患者进行同步EEG和fMRI检查中，发现额叶癫痫和颞叶癫痫的患者在发作间期放电时小脑皮层被激活。其中，在颞叶癫痫患者中，间期放电与同侧小脑激活有关，而在额叶癫痫患者中，间期放电与对侧小脑激活相关（Fahoum et al.，2012）。在特发性全面性癫痫、伦诺克斯–加斯托（Lennox-Gastaut）综合征及其他一些多灶性癫痫患者中也观察到了发作间期癫痫样放电期间，小脑的BOLD信号增强（Siniatchkin et al.，2011；Gotman et al.，2005）。弥散张量成像和静息态fMRI研究也发现了癫痫患者小脑的异常改变。在对特发性全面性癫痫患者的小脑与大脑皮层之间的结构和功能连接进行的研究中，发现特发性全面性癫痫患者小脑传出纤维与感觉运动皮层结构连接下降，与枕叶皮层结构连接增强，而小脑齿状核与基底节和运动皮层的功能连接下降，这可能是小脑调节癫痫活动的病理解剖学基础（Jiang et al.，2020）。而对青少年肌阵挛癫痫患者的静息态功能连接的研究也显示，这些患者的小脑与楔前叶、额叶、颞叶的有效功能连接发生了改变（Ma et al.，2022）。一项关于脑卒中后发生癫痫的风险预测因素的研究发现，脑卒中部位与小脑和基底节的功能连接强度与脑卒中后发生癫痫的风险密切相关（Schaper et al.，2023）。

　　在对癫痫患者进行单光子发射计算机断层显像（single-photon emission computed tomography，SPECT）的研究中，也发现癫痫患者发作期小脑的血流灌注改变。Bohnen等于1998年对54例颞叶或颞叶外（额叶、额颞叶、颞顶叶或枕叶）药物难治性癫痫患者的发作期SPECT分析发现，近一半（48.1%）的患者出现了发作期小脑的高灌注表现，且多位于致痫灶的对侧。癫痫发作期小脑高灌注的现象被多个研究陆续证实。最近，在癫痫研究中应用ASL技术也发现了小脑参与癫痫网络的证据，这是一种利用血液中磁性标记的水作为内源性示踪剂来无创评估脑血流的方法。在对6名癫痫患者进行ASL影像的回顾性定量分析中发现，在癫痫患者发作间期小脑小叶ⅦB蚓旁部出现高血流灌注（Sato et al.，2022）。基于ASL的脑网络分析也表明，慢性癫痫患者小脑的静息态网络连接减弱（Boscolo et al.，2018）。此外，在药物难治性癫痫患者术前评估时进行的PET中，也发现了小脑低代谢的表现（Guo et al.，2020），这也从另一个角度证实小脑参与癫痫网络。

　　由此可见，尽管小脑参与癫痫网络的具体机制尚未阐明，但大量证据已经表明小脑确实参与到癫痫网络中，至于小脑在癫痫网络中所扮演的角色及通过哪些方式对癫痫网络进行调节，还需要进一步探索。

三、小脑的神经调控治疗

　　研究表明小脑不仅参与癫痫发作，而且小脑干预有可能抑制发作活动。几十年来，对小脑电刺激治疗慢性癫痫的探索结果也是喜忧参半。1973年，Cooper团队首次对癫痫患者进行了慢性小脑电刺激治疗，通过在小脑上表面植入电极对癫痫患者的小脑进行长期的开环刺激，结果显示超过一半的癫痫患者（18/32）术后发作频率较术前下降了50%以上（Cooper，1978）。1992年，Davis和Emmonds（1992）总结了他们自1974年起进行小脑电刺激治疗的癫痫患者随访情况，在长达17年的随访中，有85%（23/27）的患者发作情况有不同程度的改善，其中有12名患者不再发作。

　　然而，另一些研究却得出了不同的结论。在Cooper团队的成果报告后不久，就有研究者开展了一项双盲刺激对照实验，纳入5名药物难治性癫痫患者，按照Cooper团队使用的方案对患者进行了小脑刺激器的植入，在植入后的15～21个月中，设置了3～4次的住院评估期，每次评估4～6周，在评估期间进行双盲和非双盲的开-关刺激，开期和关期各持续约1周，记录癫痫发作频率及脑电情况。在长期刺激的过程中并没有观察到患者有改善或恶化的趋势，而且不管是双盲还是非双盲的情况下，患者刺激器开启的1周与随后刺激器关闭的1周相比，患者的发作频率并没有显著改善（Van et al., 1978）。另一项纳入12名癫痫患者的双盲对照试验也得出了阴性的结果，他们最终的结论是目前小脑电刺激不能用于难治性癫痫患者的治疗（Wright et al., 1984）。这些早期研究得出的不同结论令人困惑，也因此，研究者对小脑调控的热情逐渐减退。虽然一些研究表明小脑调控有望成为药物难治性癫痫患者的可选治疗方案，但是小脑在癫痫网络中的作用并未得到如丘脑核团神经调控那样更为广泛、深入的探索。

事实上，产生这种相反刺激效果的情况是可以理解的，不同的研究可能涉及多种混杂因素，从而影响研究结果。首先，从细胞层面而言，目前的电刺激方法无法区分哪些细胞类型正在被调节及如何被调节。电刺激可以改变局部兴奋性或抑制性细胞、传出轴突、传入输入，产生综合效果；同时，电刺激也可以改变从小脑核团到皮层及来自神经调节区（如蓝斑核或中缝核）轴突的兴奋性和抑制性输入；同样，当刺激DCN时，核团内的兴奋性投射神经元、抑制性投射神经元、兴奋性和抑制性中间神经元，以及MF、CF、PC输入等都会受到影响，产生异质性效应。

其次，小脑神经元的调节方向也对干预效果产生不同影响。在小脑皮层或核团刺激的情况下，电极位置、方向或刺激参数的差异可能对PC放电产生不同的影响，可以是兴奋性的、抑制性的，也可以是更复杂的激活和抑制的交替模式。在相同的动物模型中证实，不同的刺激参数可以抑制或加剧癫痫发作。例如，0.5 Hz的小脑皮层刺激可以产生抑制和更复杂的放电变化，但10 Hz的刺激几乎在所有记录的PC中都会产生抑制（Dauth et al., 1978）。近年的研究进一步提供了详细的信息。例如，使用光遗传学技术对颞叶癫痫小鼠模型的小脑顶核进行按需光遗传刺激，并在海马区进行电生理记录时显示，仅当对小脑顶核进行兴奋性刺激时，才能产生抑制癫痫放电的效果，尤其是在兴奋顶核中的谷氨酸神经元时，抑制癫痫放电效果最佳（Streng and Krook Magnuson, 2020）。尽管极具挑战，如果能找到合适的刺激位置和参数设置，有可能持续抑制癫痫发作。但是，目前不同文献报告中关键变量的差异很大，严重阻碍了可解释性，在没有系统研究的情况下，根据现有文献很难厘清任何一个参数对结果的影响，包括如何确定哪个是关键变量，变量之间的相互作用如何。

此外，目前应用的小脑开环刺激模式也影响小脑调控作用的充分发挥。无论当下的癫痫活动如何，固定施加电刺激可能会导致干预措施的错位，引起"过度刺激"，降低电刺激的功效，甚至导致类似点燃的现象。理想的方案是实施闭环按需干预，仅在"必要时"施加刺激，这样不仅可以增强疗效，还可以减少负面影响。有研究对颞叶癫痫小鼠模型的小脑进行闭环电刺激，并探索不同刺激参数的效果，尝试超过1000种不同的刺激参数组合，结果表明只有最佳的刺激参数设置才能有效抑制癫痫（Stieve et al., 2023）。当然，这种理想闭环刺激的前提是对小脑调控作用有足够的理解。

因此，影响小脑调控治疗的主要问题是小脑刺激抑制癫痫发作的机制仍然不清楚。关于电刺激小脑抗癫痫机制的一种潜在假设是，PC激活可减少从小脑核团到丘脑的兴奋性输出，从而降低皮层兴奋性。然而，这一假设与一些观察结果相矛盾，更多的证据似乎支持另一种假设：需要增加DCN兴奋性投射的输出来发挥抑制癫痫的作用。但是，小脑核团神经元输出的增加抑制癫痫发作的机制仍然不清楚。DCN中的神经元投射到许多下游结构，包括各种丘脑核团、上丘、脑桥和髓质网状结构、蓝斑和杏仁核等，但这种广泛的连接使得揭示其抑制癫痫发作的潜在机制很困难。近年来，光遗传学研究、慢性小脑缺陷模型、认知功能研究，以及与海马振荡的电生理研究，均提示小脑投射到与大脑状态控制相关的许多区域，这可能是小脑调控治疗癫痫的基础。因此，小脑刺激的效果可能需要通过小脑的不同输出通路同时修饰多个下游靶点，从而形成的综合作用结果。同样，小脑电刺激对大脑网络活动的影响是激活和失活效应的复杂混合物，涉及受影响大脑区域下游和上游的活动变化。此外，小脑刺激可能促进一些抑制性神经递质的产生，这也可能是调控癫痫发作的另一个途径。

四、小结与展望

小脑在癫痫网络中的作用是复杂而精微的，早期小脑调控治疗的混杂结果可能是由于我们对小脑的功能仍然只是一知半解，对小脑刺激的最佳病例选择、靶点选择、刺激模式选择、刺激参数设置等关键性问题依然知之甚少。电刺激治疗癫痫产生的不同结果，与刺激靶点、刺激参数、患者选择等因素直接相关。目前对小脑神经调控在癫痫治疗中的有效性还缺乏高级别证据支持，但在一些其他疾病治疗中，应用小脑神经调控已初见成效。例如，电刺激小脑齿状核可以改善脑卒中后上肢运动障碍（图6-15）。而且我们看到，近年来，随着实验技术的不断进步，新的实验方法和设备的出现，使研究者能有更多精确手段探索小脑神经元对癫痫网络的影响，这些都有利于早日实现对小脑精准调控治疗。

目前阶段，在上述一些问题难以很快解答的情况下，新一代的精准无创性调控既能发挥治疗作用，又能借以探索小脑调控的奥秘。例如，最近小脑TMS在治疗肌张力障碍、脑卒中后运动障碍等疾病中取得了令人鼓舞的成绩（Frey et al.，2023；Koch et al.，2019）。随着更新的调控方案，如时间干涉调控、脑机接口技术等的不断进展，小脑调控的更多机制将被不断揭示，也会随之产生更多针对性的调控方法，这必将使小脑调控越来越受到重视，包括癫痫在内的更多疾病治疗将因此获益。

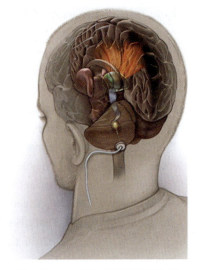

图6-15　电刺激小脑齿状核治疗
脑卒中后上肢运动障碍

［引自：Baker KB，Plow EB，Nagel S，et al. 2023. Cerebellar deep brain stimulation for chronic post-stroke motor rehabilitation：a phase I trial. Nat Med，29：2366-2374.］

（遇　涛）

参 考 文 献

Allen LA，Vos SB，Kumar R，et al. 2019. Cerebellar，limbic，and midbrain volume alterations in sudden unexpected death in epilepsy. Epilepsia，60：718-729.

Bekkelund SI，Pierre-Jerome C，Mellgren SI. 1996. Quantitative cerebral MRI in epileptic patients. Acta Neurologica Scandinavica，94：378-382.

Benagiano V，Rizzi A，Lorusso L，et al. 2018. The functional anatomy of the cerebrocerebellar circuit：a review and new concepts. The Journal of Comparative Neurology，526：769-789.

Boscolo Galazzo I，Storti SF，Barnes A，et al. 2018. Arterial spin labeling reveals disrupted brain networks and functional connectivity in drug-resistant temporal epilepsy. Frontiers in Neuroinformatics，12：101.

Bostan AC，Strick PL. 2018. The basal ganglia and the cerebellum：nodes in an integrated network. Nat Rev Neurosci，19：338-350.

Cooper IS. 1978. Cerebellar Stimulation in Man. New York：Raven Press.

Crooks R，Mitchell T，Thom M. 2000. Patterns of cerebellar atrophy in patients with chronic epilepsy：a quantitative neuropathological study. Epilepsy Research，41：63-73.

Dauth GW，Dell S，Gilman S. 1978. Alteration of purkinje cell activity from transfolial stimulation of the cerebellum in the cat. Neurology，28：654-660.

Davis R，Emmonds SE. 1992. Cerebellar stimulation for seizure control：17-year study. Stereotactic and Functional Neurosurgery，58：200-208.

Fahoum F，Lopes R，Pittau F，et al. 2012. Widespread epileptic networks in focal epilepsies：EEG-fMRI study. Epilepsia，53：1618-1627.

Frey J，Ramirez-Zamora A，Wagle Shukla A. 2023. Applications of transcranial magnetic stimulation for understanding and treating dystonia. Advances in Neurobiology，31：119-139.

Gioanni Y，Gioanni H，Mitrovic N. 1991. Seizures can be triggered by stimulating non-cortical structures in the quaking mutant mouse. Epilepsy Research，9：19-31.

Gotman J，Grova C，Bagshaw A，et al. 2005. Generalized epileptic discharges show thalamocortical activation and suspension of the default state of the brain. Proc Natl Acad Sci USA，102（42）：15236-15240.

Guo K，Wei Y，Yuan M，et al. 2020. Identifying the characteristics of brain glucose metabolism using normal F-FDG PET database in patients with temporal lobe epilepsy. Neurol Sci，41（11）：3219-3226.

Hellwig S，Gutmann V，Trimble MR，et al. 2013. Cerebellar volume is linked to cognitive function in temporal lobe epilepsy：a quantitative MRI study. Epilepsy Behav，28：156-162.

Ibdali M，Hadjivassiliou M，Grünewald RA，et al. 2021. Cerebellar degeneration in epilepsy：a systematic review. Int J Environ Res Public Health，18（2）：473.

Jiang S，Li X，Li Z，et al. 2020. Cerebello-cerebral connectivity in idiopathic generalized epilepsy. European Radiology，30：3924-3933.

King M，Hernandez-Castillo CR，Poldrack RA，et al. 2019. Functional boundaries in thehuman cerebellum revealed by a multi-domain task battery. Nat Neurosci，22：1371-1378.

Koch G，Bonnì S，Casula EP，et al. 2019. Effect of cerebellar stimulation on gait and balance recovery in patients with hemiparetic stroke：a randomized clinical trial. JAMA Neurol，76：170-178.

Kwan P，Brodie MJ. 2000. Early identification of refractory epilepsy. N Engl J Med，342：314-319.

Leifer D，Cole DG，Kowall NW. 1991. Neuropathologic asymmetries in the brain of a patient with a unilateral status epilepticus. J Neurol Sci，103：127-135.

Limperopoulos C，Chilingaryan G，Sullivan N，et al. 2014. Injury to the premature cerebellum：outcome is related to remote cortical development. Cereb Cortex, 24: 728-736.

Ma L, Liu G, Zhang P, et al. 2022. Altered cerebro-cerebellar effective connectivity in new-onset juvenile myoclonic epilepsy. Brain Sci, 12.

Niedermeyer E, Uematsu S. 1974. Electroencephalographic recordings from deep cerebellar structures in patients with uncontrolled epileptic seizures. Electroencephalography and Clinical Neurophysiology, 37: 355-365.

Piper RJ, Richardson RM, Worrell G, et al. 2022. Towards network-guided neuromodulation for epilepsy. Brain, 145: 3347-3362.

Sathyanesan A, Zhou J, Scafidi J, et al. 2019. Emerging connections between cerebellardevelopment, behaviour and complex brain disorders. Nat Rev Neurosci, 20: 298-313.

Sato K, Nakahara K, Obata K, et al. 2022. Hyperperfusion in the cerebellum lobule Ⅶb in patients with epileptic seizures. BMC Neurology, 22: 352.

Schaper F, Nordberg J, Cohen AL, et al. 2023. Mapping lesion-related epilepsy to a human brain network. JAMA Neurol, 80: 891-902.

Shields LB, Hunsaker DM, Hunsaker JC, et al. 2002. Sudden unexpected death in epilepsy: neuropathologic findings. The American Journal of Forensic Medicine and Pathology, 23: 307-314.

Siniatchkin M, Coropceanu D, Moeller F, et al. 2011. EEG-fMRI reveals activation of brainstem and thalamus in patients with Lennox-Gastaut syndrome. Epilepsia, 52: 766-774.

Soffer D, Melamed E, Assaf Y, et al. 1986. Hemispheric brain damage in unilateral status epilepticus. Annals of Neurology, 20: 737-740.

Specht U, May T, Schulz R, et al. 1997. Cerebellar atrophy and prognosis after temporal lobe resection. Journal of Neurology, Neurosurgery, and Psychiatry, 62: 501-506.

Stieve BJ, Richner TJ, Krook-Magnuson C, et al. 2023. Optimization of closed-loop electrical stimulation enables robust cerebellar-directed seizure control. Brain, 146: 91-108.

Streng ML, Krook-Magnuson E. 2020. Excitation, but not inhibition, of the fastigial nucleus provides powerful control over temporal lobe seizures. The Journal of Physiology, 598: 171-187.

ten Donkelaar HJ, Lammens M, Wesseling P, et al. 2003. Development and developmental disorders of the human cerebellum. J Neurol, 250: 1025-1036.

Van Buren JM, Wood JH, Oakley J, et al. 1978. Preliminary evaluation of cerebellar stimulation by double-blind stimulation and biological criteria in the treatment of epilepsy. J Neurosurg, 48: 407-416.

Wright GD, McLellan DL, Brice JG. 1984. A double-blind trial of chronic cerebellar stimulation in twelve patients with severe epilepsy. Journal of Neurology, Neurosurgery, and Psychiatry, 47: 769-774.

第七节　小脑深部电刺激在神经精神疾病中的应用

深部脑刺激（deep brain stimulation, DBS）是神经外科手术中的操作之一，通过立体定向方法进行精确定位，在脑内特定靶点植入刺激电极进行电刺激，从而改变相应核团兴奋性，以达到改善PD及肌张力障碍症状，控制癫痫发作，缓解疼痛，改善痴呆、精神疾病症状等的一种神经调控疗法，现已成为治疗神经外科功能性疾病的重要手段之一。虽然其基本原理和机制尚不完全清楚，但DBS是一种可控的直接改变大脑活动的方式。以DBS为代表的神经调控技术是近30年来神经科学领域最重要的进展之一（Malek，2019），

2014年法国Benabid教授和美国DeLong教授荣获"拉斯克临床医学奖"，原因是他们发现丘脑底核深部脑刺激术（subthalamic nucleus deep brain stimulation，STN-DBS）有助于控制PD患者的静止性震颤和改善运动功能。随着临床实践不断探索，神经调控技术能够治疗的疾病谱也由以PD、ET、肌张力障碍为代表的运动障碍性疾病（Krauss et al.，2021），扩展到强迫症、抑郁症、慢性疼痛、癫痫、物质依赖、肥胖、厌食症等疾病及植物人促醒等诸多领域，DBS已成为公认的运动障碍疾病和神经精神疾病的有效治疗方法（Dougherty，2018）。

DBS最常见的治疗靶点是基底神经节和丘脑结构，通过调节皮层-基底神经节环路中的节点，可以有效治疗以PD为主的运动障碍性疾病。然而，DBS对于一些特定疾病如共济失调、固定型肌张力障碍等疗效不佳。小脑是人类运动行为形成的关键组成部分。小脑的主要功能包括维持随意运动、肌肉张力、姿势和平衡的协调。因此，近年小脑逐渐成为神经系统疾病中一个潜力巨大的神经调节靶点。小脑与多个皮层和皮层下结构存在相互连接，包括M1区、辅助运动区、扣带回皮层和基底神经节，因此通过对所需神经元网络的调控可能会治疗病理性神经元振荡，从而影响运动和感觉整合（Allen and Tsukahara，1974）。小脑还被证实与许多运动障碍的病理生理学相关，如肌张力障碍（Carbon et al.，2008）、PD（Helmich et al.，2012）、左旋多巴诱导的运动障碍（Lang，2000）、ET（Shanker，2019）和PSP（Shirota et al.，2010）。有时治疗这些疾病具有挑战性，并能够严重损害患者的生活质量。综上，小脑是DBS治疗神经系统疾病有潜力的重要靶点，将成为今后研究发展的重点。本节将介绍小脑深部刺激在临床工作中的研究进展。

一、帕金森病

PD是中老年人中常见的神经退行性疾病，主要表现在黑质致密部（substa-ntia nigra pars compacta，SNpc）中的多巴胺能神经元死亡，从而产生多巴胺缺乏、多巴胺与乙酰胆碱递质水平失衡的生化改变。这种变化造成了以震颤、肌强直、动作迟缓、步态不稳和姿势平衡障碍的运动症状（Samii et al.，2004）。自20世纪60年代以来发现纹状体中多巴胺浓度显著降低，基底神经节就成为PD研究的主要靶点（Hornykiewicz，2006）。与此同时，尽管人们已经开始认识到小脑在自主运动、姿势和运动功能协调等方面的重要作用，但是小脑在PD中的影响还是常常被忽视。然而，越来越多的解剖学，病理生理学和临床证据表明，小脑作为治疗靶点可能会非常有助于PD的临床症状改善。例如，通过刺激或损伤丘脑的腹侧中间核来消除PD静止性震颤，丘脑的腹侧中间核是小脑传出神经的靶标（Benabid et al.，1991）。一项PET研究发现，PD的运动不能与小脑局部脑血流量值异常增加有关，而STN-DBS改善了运动体征，显示其与小脑的局部脑血流减少相关（Payoux et al.，2009）。大脑连接性研究证明，STN具有到纹状体的致密投射，而小脑齿状核也具有类似的投射，因此运动控制系统可能是由大脑运动皮层-小脑-基底神经节共同组成的神经网络（Bostan et al.，2018）。在皮层-基底神经节环路中，从GPi到丘脑和大脑皮层的异常输出已经涉及各种运动障碍的病理生理学基础。类似地，小脑结构的异常输出也可能导致高度集成的神经网络的功能异常。冻结步态（freezing of gait，FOG）是PD患者治疗中的重大挑战，目前的基底神经节DBS还是局限于治疗PD的主要运动症状，即震颤、僵硬、运动迟缓，而对中轴症状中的FOG效果不明显，这可能暗示了导致FOG的病理生理学改变可能位于基底神经节之外。PD-FOG患者小脑运动区和小脑上脚连通性的改变也证明了这种推测（Jung et al.，2020）。因此，针对小脑运动区与小脑上脚的神经调控可能会改善FOG的治疗效果。迄今为止，尚未开展用于评估针对FOG的小脑DBS的临床研究，但这或许是解决目前PD治疗困境的有前景的方案。

二、肌张力障碍

肌张力障碍是一种运动障碍性疾病，其特征是持续性或间歇性的肌肉收缩，导致异常的运动、姿势，这种异常通常是重复的。该病的运动特点通常呈现模式状、扭曲，并可能有震颤。肌张力障碍通常由自主动作引起或恶化，并与肌肉过度激活有关（Albanese et al.，2013）。有研究发现，小脑在肌张力障碍的发生发展中起到了重要作用，小脑输出的过度活跃似乎可以诱发肌张力障碍，一些临床病例报告指出小脑DBS治疗可以有效改善肌张力障碍（Morigaki et al.，2021；Horisawa et al.，2021；Brown et al.，2020）。由于肌张力障碍的病理生理学涉及小脑，而小脑DBS可用于调节小脑的异常输出，因此它是治疗继发性肌张力障碍的重要工具。有报告指出，小脑DBS对固定性肌张力障碍的疗效优于GPi-DBS（Tai and Tseng，2022）。小脑DBS主要采用的刺激靶点为齿状核与小脑上脚，通过对这些靶点的DBS可减少小脑对基底神经节的异常输出，减少基底神经节和大脑皮层的异常活动，改善神经异常症状，改善肌张力障碍（Teixeira et al.，2015）。而由于小脑双侧投射的存在，即使症状是单侧的，也应对双侧小脑进行电刺激。多项研究及病例报告表明，小脑DBS是治疗肌张力障碍的有效方法，而小脑齿状核及小脑上脚是目前多项临床研究中发现的最佳靶点，可以有效改善肌张力障碍的多种症状，尤其对固定性肌张力障碍，其效果优于临床常用的GPi-DBS。但是小脑DBS在改善肌张力障碍患者症状的同时，是否会引起相应的并发症，有待进一步研究。

三、特发性震颤

ET是一种被定义为"双侧上肢动作震颤"的综合征，是成人最常见的运动障碍之一，是一种遗传因素与环境因素共同作用导致的常见运动障碍（Haubenberger and Hallett，2018）。ET的症状主要表现为上肢或头部4～16 Hz的姿势性和运动性震颤，有时可累及下肢、躯干、舌等部位。有些ET患者仅表现为姿势性震颤，这可能与小脑–丘脑传出通路异常相关。上肢震颤的ET患者多双侧受累，但双侧的严重程度可以不对称。震颤在注意力集中、精神紧张、疲劳、饥饿时加重，在饮酒后可能缓解或消失。震颤可以根据其激活条件进行分类，包括静息性、体位性或运动性等（Shanker，2019）。ET源于小脑的同步振荡活动，体位性或运动性震颤与小脑的同步振荡相关（Labiano-Fontcuberta and Benito-León，2013）。DBS通常以基底神经节或丘脑结构为靶点，调节皮层–基底神经节环路的节点，以有效治疗各种运动障碍。小脑与基底神经节相似，在运动障碍的病理生理中也起着至关重要的作用。小脑深部结构，如齿状核或小脑上核，近年来被认为是运动障碍的潜在治疗靶点。研究清楚地表明，DBS靶向齿状核–红核–丘脑束的某一点，无论是在齿状核还是纤维束，都可以通过减少异常振荡活动向大脑皮层的传递来缓解震颤（Fenoy and Schiess，2017；Sasada et al.，2017；Schlaier et al.，2015）。鉴于其对小脑振荡活动的直接调节作用，小脑DBS被认为是一种针对体位性和运动性震颤的有效替代治疗法。近年来的研究表明，小脑DBS对治疗各种ET非常有效。Paraguay等（2021）报道，一名ET患者接受了小脑齿状核DBS治疗，Fahn-Tolosa-Marin震颤评分降低了48%，功能也得到了显著改善。此外，Horisawa等（2021）描述了一名VIM-DBS失败的上肢和下肢震颤患者，对其来说，齿状核和小脑上脚-DBS导致了震颤症状的显著改善。在这2例病例中，分别选取齿状核和齿状核+小脑上脚，小脑DBS后震颤改善分别为48%和100%。作为小脑半球的输出结构和齿状核–红核–丘脑束的起点，齿状核和小脑上脚被认为可能是DBS治疗体位性或运动性震颤的良好替代靶点（Middlebrooks et al.，2022）。未来需要进一步的研究来更好地了解小脑DBS治疗原发性震颤的可能机制、靶点、手术方法和编程参数等。

四、癫　　痫

癫痫是最常见的神经系统疾病之一，是大脑神经元突发性异常放电，导致短暂的大脑功能障碍的一种慢性疾病。影响着全世界超过7000万人，其特点是具有持久易感性，并能由此引发许多神经生物学、认知和心理社会问题（Thijs et al.，2019）。中国最新流行病学资料显示，国内癫痫的总体患病率为7.0‰，年发病率为28.8/10万，1年内有发作的活动性癫痫患病率为4.6‰。据此估计中国有900万左右的癫痫患者，其中500万～600万是活动性癫痫患者，同时每年新增加癫痫患者约40万，在中国癫痫已经成为神经科仅次于头痛的第二大常见病（Ding et al.，2021）。癫痫发作的临床表现复杂多样，可表现为发作性运动、感觉、自主神经、意识及精神障碍。在癫痫患者中约30%会因抗癫痫药物治疗无效而发展为难治性癫痫，目前对于难治性癫痫主流的治疗方法为外科手术切除癫痫灶。然而由于难治性癫痫患者多病灶、易复发的特点，且术后可能会出现不可逆转的脑功能损害，因此难治性癫痫的治疗是一个具有挑战性的问题。在20世纪50年代就有研究人员发现小脑的神经电活动可以影响大脑结构的痫样放电，因此研究者猜想，同样的病理生理过程是否发生在小脑部分。解剖学显示，PC由小脑皮层投射出来，并在小脑核上神经元上形成抑制性突触，从而影响DCN向丘脑发放神经冲动，影响丘脑神经元的兴奋性（Erickson-Davis et al.，2010）。动物实验表明，相比于刺激大脑半球，刺激小脑蚓体和中上皮层表面更能有效抑制大脑的痫样放电（Ellis and Stevens，2008）。Cooper等1976年首次将小脑DBS用于治疗难治性癫痫，研究结果显示67%的患者癫痫发作减少50%以上，且刺激小脑前叶的效果好于刺激后叶（Levy and Auchterlonie，1979）。研究者随后进行了长期随访，其研究结果显示10～180Hz的刺激，使85%患者的症状较前得到缓解（Davis and Emmonds，1992）。Velasco等（2005）在对接受手术患者的6个月随访中发现，在刺激器关闭状态下，癫痫发作没有减少。而在刺激器开启状态下，与基线相比，他们的平均发作减少了41%。虽然小脑DBS在癫痫治疗方面应用很早，但是对其治疗效果的探究存在不同的结果。在一项由12名难治性癫痫患者构成的双盲试验中，患者在接受小脑DBS手术6个月后癫痫发作频率并没有减少（Wright et al.，1984）。目前用小脑DBS治疗难治性癫痫还很少，尚需大规模的临床试验和高等级的循证医学证据证明其疗效与安全性。

五、遗传性脊髓小脑性共济失调

SCA是一种遗传异质性的常染色体显性遗传性疾病（Klockgether et al.，2019），包括40多种不同的亚型，是所有共济失调中最常见的疾病。临床表现包括步态不稳，肢体摇晃；平衡障碍；构音障碍，发音含糊不清；眼球运动障碍等。该病属于神经退行性疾病，随病程延长症状逐渐加重，目前尚无有效的治疗药物，因此治疗以肢体运动康复为主，但其疗效有限。由于小脑与重要的大脑皮层和皮层下结构（如M1区、辅助运动区和基底神经节）有许多纤维束联系，因此通过齿状核调节这些不同的神经网络可以修复病理神经元振荡，从而影响运动和感觉整合功能（Franca et al.，2018）。Cury等（2019a）研究发现，小脑深部和浅表（非侵入性）刺激通过作用于小脑–皮层可塑性能够促进小脑或皮层卒中患者的步态和平衡能力恢复（Cury et al.，2019a）。而Benussi等（2015）报道，小脑的tDCS可短暂改善包括SCA在内的神经退行性共济失调患者的症状。目前仅有一个小型人类队列研究了小脑DBS治疗SCA的安全性和有效性，研究发现5名患者中有4名在小脑深部刺激后共济失调严重程度有所改善。通常在PD患者中，DBS需要采用高频刺激，患者运动症状才能达到最佳改善程度，但是在SCA患者中30 Hz的电刺激被发现是改善共济失调症状的最佳频率，而超过100 Hz的频率则会导致共济失调症状恶化（Cury et al.，2019b）。小脑DBS治疗SCA仍处于起步阶段，刺激靶点和参数在动物研究中有很大不同（Benussi et al.，2023），仅有一个小队列的共济失调患者接受了这种干预措施。未来需要在更多的共济失调患者中，最好是在相同的病因下，进一步研究其安全性和有效性，以得出更有说服力的结论。

（章文斌　邱　畅　董文文）

参 考 文 献

Albanese A，Bhatia K，Bressman SB，et al. 2013. Phenomenology and classification of dystonia：a consensus update. Movement Disorders：Official Journal of the Movement Disorder Society，28：863-873.

Allen，GI，Tsukahara，N. 1974. Cerebrocerebellar communication systems. Physiological Reviews，54：957-1006.

Benabid AL，Pollak P，Gervason C，et al. 1991. Long-term suppression of tremor by chronic stimulation of the ventral intermediate thalamic nucleus. Lancet（London，England），337：403-406.

Benussi A，Batsikadze G，Franca C，et al. 2023. The Therapeutic potential of non-invasive and invasive cerebellar stimulation techniques in hereditary ataxias. Cells，12（8）：1193.

Benussi A，Koch G，Cotelli M，et al. 2015. Cerebellar transcranial direct current stimulation in patients with ataxia：a double-blind，randomized，sham-controlled study. Mov Disord，30：1701-1705.

Bostan AC，Strick PL. 2018. The basal ganglia and the cerebellum：nodes in an integrated network. Nat Rev

Neurosci, 19（6）: 338-350.

Brown EG, Bledsoe IO, Luthra, NS, et al. 2020. Cerebellar deep brain stimulation for acquired hemidystonia. Movement Disorders Clinical Practice, 7: 188-193.

Carbon M, Ghilardi, MF, Argyelan M, et al. 2008. Increased cerebellar activation during sequence learning in DYT1 carriers: an equiperformance study. Brain, 131: 146-154.

Cury RG, Franca C, Barbosa ER, et al. 2019a. Dentate nucleus stimulation in a patient with cerebellar ataxia and tremor after cerebellar stroke: a long-term follow-up. Parkinsonism Relat Disord, 60: 173-175.

Cury RG, Franca C, Silva V, et al. 2019b. Effects of dentate nucleus stimulation in spinocerebellar ataxia type 3. Parkinsonism Relat Disord, 69: 91-93.

Davis R, Emmonds SE. 1992. Cerebellar stimulation for seizure control: 17-year study. Stereotactic and Functional Neurosurgery, 58: 200-208.

Ding D, Zhou D, Sander JW, et al. 2021. Epilepsy in China: major progress in the past two decades. Lancet Neurol, 20（4）: 316-326.

Dougherty DD. 2018. Deep brain stimulation: clinical applications. Psychiatr Clin North Am, 41: 385-394.

Ellis TL, Stevens A. 2008. Deep brain stimulation for medically refractory epilepsy. Neurosurgical Focus, 25: E11.

Erickson-Davis CR, Faust PL, Vonsattel JPG, et al. 2010. "Hairy baskets" associated with degenerative Purkinje cell changes in essential tremor. J Neuropathol Exp Neurol, 69（3）: 262-271.

Fenoy AJ, Schiess MC. 2017. Deep brain stimulation of the dentato-rubro-thalamic tract: outcomes of direct targeting for tremor. Neuromodulation, 20（5）: 429-436.

Franca C, De Andrade DC, Teixeira MJ, et al. 2018. Effects of cerebellar neuromodulation in movement disorders: a systematic review. Brain Stimul, 11: 249-260.

Haubenberger D, Hallett M. 2018. Essential tremor. The New England Journal of Medicine, 378: 1802-1810.

Helmich RC, Hallett M, Deuschl G, et al. 2012. Cerebral causes and consequences of Parkinsonian resting tremor: a tale of two circuits? Brain, 135: 3206-3226.

Horisawa S, Kohara K, Nonaka T, et al. 2021. Case report: deep cerebellar stimulation for tremor and dystonia. Frontiers in Neurology, 12: 642904.

Hornykiewicz O. 2006. The discovery of dopamine deficiency in the parkinsonian brain. Journal of Neural Transmission Supplementum, （70）: 9-15.

Jung JH, Kim BH, Chung SJ, et al. 2020. Motor cerebellar connectivity and future development of freezing of gait in *de novo* Parkinson's disease. Mov Disord, 35（12）: 2240-2249.

Klockgether T, Mariotti C, Paulson HL. 2019. Spinocerebellar ataxia. Nat Rev Dis Primers, 5: 24.

Krauss JK, Lipsman N, Aziz T, et al. 2021. Technology of deep brain stimulation: current status and future directions. Nat Rev Neurol, 17: 75-87.

Labiano-Fontcuberta A, Benito-León J. 2013. Essential tremor: update. Medicina Clinica, 140: 128-133.

Lang AE. 2000. Surgery for levodopa-induced dyskinesias. Annals of Neurology, 47（Suppl 4）: S193e9.

Levy LF, Auchterlonie WC. 1979. Chronic cerebellar stimulation in the treatment of epilepsy. Epilepsia, 20: 235-245.

Malek N. 2019. Deep brain stimulation in Parkinson's disease. Neurology India, 67: 968-978.

Middlebrooks EH, Okromelidze L, Carter RE, et al. 2022. Directed stimulation of the dentato-rubro-thalamic tract for deep brain stimulation in essential tremor: a blinded clinical trial. The Neuroradiology Journal, 35: 203-212.

Morigaki R, Miyamoto R, Matsuda T, et al. 2021. Dystonia and cerebellum: from bench to bedside. Life

（Basel），11（8）：776.

Paraguay IB，França C，Duarte KP，et al. 2021. Dentate nucleus stimulation for essential tremor. Parkinsonism & Related Disorders，82：121-122.

Payoux P，Remy P，Miloudi M，et al. 2009. Contrasting changes in cortical activation induced by acute high-frequency stimulation within the globus pallidus in Parkinson's disease. J Cereb Blood Flow Metab，29（2）：235-243.

Samii A，Nutt JG，Ransom BR. 2004. Parkinson's disease. Lancet（London，England），363：1783-1793.

Sasada S，Agari T，Sasaki T，et al. 2017. Efficacy of fiber tractography in the stereotactic surgery of the thalamus for patients with essential tremor. Neurologia Medico-chirurgica，57：392-401.

Schlaier J，Anthofer J，Steib K，et al. 2015. Deep brain stimulation for essential tremor：targeting the dentato-rubro-thalamic tract? Neuromodulation，18：105-112.

Shanker V. 2019. Essential tremor：diagnosis and management. BMJ，366：l4485.

Shirota Y，Hamada M，Hanajima R，et al. 2010. Cerebellar dysfunction in progressive supranuclear palsy：a transcranial magnetic stimulation study. Mov Disord，25（14）：2413-2419.

Tai CH，Tseng SH. 2022. Cerebellar deep brain stimulation for movement disorders. Neurobiology of Disease，175：105899.

Teixeira MJ，Cury RG，Galhardoni R，et al. 2015. Deep brain stimulation of the dentate nucleus improves cerebellar ataxia after cerebellar stroke. Neurology，85：2075-2076.

Thijs RD，Surges R，O'brien TJ，et al. 2019. Epilepsy in adults. Lancet，393：689-701.

Velasco F，Carrillo-Ruiz JD，Brito F，et al.2005. Double-blind，randomized controlled pilot study of bilateral cerebellar stimulation for treatment of intractable motor seizures. Epilepsia，46：1071-1081.

Wright GD，Mclellan DL，Brice JG. 1984. A double-blind trial of chronic cerebellar stimulation in twelve patients with severe epilepsy. J Neurol Neurosurg Psychiatry，47（8）：769-774.

第八节　小脑与强化学习记忆

强化学习是人工智能研究的内容之一，关注智能体（动物或计算机）通过与环境互动和评估反馈所获得的经验来提高系统做出决策的能力。这种方法受到行为心理学的启发，正如斯金纳的强化理论指出，学习是一个反应概率不断变化的过程，通过正面或负面强化，可以增强反应发生的概率。那么，在最基本的层面上，能够调节强化学习记忆的神经系统必须能够获得外部环境或者内部环境的感官信息，选择要执行的行为，并且能够提供关于行为是否成功的评价性反馈。小脑可以接收来自大脑、脊髓的感觉输入，并将感觉、运动信息传递给脊髓或向运动皮层投射。近年来，关于小脑与非运动区的投射逐渐明确，如小脑齿状核-丘脑-前额叶皮层、小脑-纹状体等（Schmahmann et al.，2019）。本节将讨论小脑作为强化学习记忆组成部分的证据及小脑调控对强化记忆的作用。

一、强化与强化学习理论概述

强化概念的提出来源于行为学家斯金纳，他提出当个体做出行为反应之后给予强化物

（刺激）或撤销强化物，会导致个体发生行为反应的概率发生变化。给予或撤销刺激物引起的行为反应概率增加分别称为正强化、负强化。

强化学习是在人工智能、神经科学和认知科学的思想交汇处发展起来的，其核心思想是最大化地获取奖励。强化学习是一个学习框架，通过与环境的互动，在智能体感知该环境状态的情况下，改进决策并根据其行动获得一个奖励/惩罚信号，而这些行动也会改变该环境的状态（Swain et al.，2011）。如图 6-16 所示，环境当前的状态记作 S_t（station，S），动作 A_t（action，A）指智能体在给定时间点的行为方式，S_{t+1} 指智能体做出反馈之后在 $t+1$ 时刻的新状态，新状态下环境产生的奖惩信息记为 R_{t+1}（reward，R）。在经过与环境反复交互、试错、迭代之后让智能体达到最大化累积奖励。

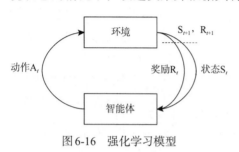

图 6-16　强化学习模型

试错和延迟回报是强化学习的两个核心特点，一方面智能体通过试错的方法来获得最佳策略，另一方面智能体在做出行动之后才接收到奖励信号。以人作类比，奖励信息类似于快乐或痛苦体验（高奖励或低奖励），属于直接意义上的反馈。事实上，虽然实际的奖励信号起主要作用，但智能体对奖励的预测也是要素之一。

与强化学习对应的心理学学习理论主要研究动物在受控的实验中学习的特点，如巴甫洛夫的经典条件反射及斯金纳的操作性条件反射理论。随着心理学研究的进展，强化学习也不再局限于单纯的理论问题，而是聚焦到了认知处理的各个方面。学习是指人或动物通过神经系统接收外界环境信息而影响自身行为的过程，包含了感知、注意、记忆等多个认知过程。其中记忆是指对获得的信息进行编码、存储、提取的神经活动过程，包含动机、奖励等信息的读取，这与学习过程密切相关。记忆的生物学基础是突触生物物理和生物化学的改变，称之为记忆痕迹。记忆痕迹形成包含散在神经元被特定的学习经历激活，继而发生长时程突触修饰，最终介导编码记忆的表达（Thompson，2005）。长时程兴奋和长时程抑制是突触可塑性的两种存在形式，对学习过程及各种生命活动的调节起着至关重要的作用（Humeau and Choquet，2019）。正如机器学习领域的强化学习一样，通过神经递质（如多巴胺、γ-氨基丁酸等）对突触可塑性进行调节及对神经网络进行调节，是人脑实现学习算法的一种机制。

二、小脑与强化学习记忆

（一）小脑的解剖与联系

小脑由于允许传入系统整合运动或者非运动信息，经常被比作神经元机器。一个神经系统成为强化媒介的先决条件是能够以直接或者通过与其他脑区连接的方式接收外界感官环境或内部状态信息。小脑能够接收来自脊髓及额叶、顶叶、颞叶、枕叶皮层的感觉输入，并将感觉运动信息传递给红核、间脑、脊髓或通过丘脑外侧向运动皮层投射。通过病毒示踪标记可以发现小脑齿状核向大脑皮层非运动区的投射，如齿状核–丘脑–前额叶皮层、小脑腹侧-前额叶/后顶叶及小脑-纹状体环路。这些解剖学研究表明小脑接收生物体受到刺激以后的感觉及情感信息（Strick et al.，2009）。

小脑内部的主要细胞类型是浦肯野细胞（PC），其树突垂直于小脑的长轴排列。PC接受来自平行纤维（PF）和攀缘纤维（CF）的输入。脑桥核发出的轴突被称为苔藓纤维（MF），它们上升到中间层的颗粒细胞（GC）。GC轴突随后上升到分子层，分叉形成PF。PF垂直于PC树突树的平面。一个给定的PC接受许多PF的输入，但一个给定的PF最多只与一个给定的PC树突产生两个突触，因此被认为是细胞的弱输入。CF起源于脑干下橄榄核，包裹着PC的近端树突和胞体（轴突侧支也通向深部核），形成数百个突触连接。虽然一个给定的PC只从一个CF接受输入，但由于这种广泛的连通性，它被认为是一个非常有效的细胞激动器。正是通过特定小叶中PC的这种强烈兴奋与选择形成特定的骨骼运动。与PC的所有其他连接（包括星形细胞、篮状细胞和高尔基细胞）都是抑制性的，PC的输出也是抑制性的。PC在整合所有信息后向小脑深部核团（DCN）发出信号。小脑皮层的最外侧区域投射到齿状区，中间区域投射到间位核，中线区域投射到顶核。

（二）记忆的分类及相关脑结构

1. 多重记忆系统理论　多重记忆系统理论（multiple memory systems theory，MMS理论）也被称为古典记忆系统理论（Ferbinteanu，2019），认为人脑存储信息的基础是独立、平行活动的模块，每个模块具有不同的属性和处理方式，如图6-17所示。

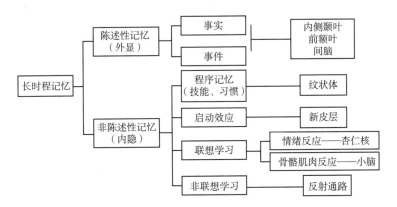

图6-17　记忆的分类及相关脑结构：内侧颞叶模型

MMS理论源于许多分离性的研究：1953年9月1日，康涅狄格州哈特福德医院的年轻神经科患者亨利·莫莱森接受了双侧内侧颞叶的手术切除，以控制癫痫，醒来后（几乎）他的癫痫被治愈了，但患有严重的失忆症并持续余生。1957年，威廉·斯考维尔和布伦达·米尔纳关于莫莱森的案例报告促使了数百项研究延伸多年，进而导致了MMS理论和第一个记忆结构模型——内侧颞叶记忆系统的形成。这些研究表明局限性脑区受损会导致选择性的记忆缺陷。

然而记忆系统并不总是可分离的，记忆系统之间存在复杂的相互作用，一些脑区在不同的记忆模块中是共享的，如内嗅皮层向海马和杏仁体这两个不同记忆模块的核心结构提供信息。记忆动态网络模型为记忆系统的发展提供了一条可能的道路。

2. 经典条件反射模型 最早关于小脑对学习记忆的贡献是在1942年Brogden等通过经典条件反射研究发现的。通过摇铃或者灯光刺激（条件刺激）与小脑皮层电极的远距离刺激（非条件刺激）进行配对训练，实验动物可以在训练过程中达到100%的预期反应，表明当与条件刺激配对时，小脑电刺激足以发生经典条件反射。2000年以后Thompson等对小脑在经典条件反射中的作用做了总结，并提出了经典条件反射模型，其中小脑对于建立具有厌恶性非条件刺激的经典条件反射是充分且必要的。关于条件刺激的信息，包括物理信息和产生背景（如情感状态），从前额传递到脑桥核，再经过MF将这些信息传递到小脑皮层的GC层，继而经过GC轴突（PF）会聚到PC和DCN。关于非条件刺激的感知信息从大脑前部传递到下橄榄核，随后经CF上行至PC和DCN，下橄榄核和对PC的选择反映了要执行的反应，也标志着记忆痕迹最有可能产生的地方。

联想学习指将思想和经验联结起来的各种学习，经典条件反射是联想学习的一种主要形式，是学习刺激和强化物（stimulus-reinforcer）之间联系的神经基础，对形成的反射施加强化物会巩固反射，反之反射会逐渐消退。

3. 进化累积模型 与既往模块化的记忆系统不同，Murray等在2016年提出记忆进化累积模型，强调记忆系统在进化过程的不同时间点逐渐发展起来，每个新系统都赋予对环境更强的适应性，皮层区的特化是一种表象，不能反映认知心理加工过程。他提出从旧到新的7个记忆系统（图6-18），其中强化系统包括基底神经节、杏仁核和小脑的记忆环路，以表示刺激、反应和结果之间的联系，是进化上最古老的系统，与所有其他记忆系统的功能紧密相连。其他晚期记忆系统并非独立地从头开始构建的，而是与先前存在的记忆系统集成在一起，并增强了原有记忆系统的功能。

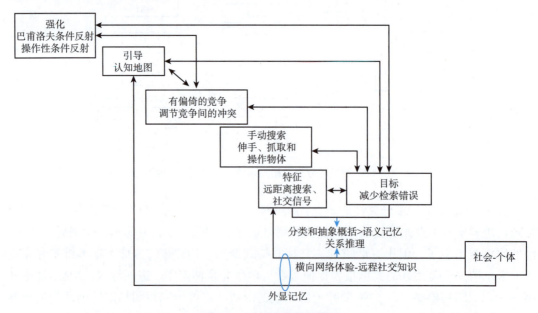

图6-18 记忆进化累积模型

[引自：Ferbinteanu J. 2019. Memory systems 2018: towards a new paradigm. Neurobiol Learn Mem，157：61-78.]

（三）小脑中外侧与强化学习的神经关联

既往关于强化学习的研究主要集中在基底神经节和前额叶皮层，但小脑也已经明确是强化学习网络中关键的调节点（Taylor and Ivry，2014）。

Sendhilnathan等（2020）在*Neuron*上撰文，报道在奖赏驱动的学习过程中，并非大脑区域，而是中外侧小脑区的PC在其简单峰电位中携带强化学习有关的误差信号，并在整个试验过程中共同保持着对最新决策的记忆（图6-19）。

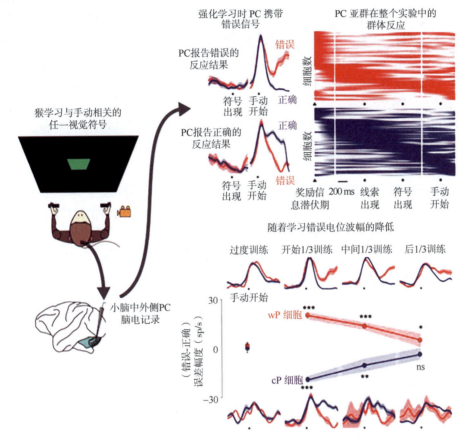

图6-19　小脑中外侧区浦肯野细胞（PC）在其简单峰电位中携带强化学习有关的误差信号

wP细胞：报告错误结果的浦肯野细胞；cP细胞：报告正确结果的浦肯野细胞；ns：无显著性

〔引自：Sendhilnathan N，Semework M，Goldberg ME，et al. 2020. Neural correlates of reinforcement learning in mid-lateral cerebellum. Neuron，106：188-198.e5.〕

该研究在开始训练试验时，猴每只手抓一根木条。然后，研究者向猴展示了两种视觉线索。一个符号表示猴放开左边的木条，另一个符号表示猴放开右边的木条。实验设计用一滴果汁奖励猴，让它们松开与那个符号相关的手。在正式试验中，猴被呈现了以往未见过的两个线索中的一个。而经过50～70次试验，猴逐渐学会了哪个符号与哪只手有关。在这种强化学习的整个过程中，小脑中外侧PC的脑电活动情况被实时监测。

作者分析了小脑PC的活动记录，发现小脑中外侧PC的简单尖波响应可以报告动物最新决策的结果，这种PC活动的反应发生在学习过程中而不是在猴学会了这种关联时，并且不会伴随着其他感觉运动参数的变化，如手部运动、舔或眼球运动等。在群体水平上，PC在整个试验过程中保持着对最新决策的记忆：开始时这种错误的尖波反应电位高尖；随着猴逐渐学习，尖波放电电位降低；随着猴学会了这一联系，这种与奖励相关的误差信号的幅值接近零。

Sendhilnathan等（2020）发现，PC简单尖波活动携带着猴最近一次任务成功或失败的信息。小脑中外侧一个亚群体表现出对提示正确反应后的高活性；另一个亚群在一次失败的尝试后表现出高活性。这些信号在试验结束后几百毫秒出现，并持续到下一次试验结束。因此，它们似乎提供了一种工作记忆，可以使一个试验的结果指导下一个行为选择。同时，该研究发现只有在学习了一套新的线索反应关联时，关于先前试验结果的信息才会出现在小脑中。对于已掌握的线索，猴的PC并不产生简单尖波响应。该研究表明，小脑中外侧与强化学习的大脑神经关联，并将奖赏驱动的强化学习记忆与错误驱动的小脑调控联系在一起。

除PC外，通过橄榄核动作电位的记录发现橄榄核的活动在训练中相对稳定，并且随着训练逐渐降低，但在错误或者适应不良的配对刺激中，橄榄核动作电位活性有所恢复，体现了小脑在检测中发挥的作用（Sendhilnathan et al.，2020）。通过联合声音条件刺激和吹气非条件刺激训练兔子发现下橄榄核的破坏会逐渐消除习得反应；电刺激下橄榄核或CF替代外周非条件刺激可以产生正常经典条件反射，并且有相似的学习效率，这表明下橄榄核可能是强化信号输入来源。如今，通过可逆失活的方法来定位记忆痕迹，可以明确发现记忆痕迹在于小脑，并在海马结构中存在更高阶的记忆痕迹特征，更明确了小脑及其相关环路是形成强化学习的神经基础。

小脑皮层在强化学习行为中的作用至关重要。小脑血氧水平依赖（BOLD）的反应与奖励预测误差相关，局灶性小脑病变的患者在目标对象与奖励的联想学习中表现困难。在小脑环路中特别是在涉及小脑皮层、基底神经节和大脑皮层之间相互作用的目标导向的学习任务中，可以观察到与奖励有关的信号。通过双光子钙成像、Neuropixels探针记录PC活动，可以发现一系列奖励突发事件，包括奖励预期、交付、大小和遗漏的信号映射到小脑微区（Kostadinov et al.，2019）。在学习过程中追踪相同的GC发现奖励遗漏反应随着学习进展不断增强，GC可能参与预测非感觉运动的编码。

（四）小脑参与调控强化学习记忆的相关机制

宏观上，学习和记忆是一大群多种功能类型神经元形成的连接网络。微观上，记忆是单个突触效能的改变，突触效能的核心机制——长时程增强（LTP）和长时程减弱（LTD）。来自小脑的长时程减弱效应是最早发现的LTD，当代表操作错误信号通过CF来到PC时，长时程抑制启动，推测LTD在运动性学习中起着不断纠正操作错误的重要作用。小脑长期突触可塑性最初被认为仅以LTD或LTP的形式发生在PF-PC突触之间，但现在已知突触可塑性分布在GC层、分子层和小脑深部核，涉及兴奋性和抑制性突触传递及神经元内在兴奋性（Mapelli et al.，2015）。这些不同形式的可塑性最终会影响三类主要神经元——GC、PC和深部核细胞，它们充当整合兴奋性和抑制性可塑性的节点。

小脑众多形式的可塑性可能由内在和外在机制协调，内在机制包括局部生化级联和抑制环路，外在机制包括振荡和神经调节系统（D'Angelo，2014）。

1. 内在生化联级　GC的NO系统：GC是NMDA受体激活后在树突和PF末端产生NO的神经元。MF-GC的LTP需要GC层释放NO，而PF分子层释放NO导致突触前LTP，增强突触后LTD。NO也负责异质突触的可塑性。因此，NO释放可能在MF和突触前PF-PC突触发挥协同调节作用，导致LTP，增强选定的传输通道。

2. PC中的钙控制系统　PC中的钙依赖于几种调节机制，并控制多种形式的可塑性。基本上，所有引起PC强烈兴奋的因素，包括强烈的PF和CF活动，导致强烈的钙升高抑制AMPA受体（突触后表达LTD）和增强GABA-A受体（抑制性LTP），因此降低PC的整体反应性。PF和分子层中间神经活性释放的NO有利于突触后LTD的表达。相反，弱钙升高增强AMPA受体（突触后表达LTP），增强PC固有兴奋性，从而全面提高PC的反应性。总的来说，NO通过协调LTP可能会加强沿选定的MF通道的传输，而PC中的钙控制系统可能会重新调整PC的反应性，提高信噪比。

3. 神经振荡调节　重复暴发是产生LTP和LTD的必要条件：长时间的高频暴发诱发LTP，而短时间的低频暴发诱发LTD。即使在PF-PC突触之间，NO也是以短阵暴发形式产生，从而有效调节突触前后LTP和LTD（Bouvier et al.，2016）。在某些行为状态（如主动运动和认知）及睡眠期间的θ暴发模式，通过皮层–小脑投射从丘脑皮层系统传递到小脑。GC层本身在θ频率共振，并积极放大传入的θ暴发模式，产生相干的θ频率振荡。GC暴发通过PF最终传输到PC，PC也被从下橄榄核传递低频信号的CF激活。CF已被证明起同步PC亚群的作用，并且PF和CF低频振荡的重合被提出通过共振放大特定的PC反应。这种机制可能有效地选择了CF与PF相交的PC亚群，并促进了其突触的可塑性。值得注意的是，突触前表达的LTP和LTD是由θ暴发模式产生的。此外，突触前表达的LTP和LTD由CF促进，其活动需要在约200 ms的时间窗内与PF配对，持续时间与θ周期一致。通过这种方式，PC突触的可塑性可以通过突触和神经元间的θ暴发周期来协调（Locatelli et al.，2021）。

4. 神经调节剂　各种神经调节剂（去甲肾上腺素、5-羟色胺、乙酰胆碱、多巴胺）可能在控制小脑LTP和LTD中起关键作用（Lerner et al.，2021）。考虑到它们在小脑皮层和核内的广泛分布，这些系统在控制学习发生的时间和方式方面具有非凡的潜力。这种机制将小脑学习与大脑的一般功能状态联系起来：5-羟色胺传递责任信号，去甲肾上腺素传递错误相关信号，乙酰胆碱传递成功信号，多巴胺传递奖励信号。已有研究表明，乙酰胆碱可以改变小脑可塑性，其他神经调节剂的影响需要进一步研究。

综上所述，所有这些神经元除了自身激活之外，还通过前馈和抑制性反馈控制通过环路的信息流，其中LTP和LTD可以协同作用。对个体突触可塑性的体外研究对于证明它们的存在和机制至关重要，但对体内网络功能的影响无法达成一致性观点。

三、小脑调控在强化学习中的应用

在过去的30年里，测量和调节小脑活动及其与其他大脑区域的连接已成为临床神经科学的一个新兴研究课题。小脑调控增强健康个体某些运动和认知任务的表现，激发了人们在调节小脑疾病患者的小脑活动和神经网络连接方面不断做出尝试。

1. 药物调控 小脑LTD由PC表现出来，并受到各种神经递质的调节。参与LTD最常见的神经递质是谷氨酸，作用于α-氨基-3-羟基-5-甲基-4-异噁唑丙酸受体（alpha-amino-3-hydroxy-5-methyl-4-isoxazole-propionic acid receptor，AMPAR）和N-甲基-D-天冬氨酸受体（N-methyl-D-aspartate receptor，NMDAR）。这种内在的可塑性是基于细胞内钙离子信号和蛋白激酶C（protein kinase C，PKC）通路实现的。脂多糖（lipopolysaccharide，LPS）是一种常见的内毒素，通过注射LPS的大鼠慢性神经炎症模型，可以减少NMDAR和AMPAR依赖性LTD，并导致记忆障碍。也有报道表明海马LTD损害空间记忆的巩固，而美金刚调节NMDAR功能可以挽救海马LTD并改善大鼠空间学习记忆。但小脑LTD的作用及其细胞基础仍不十分明确。

NR2A是NMDAR的一个亚单位，通过正常大鼠与糖尿病认知障碍大鼠的对比发现（Deng et al.，2019），NR2A蛋白在糖尿病大鼠的小脑中降低，并可能与认知缺陷及抑郁症状相关。GluR2是AMPAR的亚基，同样在小脑LTD诱导中起重要作用。上述因素在糖尿病认知障碍大鼠中水平下调，通过药物天麻素治疗后呈升高趋势。天麻素是一种酚类糖苷，化学上称为4-羟基苯基-β-d-吡喃葡萄糖苷，是天麻的主要活性成分，可以穿过血脑屏障并在小脑中检测到。有趣的是，小脑中天麻素的浓度高于中枢神经系统的其他脑区域。该研究提示小脑LTD通路的损伤可能是由AMPAR和NMDAR水平下调引起的，天麻素可以通过提高其蛋白质表达水平、保护PC并保留小脑LTD途径来改善运动学习和记忆缺陷。以NMDAR、GABA、GluR等信号通路为靶点，研发调节兴奋-抑制平衡的药物，仍需要对相关机制进行更广泛深入的研究。

2. 非侵入性刺激 tDCS是一种新兴的电神经刺激技术，通过NMDA、GABA、BDNF和钙依赖性机制调节M1区皮层可塑性，也可以诱导小脑兴奋性的变化，越来越多地用于健康受试者和选定的患者群体。

精神病学领域的研究表明，情绪障碍可能源于异常的强化学习过程。具体来说，抑郁症患者认为消极事件比积极事件更具信息性，导致消极结果的学习率更高。在强化学习任务中，通常以背外侧前额叶为刺激靶点，提高学习率。Overman等（2023）在健康人群中进行了一项真假tDCS的交叉双盲试验，以背外侧前额叶为刺激靶点，通过归纳偏置学习任务，比较对输赢（奖励或惩罚）结果的选择百分比波动来比较学习率。通常情况下，由于选择结果关联之间的不稳定性，参与者会迅速更新对两种结果的预测，即具有高学习率，同时对胜利的学习率高于对失败的学习率。研究结果显示任务执行期间的前额叶tDCS可以提高奖励学习率，任务期间执行tDCS参与者的学习率高于在任务之前给予刺激时的学习率（Overman et al.，2023）。

由于小脑中神经元的高密度，其特殊的解剖结构及其与大脑运动和关联区域的弥散连接，正在成为小脑-大脑网络神经调节的主要目标之一，已被证明tDCS可以增加小脑兴奋性并改善运动适应任务中的学习。当然，目前仍缺乏小脑与强化学习相关的双盲、假对照和交叉实验设计的大型试验。

综上所述，小脑在塑造认知处理方面尤其在强化学习方面起着关键作用，不同记忆系统之间相互作用的神经网络乃至细胞、分子水平的机制仍需未来进一步研究。小脑作为新兴的小脑-大脑网络神经调节目标，未来还需要通过更多的临床试验探索。

（田敏捷　王荧荧　石静萍）

参 考 文 献

Bouvier G，Higgins D，Spolidoro M，et al. 2016. Burst-dependent bidirectional plasticity in the cerebellum is driven by presynaptic NMDA receptors. Cell Rep，15：104-116.

D'Angelo E. 2014. The organization of plasticity in the cerebellar cortex：from synapses to control. Prog Brain Res，210：31-58.

Deng CK，Mu ZH，Miao YH，et al. 2019. Gastrodin ameliorates motor learning deficits through preserving cerebellar long-term depression pathways in diabetic rats. Front Neurosci，13：1239.

Ferbinteanu J. 2019. Memory systems 2018—towards a new paradigm. Neurobiol Learn Mem，157：61-78.

Humeau Y，Choquet D. 2019. The next generation of approaches to investigate the link between synaptic plasticity and learning. Nat Neurosci，22：1536-1543.

Kostadinov D，Beau M，Blanco-Pozo M，et al. 2019. Predictive and reactive reward signals conveyed by climbing fiber inputs to cerebellar Purkinje cells. Nat Neurosci，22：950-962.

Kostadinov D，Häusser M. 2022. Reward signals in the cerebellum：origins，targets，and functional implications. Neuron，110：1290-1303.

Lerner TN，Holloway AL，Seiler JL. 2021. Dopamine，updated：reward prediction error and beyond. Curr Opin Neurobiol，67：123-130.

Locatelli F，Soda T，Montagna I，et al. 2021. Calcium channel-dependent induction of long-term synaptic plasticity at excitatory golgi cell synapses of cerebellum. J Neurosci，41：3307-3319.

Mapelli L，Pagani M，Garrido JA，et al. 2015. Integrated plasticity at inhibitory and excitatory synapses in the cerebellar circuit. Front Cell Neurosci，9：169.

Overman MJ，Sarrazin V，Browning M，et al. 2023. Stimulating human prefrontal cortex increases reward learning. NeuroImage，271：120029.

Schmahmann JD，Guell X，Stoodley CJ，et al. 2019. The Theory and neuroscience of cerebellar cognition. Annu Rev Neurosci，42：337-364.

Sendhilnathan N，Semework M，Goldberg ME，et al. 2020. Neural correlates of reinforcement learning in mid-lateral cerebellum. Neuron，106：188-198.e5.

Strick PL，Dum RP，Fiez JA. 2009. Cerebellum and nonmotor function. Annu Rev Neurosci，32：413-434.

Swain RA，Kerr AL，Thompson RF. 2011. The cerebellum：a neural system for the study of reinforcement learning. Front Behav Neurosci，5：8.

Taylor JA，Ivry RB. 2014. Cerebellar and prefrontal cortex contributions to adaptation，strategies，and reinforcement learning. Prog Brain Res，210：217-253.

Thompson RF. 2005. In search of memory traces. Annual Review of Psychology，56：1-23.

第九节　小脑调控对注意力的影响

近年研究表明，小脑在认知功能，特别是注意力调控方面也发挥着重要作用。Stoodley 和 Schmahmann 于 2009 年的研究全面概述了小脑在认知功能中的作用，确立了其与涉及注意力和执行功能的皮层区域的连接。这项研究强调了小脑如何影响注意力网络的效率，表明小脑区域的功能障碍可能导致注意力缺陷，这在多种神经和精神疾病中普遍存在，如注意缺陷多动障碍（ADHD）和孤独症谱系障碍（ASD）。这种小脑完整性与注意力之间的关联引发了对增强认知功能的新型干预的思考。

我们对健康受试者进行1周的双侧小脑间歇性θ暴发刺激（intermittent theta burst stimulation，iTBS），结果显示能够显著提升多任务注意力表现，并对大脑活动产生显著影响，尤其是在睁眼阶段。多次刺激相较于单次或少数几次刺激，对于改善注意力表现至关重要。iTBS还诱导了大脑皮层的可塑性变化，包括功率谱密度的增强、α波段网络特性的显著变化及顶枕区功能连接的增强。这些变化与注意力表现的改善密切相关，并可能作为评估多任务注意力潜力的生物标志物。此外，研究还首次报道了小脑iTBS在额叶区诱导的远程效应，以及增强的功能连接将不同脑区跨半球连接起来的现象。这些发现为理解小脑iTBS对注意力的影响及其潜在机制提供了重要见解，并为未来的康复治疗提供了参考。下面介绍作者实验室的相关研究工作。

一、小脑调控的实验设计

下文将阐述用于小脑调控的经颅磁刺激方案（小脑iTBS）、实验范式设计及静息态脑电采集和预处理流程。

（一）小脑间歇性θ暴发刺激

实验采用直径70 mm、"8"字形线圈TMS刺激器（MagPro X100，丹麦），最大输出为6 T。iTBS的刺激强度为静息运动阈值（resting motor threshold，RMT）的80%，其中RMT定义为在第一背侧骨间肌测试中，在10次测试中最少有5次能够引起幅度超过50 μV的MEP所需的最小刺激强度。在RMT估计阶段，受试者保持双手放松，刺激线圈置于惯用手的手掌区域。

在刺激开始前，首先需要使用MRI确定小脑刺激的靶位。使用3.0 T扫描仪对每个受试者进行三维T_1加权扫描。所有受试者被要求在采集过程中保持静止并闭眼。根据每个受试者的MRI扫描确定他们小脑Crus Ⅱ小叶的位置。在刺激阶段，首先根据位置坐标将TMS线圈置于受试者的左侧小脑Crus Ⅱ小叶。每次刺激由三个50 Hz脉冲组成，间隔为200 ms。每2 s的刺激后休息8 s，总脉冲数为600。随后，将TMS线圈重新定位于右小脑Crus Ⅱ小叶，并重复相同的刺激方案。控制组使用视觉和听觉上相同的线圈进行假刺激。详细的刺激靶位和模式如图6-20所示。

（二）实验范式设计

本研究招募了16名健康的受试者［12名男性和4名女性，年龄为（22.7±1.4）岁］。所有受试者被随机、平均分配到控制组和刺激组。在为期1周的实验中，每位受试者在每天都接受双侧小脑iTBS或假刺激并完成多任务注意力训练。训练在受试者接受刺激后约2 min开始，并在30 min内完成，以利用iTBS诱导的皮层兴奋性窗口。

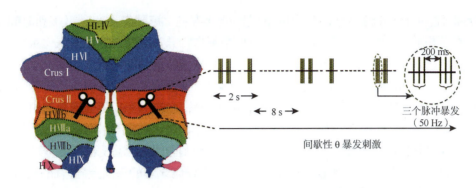

图6-20 小脑Crus Ⅱ小叶刺激靶位和经颅磁刺激模式

每位受试者都在一个安静的房间训练。在训练中，左侧屏幕上会出现一个随机字母。当受试者看到字母A、S或D时，他们需要在键盘上点击相应的按钮。同时，右侧屏幕会出现一个随机数。当显示的数字≤6时，受试者需要按下"6"的按钮。受试者有2000 ms的时间做出反应。错误的点击和反应不及时将被视为错误。训练分数为左右手的平均准确率。整个训练持续10 min。总试次数取决于每位受试者的反应时间。实验范式设计如图6-21所示。

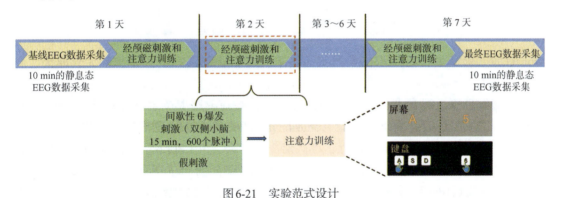

图6-21 实验范式设计

（三）脑电采集和预处理

实验所采用的脑电设备是64通道Neuracle系统。电极按照国际10-10标准定位。在实验期间，所有电极的阻抗均保持在10 kΩ以下。受试者被要求在数据采集期间避免移动，并分别保持睁眼和闭眼各5 min。脑电数据以250 Hz进行采样，并应用带通（1～50 Hz）和陷波滤波器（50 Hz）以避免干扰。

使用EEGLAB v2023.0在MATLAB R2022a上对EEG数据进行预处理。首先进行全局重参考以消除全局伪影。然后使用扩展的infomax算法进行独立成分分析（ICA），并使用ICLable自动标记和去除与通道噪声、线路噪声、眼动和肌肉伪影相关的成分。

二、小脑调控对注意力任务的影响

采用双因素重复测量的方差分析（repeated measured ANOVA，rmANOVA）来研究小脑 iTBS 对注意力任务的影响，其中两个因素分别为组（控制组、刺激组）和时间（1～7天）。在分析前，需要使用箱线图法对所有的数据进行异常值检（Sim et al.，2005）。若发现有异常值，则使用缩尾法将异常值替换为该组数据中的最大值或第二小的值（Kwak and Kim，2017）。如果 rmANOVA 的球形度假设被破坏，需要使用吉塞–格林豪斯（Geisser-Greenhouse）方法对结果进行矫正（Muller and Barton，1989）。采用 Tukey 法对事后多重比较进行矫正（Nanda et al.，2021）。

在替换异常值后，rmANOVA 的结果显示了组和时间的主效应显著。时间×组的交互作用接近显著。此外，多重比较发现第1天、第2天没有显著的组间差异，而第3～7天存在显著的组间差异。多重比较结果如图 6-22 所示。

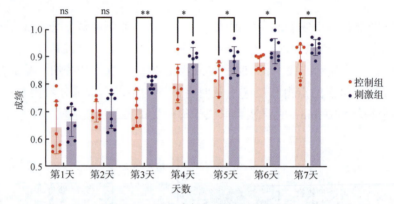

图 6-22　7天的多任务注意力表现成绩

研究发现刺激组在接受三次 iTBS 后才与控制组在成绩上产生显著差异。这也表明，仅进行一次或两次小脑 iTBS 并不能显著提高受试者的多任务表现。这与先前的研究一致。例如，有研究者对健康受试者进行了单次前额叶 iTBS，并在刺激后测试他们的注意力表现变化（包括 backward、3-back、Stroop 和汉诺塔实验）（Viejo-Sobera et al.，2017）。然而，他们发现任何一项任务都没有显著改善。还有研究者对健康受试者的前额叶皮层使用了不同强度的 iTBS。但他们发现与对照组相比，刺激组在 2-back 或 3-back 的表现均无显著提高（Chung et al.，2018）。

结合本研究和之前的研究结论，可以得出：小脑调控可以有效提高注意力表现，但是其对注意力任务的增强作用可能与刺激次数有潜在的关系。对于一些简单的认知任务，单次刺激就可以显著提高任务表现；而对于一些复杂的认知任务，受试者可能需要接受多次刺激（超过3次或4次）才能提高表现。

三、小脑调控与功能脑网络

小脑调控对注意力任务表现的提升源自其对大脑尤其是功能脑网络的调节。因此，下文将从功能脑网络的构建、网络属性分析、网络属性与注意力任务表现的相关性及脑网络差异分析这四个方面进行阐述。

（一）功能脑网络的构建

1. 振幅包络相关　在计算功能脑网络时，高密度脑电会产生容积传导的问题，进而产生虚假的功能连接（van den Broek et al.，1998）。振幅包络相关（amplitude envelope correlation，AEC）计算不同脑区信号幅度包络之间的线性相关性，而正交化的 AEC 通过信号正交化可以减少降低容积传导带来的影响（Pellegrino et al.，2018）。对于从两个电极采集的两个信号 $s_1(t)$ 和 $s_2(t)$，首先通过希尔伯特变换得到解析信号 $x(t)$ 和 $y(t)$。然后，对信号 $x(t)$ 和 $y(t)$ 进行正交化，表示为

$$y_0(t) = \text{imag}\left(y(t) \frac{x(t)^*}{|x(t)|} \right)$$

其中，$y_0(t)$ 是 $y(t)$ 和 $x(t)$ 正交后的结果，*代表复共轭。最后，AEC 被计算 $\ln|y_0(t)|$ 和 $\ln|x(t)|$ 之间的皮尔逊相关，表示为

$$\text{AEC} = \text{PC}(\ln|y_0(t)|, \ln|x(t)|)$$

在本研究中，在 α 波段（8～12 Hz）构建基于 AEC 的功能脑网络。

2. 锁相值　锁相值（phase locking value，PLV）通常用于计算不同脑区之间神经活动的相位同步性（Lowet et al.，2016）。对于两个信号 $s_1(t)$ 和 $s_2(t)$，PLV 表示为

$$\text{PLV} = \left| \frac{1}{N} \sum_{t-1}^{N} \text{e}^{i(\varphi_1(t)-\varphi_2(t))} \right|$$

其中，N 是时间点的数量，$\varphi_1(t)$ 和 $\varphi_2(t)$ 是 $s_1(t)$ 和 $s_2(t)$ 在 t 时刻的瞬时相位。PLV 的范围为 [0, 1]。PLV=0 表示两个脑区之间没有任何同步性，PLV=1 表示两个脑区完全同步。

先前的研究表明，iTBS 会对 γ 波段的相位同步产生影响（Pellegrino et al.，2024）。因此，本研究在 γ 波段（30～100 Hz）构建基于 PLV 的功能脑网络。

（二）网络属性分析

使用 4 个网络属性来定量测量大脑功能连接，包括聚类系数（clustering coefficient，Cc）、全局效率（global efficiency，Ge）、局部效率（local efficiency，Le）和特征路径长度（characteristic path length，L）（Tian et al.，2013）。使用大脑连接工具箱（brain connectivity toolbox，BCT），基于 AEC 功能脑网络计算这些属性（Xia et al.，2013）。网络属性的结果如图 6-23 所示。

在闭眼阶段，未发现显著的主效应或交互效应。多重比较也未显示显著的组内或组间差异。然而在睁眼阶段，在 4 个网络属性上观察到显著的时间×组的交互效应。多重比较也显示了显著的组间差异。

在 4 种网络属性中，聚类系数衡量节点聚集程度和对扰动的鲁棒性（Achard et al.，2006），特征路径长度表示网络整合远距离区域间信息的能力（Lovejoy and Louch，2003），全局效率和局部效率代表脑网络的传输效率（Yin et al.，2017）。通常，健康受试者的脑网络表现出较高的聚类系数、全局效率和局部效率，以及较低的特征路径长度（Achard and Bullmore，2007；Bassett and Bullmore，2006）。在闭眼阶段，刺激组和控制组

之间没有显著的组间差异。这也表明小脑iTBS调控对受试者的闭眼静息态没有显著影响。而在睁眼阶段，全局效率和局部效率的增加意味着脑网络传输效率的提高，聚类系数的增加和特征路径长度表明节点聚集程度更高，信息传输距离更短。这表明小脑调控有效地提升了受试者在睁眼阶段的大脑信息处理能力。

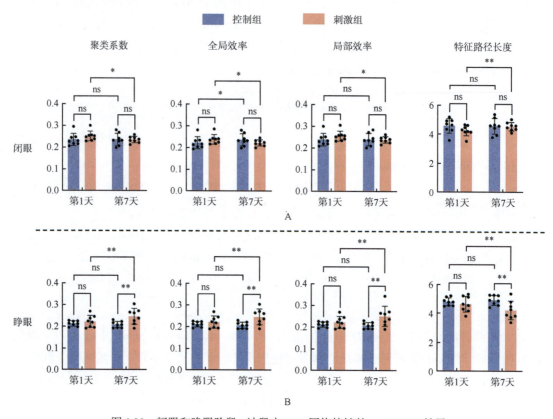

图6-23　闭眼和睁眼阶段α波段内AEC网络特性的rmANOVA结果

针对小脑调控对闭眼和睁眼阶段产生的效果截然不同这一现象，这里给出一个合理的解释：闭眼和睁眼代表不同的心理活动状态。闭眼与想象和感官活动相关，而睁眼与外显注意力和眼球运动相关（Marx et al.，2003）。在本研究中，受试者在刺激后接受了注意力训练，正对应外显注意力和眼球运动。因此，小脑调控在睁眼阶段引起了脑网络的显著变化。

（三）网络属性与注意力任务表现的相关性

考虑到本实验样本量较小，使用Spearman相关计算AEC网络属性变化与注意力任务表现提高之间的相关性。其中，Δ聚类系数、Δ全局效率、Δ局部效率、Δ特征路径长度、Δ成绩都是使用第7天的值减去第1天的值来计算。相关性结果如图6-24所示。控制组无论是在睁眼还是闭眼阶段，网络属性与成绩的相关性都不显著。而刺激组在睁眼阶段表现出显著且较高的相关性，这表明iTBS受试者的注意力表现改善可以反映在睁眼阶段AEC网络属性的变化中，并且睁眼阶段网络属性变化越多，注意力表现的改善就越多。

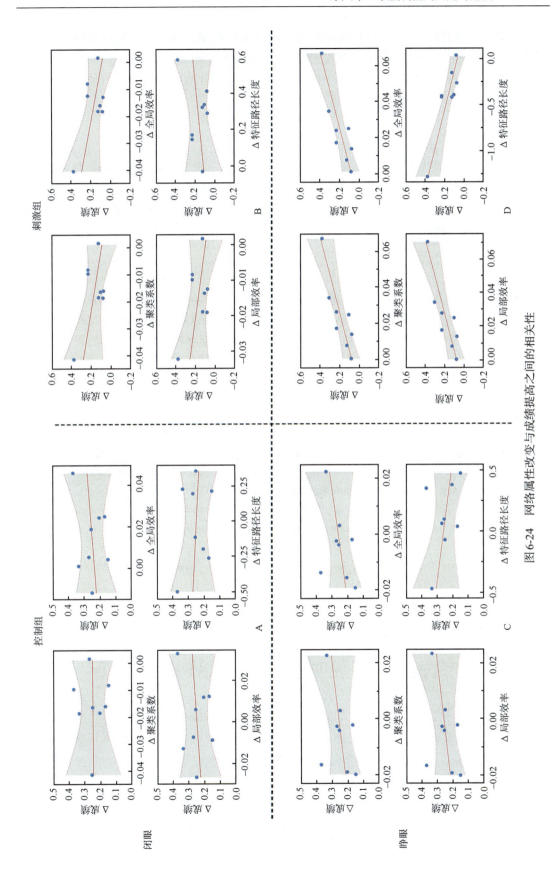

图6-24　网络属性改变与成绩提高之间的相关性

因此，小脑iTBS调节了与睁眼阶段相对应的大脑网络，并产生了网络属性与训练表现之间的相关性。并且，网络属性变化越大，表现改善越高。因此，小脑iTBS调节了与睁眼阶段相对应的大脑网络，并产生了网络属性，利用AEC网络特性可能有助于评估iTBS对增强注意力和指导患者注意力康复治疗的有效性。

（四）脑网络差异分析

采用基于网络的统计（network based statistic，NBS）来识别刺激组和控制组之间的功能连接差异（Tan et al.，2023）。NBS是一种统计分析技术，用于检测大规模功能连接网络之间的差异。通过控制多重比较的错误率，NBS可以识别重要的子网络，并且比传统分析方法更适合高维数据（Zalesky et al.，2010）。研究使用了基于Matlab的NBS工具箱，其提供在https：//www.nitrc.org/projects/nbs。

在上文中，研究发现小脑iTBS对睁眼状态下的脑网络有显著影响，因此下文仅研究在睁眼状态下，AEC和PLV功能脑网络的组间差异。如图6-25和图6-26所示，在AEC的功能脑网络上，增强的功能连接主要集中在顶枕区，并伴有少量额叶和枕叶之间的长距离连接。对于PLV的功能脑网络，功能连接的增强主要为额叶和顶枕叶之间的长距离功能连接。

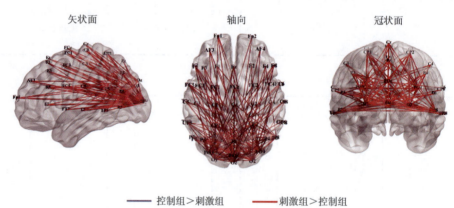

图6-25　控制组和刺激组在AEC功能脑网络上的差异

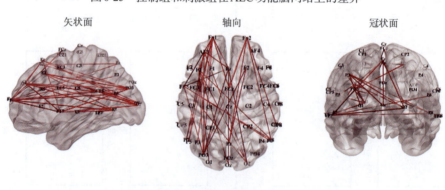

图6-26　控制组和刺激组在PLV功能脑网络上的差异

在AEC中，顶枕区密集的功能连接表明大脑皮层倾向于通过增加高度聚集的短程功能连接来降低传输成本。此外，一些增强的长程功能连接（连接额叶和枕叶区域）也意味着大脑试图通过一些长距离连接来优化远距离脑区的信息整合。

在PLV脑网络中，同样存在连接额叶和顶枕区域的长距离功能连接，这进一步证明了小脑调控增强了大脑对远距离脑区的信息整合能力。此外，增强的PLV也表明小脑调控增强了γ波段的神经同步性。最后，无论是AEC还是PLV脑网络，增强的功能连接都均匀分布在两个半球之间，没有出现明显的偏侧化现象，表明小脑调控不会对受试者产生不良影响。

四、小脑调控与功率谱密度

（一）小脑调控对功率谱密度的影响

采用Welch方法计算静息态脑电的功率谱密度（power spectrum density，PSD），频率范围为1～50 Hz。对于刺激组和控制组，分别计算了所有受试者每个脑电通道的平均功率谱密度，如图6-27所示。在睁眼阶段，iTBS受试者的大脑活动在6～12 Hz明显高于控制组。此外，双因素方差分析也在睁眼阶段发现了θ和α波段的显著交互效应。而在闭眼阶段，无论在哪个波段，均没有发现显著的主效应或交互效应。

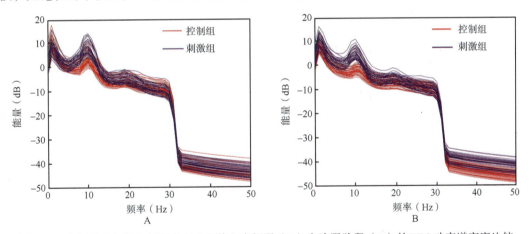

图6-27　控制组（红线）与刺激组（蓝线）在闭眼（A）和睁眼阶段（B）的EEG功率谱密度比较

（二）小脑调控诱导神经可塑性的证据

从上文静息态功率谱密度的对比中可以发现，在睁眼阶段，α波段峰值频率向左发生了偏移。图6-28为枕叶区域在4～13 Hz的功率谱密度局部放大图。

α的峰值频率又称个体α频率（individual alpha frequency，IAF）。针对IAF的偏移现象已经提出了两种假设：经颅磁刺激夹带了脑震荡（Di Gregorio et al.，2022）或经颅磁刺激通过可塑性机制诱导突触变化（Gordon et al.，2022）。夹带脑震荡是指内在脑活动对外部刺激（如电、磁或音乐）在时间上对齐。不同的经颅磁刺激方案可以诱导更慢或更快的

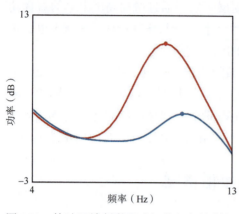

图 6-28 枕叶区域刺激组（红线）与控制组（蓝线）的 α 功率谱密度的局部放大图

α 频率，表现为 IAF 左移或右移。本研究采用了 5 Hz 的 iTBS，该频率低于 α 波段的 8～12 Hz。因此，iTBS 会夹带大脑震荡并诱导枕叶区域的 IAF 向左偏移。然而，这种夹带效应通常是短期的，在刺激后仅持续几百毫秒（Thut et al.，2017；Veniero et al.，2015）。相反，本研究中的静息态脑电是在刺激后 24 h 采集的，所以观察到的 IAF 左移现象比之前研究中的持续时间长得多。因此，本研究提出：5 Hz 小脑 iTBS 会夹带大脑震荡并使 IAF 向左偏移，而连续 1 周的小脑刺激会诱导神经可塑性并将这种短期效应转化为长期可塑性变化。

五、小脑调控对大脑内在兴奋性的影响

兴奋-抑制（E/I）平衡是大脑内在兴奋性重要的决定因素之一。在本研究中，为了全面评估小脑调控引起的内在兴奋性变化，采用 4 种不同的 E/I 平衡估计方法：①功率谱非周期分量的指数（1/f 指数）（Gerster et al.，2022；Waschke et al.，2021）；②去趋势波动分析指数（Van Nifterick et al.，2023）；③样本熵（Waschke et al.，2019）；④γ 波段功率（Grent-'t-Jong et al.，2018）。下面具体阐述每种方法。

1/f 指数：最近一项研究通过侵入式脑电揭示了 1/f 指数可以作为估计 E/I 平衡的指标（Gao et al.，2017）。许多研究都支持这一观点。例如，睡眠（Leemburg et al.，2018）和麻醉（Colombo et al.，2019）的实验表明，这两种情况下的 1/f 指数高于清醒状态，这表明较高的 1/f 指数对应于较低的内在兴奋性。近年 Donoghue 等（2020）提出了"FOOOF"算法，该算法对周期分量进行建模并将其从功率谱中减去，然后从非周期分量中计算 1/f 指数。在本研究中，采用 Brainstorm 工具箱中提供的 FOOOF/specparam 实现，频率范围为 10～40 Hz。

去趋势波动分析指数：去趋势波动分析是一种缩放分析方法，用于估计噪声信号的长距离时间相关指数。Nifterick 等提出将去趋势波动分析指数作为 E/I 平衡的估计量，并证明了其对阿尔茨海默病患者的 E/I 变化十分敏感。此外，该指数越高，内在兴奋性越高。本研究使用了 Nifterick 等提供的代码（https：//github.com/annevannifterick/fEI_in_AD）来计算 α 波段中的 DFA 指数。

样本熵：Waschke 等近年的研究表明，样本熵可以作为估计 E/I 平衡的生物标志物，该值越高，内在兴奋性越低。本研究使用了如网址中代码（https：//github.com/nhammerla/sampleEntropy）来计算样本熵。

γ 波段功率：该指标由 Grent 等引入并验证。他们发现分裂症患者的内在兴奋性增加与 γ 波段（64～90 Hz）功率增加相关。本研究使用 Brainstorm 工具箱中的 Welch 方法计算了 γ 波段功率，其中窗口长度为 1 s，窗口重叠率为 50%。

4种不同的兴奋抑制平衡估计见图6-29。

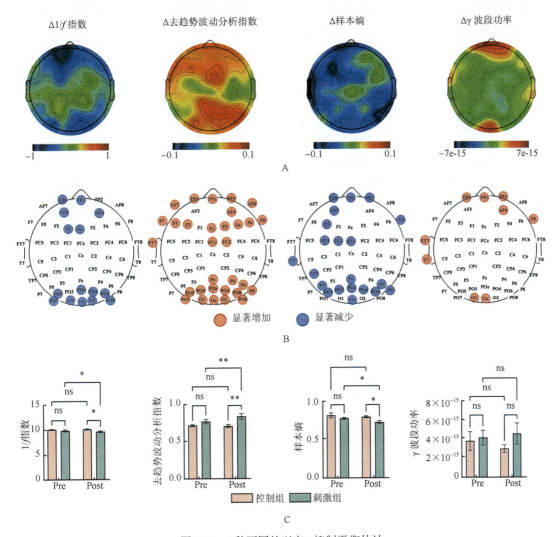

图6-29　4种不同的兴奋-抑制平衡估计

A. 4种算法的皮层功率变化；B. 4种算法全脑通道的拓扑改变；C. 控制组和磁刺激组干预前（Pre）后（Post）4种算法功率改变的比较

对于1/f指数，脑拓扑图显示，该指数在大脑的大多数区域均有所下降，尤其在枕叶和额叶区域。rmANOVA显示出显著的时间×组交互效应。由于1/f指数与内在兴奋性呈负相关，因此1/f指数的结果表明受试者在接受小脑调控后内在兴奋性增加。

去趋势波动分析指数主要在枕叶和额叶区域显著增加，顶叶（Pz、P4、P6、P8）、中央（FCz、FC2）和左颞叶（FT7）区域也有所增加。rmANOVA显示出显著的时间×组交互作用效应。鉴于内在兴奋性与DFA指数呈正相关，结果表明小脑调控后内在兴奋性增加。

样本熵在整个大脑持续明显下降。rmANOVA发现了显著的iTBS主效应，没有时间主效应和交互效应。考虑到SampEn与内在兴奋性呈负相关，结果进一步表明小脑调控后内在兴奋性增加。

γ波段功率的拓扑图显示其仅在少数通道中增加，包括AFz、FP1、FP2、AF4、F8（额叶）、FT7、T7（左颞叶）、Oz、O1（枕叶）。γ波段功率与内在兴奋性成正比，也反映了内在兴奋性增加。

综合以上4种E/I平衡估计方法，可以发现小脑调控会增加大脑的内在兴奋性。同时，这种增加的内在兴奋性具有远端效应，即刺激点位（顶枕区）和远端（额叶）都观察到内在兴奋性增加，这也是本研究的一个重要发现。

六、小 结

本节从小脑调控的实验设计出发，分别介绍了1周的双侧小脑iTBS对注意力任务、大脑功能连接、功率谱密度、大脑内在兴奋性的影响。此外，研究发现AEC网络属性可以作为衡量注意力任务提升的生物标志物，并给出了1周小脑调控诱导神经可塑性的证据。

（赵志文　刘美良　尹奎英）

参 考 文 献

Achard S，Bullmore E. 2007. Efficiency and cost of economical brain functional networks. PLoS Computational Biology，3（2）：e17.

Achard S，Salvador R，Whitcher B，et al. 2006. A resilient，low-frequency，small-world human brain functional network with highly connected association cortical hubs. Journal of Neuroscience，26（1）：63-72.

Bassett DS，Bullmore ED. 2006. Small-world brain networks. The Neuroscientist，12（6）：512-523.

Chung SW，Rogasch NC，Hoy KE，et al. 2018. Impact of different intensities of intermittent theta burst stimulation on the cortical properties during TMS - EEG and working memory performance. Human Brain Mapping，39（2）：783-802.

Colombo MA，Napolitani M，Boly M，et al. 2019. The spectral exponent of the resting EEG indexes the presence of consciousness during unresponsiveness induced by propofol，xenon，and ketamine. NeuroImage，189：631-644.

Di Gregorio F，Trajkovic J，Roperti C，et al. 2022. Tuning alpha rhythms to shape conscious visual perception. Current Biology，32（5）：988-998. e6.

Donoghue T，Haller M，Peterson EJ，et al. 2020. Parameterizing neural power spectra into periodic and aperiodic components. Nature Neuroscience，23（12）：1655-1665.

Gao R，Peterson EJ，Voytek B. 2017. Inferring synaptic excitation/inhibition balance from field potentials. Neuroimage，158：70-78.

Gerster M，Waterstraat G，Litvak V，et al. 2022. Separating neural oscillations from aperiodic 1/f activity：challenges and recommendations. Neuroinformatics，20（4）：991-1012.

Gordon PC，Belardinelli P，Stenroos M，et al. 2022. Prefrontal theta phase-dependent rTMS-induced plasticity of cortical and behavioral responses in human cortex. Brain Stimulation，15（2）：391-402.

Grent-'t-Jong T，Gross J，Goense J，et al. 2018. Resting-state gamma-band power alterations in schizophrenia reveal E/I-balance abnormalities across illness-stages. eLife，7：e37799.

Kwak SK，Kim JH. 2017. Statistical data preparation：management of missing values and outliers. Korean Journal of Anesthesiology，70（4）：407-411.

Leemburg S, Gao B, Cam E, et al. 2018. Power spectrum slope and motor function recovery after focal cerebral ischemia in the rat. Sleep, 41（10）.

Lovejoy WS, Loch CH. 2003. Minimal and maximal characteristic path lengths in connected sociomatrices. Social Networks, 25（4）: 333-347.

Lowet E, Roberts MJ, Bonizzi P, et al. 2016. Quantifying neural oscillatory synchronization: a comparison between spectral coherence and phase-locking value approaches. PLoS One, 11（1）: e0146443.

Marx E, Stephan T, Nolte A, et al. 2003. Eye closure in darkness animates sensory systems. Neuroimage, 19（3）: 924-934.

Muller KE, Barton CN. 1989. Approximate power for repeated-measures ANOVA lacking sphericity. Journal of the American Statistical Association, 84（406）: 549-555.

Nanda A, Mohapatra BB, Mahapatra APK, et al. 2021. Multiple comparison test by Tukey's honestly significant difference（HSD）: do the confident level control type I error. International Journal of Statistics and Applied Mathematics, 6（1）: 59-65.

Pellegrino G, Mecarelli O, Pulitano P, et al. 2018. Eslicarbazepine acetate modulates EEG activity and connectivity in focal epilepsy. Frontiers in Neurology, 9: 1054.

Pellegrino G, Schuler AL, Cai Z, et al. 2024. Assessing cortical excitability with electroencephalography: a pilot study with EEG-iTBS. Brain Stimulation, 17（2）: 176-183.

Sim CH, Gan FF, Chang TC. 2005. Outlier labeling with boxplot procedures. Journal of the American Statistical Association, 100（470）: 642-652.

Tan B, Liao Q, Xu P, et al. 2023. Selective enhancement of frontal-posterior functional connectivity by anodal tDCS over the right posterior parietal cortex during temporal attention. IEEE Journal of Biomedical and Health Informatics, 27（7）: 3666-3676.

Thut G, Bergmann TO, Fröhlich F, et al. 2017. Guiding transcranial brain stimulation by EEG/MEG to interact with ongoing brain activity and associated functions: a position paper. Clinical Neurophysiology, 128（5）: 843-857.

Tian Y, Ma W, Tian C, et al. 2013. Brain oscillations and electroencephalography scalp networks during tempo perception. Neuroscience Bulletin, 29: 731-736.

van den Broek SP, Reinders F, Donderwinkel M, et al. 1998. Volume conduction effects in EEG and MEG. Electroencephalography and Clinical Neurophysiology, 106（6）: 522-534.

Van Nifterick AM, Mulder D, Duineveld DJ, et al. 2023. Resting-state oscillations reveal disturbed excitation–inhibition ratio in Alzheimer's disease patients. Scientific Reports, 13（1）: 7419.

Veniero D, Vossen A, Gross J, et al. 2015. Lasting EEG/MEG aftereffects of rhythmic transcranial brain stimulation: level of control over oscillatory network activity. Frontiers in Cellular Neuroscience, 9: 477.

Viejo-Sobera R, Redolar-Ripoll D, Boixadós M, et al. 2017. Impact of prefrontal theta burst stimulation on clinical neuropsychological tasks. Frontiers in Neuroscience, 11: 462.

Waschke L, Donoghue T, Fiedler L, et al. 2021. Modality-specific tracking of attention and sensory statistics in the human electrophysiological spectral exponent. eLife, 10: e70068.

Waschke L, Tune S, Obleser J. 2019. Local cortical desynchronization and pupil-linked arousal differentially shape brain states for optimal sensory performance. eLife, 8: e51501.

Xia M, Wang J, He Y. 2013. BrainNet viewer: a network visualization tool for human brain connectomics. PLoS One, 2013, 8（7）: e68910.

Yin Z, Li J, Zhang Y, et al. 2017. Functional brain network analysis of schizophrenic patients with positive and negative syndrome based on mutual information of EEG time series. Biomedical Signal Processing and

Control, 31：331-338.

Zalesky A，Fornito A，Bullmore ET. 2010. Network-based statistic：identifying differences in brain networks. Neuroimage，53（4）：1197-1207.

第十节　小脑在认知领域的研究及相关进展

一、背景介绍

人脑从上到下分为大脑、小脑和脑干。大脑约重1.4 kg，约相当于体重的2%，是人类最高级的中枢神经系统。小脑体积仅占全脑体积的10%，却拥有大脑几倍的神经元数量。早年人们对小脑的研究一直集中在控制运动功能、维持躯体姿势平衡方面（纪蒙和胡文立，2008）。近年来，随着解剖学、神经影像学、临床神经心理学的进步，人们逐渐认识到小脑在认知和学习方面起到重要作用，认知功能包括工作记忆功能、语言功能、情绪、空间认知功能（空间加工、空间记忆）和时间认知功能（时间感知、时间处理）等（Peng and Chen，2015）。

小脑可分为中间的蚓部和两侧的小脑半球。按功能分区可将小脑分为10个小叶，前叶由小叶Ⅰ至小叶Ⅴ组成，小叶Ⅵ到Ⅸ构成后叶，小叶Ⅹ及部分蚓部构成绒球小结。不同的功能分区可能与不同的高级认知功能相关，如视觉空间处理与小叶Ⅵ和Ⅶ有关。小脑影响认知功能的基础是"大脑–小脑环路"，即大脑与小脑间广泛的纤维联系。大脑前联络皮层（前额叶、顶叶后部、优势侧颞叶、旁纹状区、海马旁回及扣带区）发出纤维束分布于脑桥，形成皮层脑桥束，经小脑中脚传至小脑后叶形成"大脑–脑桥–小脑"投射（Marien et al.，2014；Stoodley et al.，2009，2012）。

小脑认知相关研究发现，小脑体积与认知功能密切相关，蚓部的体积缩小与认知、表达语言、粗体及精细运动之间存在非常显著的关系。右半球的体积缩小与认知、表达语言和运动技能的总体缺陷有关（Bolduc et al.，2012）。在针对小脑梗死病例进行的分析中发现患者不能正常学习动词，也不能发现及时改正自己的动词错误（Fiez et al.，1992）；小脑与学习相关研究发现，小脑活动在学习前后有明显变化，小脑的两个区域与额叶的多个区域激活，并随着练习激活的体积和强度逐渐降低。其中一项动作学习研究证实，动作学习过程中，小脑激活及激活面积的减少与动作错误的减少高度相关，且激活变化的区域位于左侧小脑半球，此外，右侧小脑半球和前蚓部的激活与受试者能力和完成速度有关。在一组对动词任务反复练习的研究中发现，随着练习时受试者反应显著降低，同时左侧前额叶和右侧小脑表现出激活明显减弱的趋势（纪蒙和胡文立，2008）。

采用神经电生理检测手段，如事件相关电位（event related potential，ERP）技术可以获取大脑的活动信息，用于研究小脑的认知机制（郑慧等，2020）。ERP是一种研究认知加工时间过程的有效工具，它可以毫秒级精度描述不同的认知加工时间进程及其脑区分布（Gu and Zhang，2017）。ERP多数是由神经元活动的突触后电位累加得到的微弱电压，是一种重要的诱发电位，可以通过刺激或反应锁时的叠加平均得到（Nowparast et al.，

2016）。而一个ERP成分是一些电位变化的集合，它们与一个实验变量或多个实验变量的组合之间具有某种功能性的关联，可以通过振幅、极性、潜伏期及总体头皮分布进行简单的描述（Donchin et al.，1978）。具体量化ERP可以通过定义一个测量窗，在该时间窗内寻找最大正值点或最大负值点，该点的电压值为振幅，该时刻点为潜伏期。目前已有研究表明晚期正电位、P300等ERP成分与小脑认知相关（郑慧等，2020）。其中晚期正电位与情绪加工过程有关，在中央 – 顶区达到最大，不同于早期ERP成分，晚期正电位在刺激呈现几百毫秒后出现，持续几秒钟。小脑是情绪相关的一个关键区域，因而情绪、小脑和晚期正电位三者间存在必然的联系（Lupo et al.，2015；Wang et al.，2017）。而P300的幅值主要反映任务相关性的注意力资源数量，与背外侧前额叶代谢活动相关，P300的潜伏期与刺激评估时间密切相关（Wada et al.，2019）。在疾病研究中小脑是SCA的主要病理部位，已有研究表明患者组P300潜伏期明显比对照组长，而波幅与对照组无显著差异，且MMSE评分和MOCA评分与P300潜伏期呈负相关，表明P300在一定程度上能反映认知功能损害的程度（刘卓等，2015）。与认知相关的还有与错误反应有紧密锁时关系的错误相关电位，然而目前针对该ERP成分与小脑相关的研究较少，下面介绍笔者实验室的相关研究。

二、基于小脑靶点的错误相关电位再认识

当个体在执行具有时间紧迫感的任务并出现错误反应后，在其头皮会记录到一个错误相关电位（ErrP）（Gehring et al.，1993）。将正确和错误试次ERP成分进行比较，可以发现在额叶和中央区电极位置存在一个负向波动。研究表明，ErrP在特定任务条件下产生。当受试者被要求尽快做出反应时（如按键反应任务），响应型ErrP就会发生（Vocat et al.，2008）。反馈型ErrP发生在受试者根据任务反馈意识到错误的情况（Lopez-Larraz et al.，2010）。当受试者与机器进行交互，机器执行错误指令时会产生交互型ErrP（Ferrez and Millán，2008）。当受试者观察到机器或外部设备产生错误时，会产生观察型ErrP（Roset et al.，2014）。此外，近年来在ERP研究中对小脑参与认知的研究越来越具体化（Hao et al.，2020），但目前较少将ErrP引入。

首先，根据个体的脑地形图和时域图综合分析，发现不同受试者间误判试次具有较为明显的共性（图6-30）。

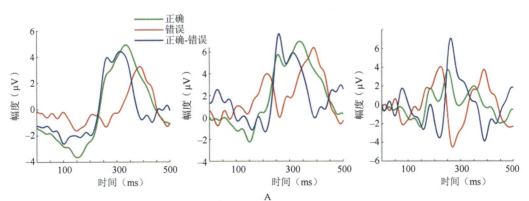

A

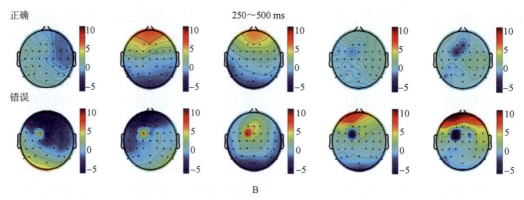

图6-30 时域叠加平均图（A）及脑地形图（B）

其中错误试次叠加平均后在时域波形图中可以明显看出：受试者普遍在按键后200～400 ms有一个较明显的负波，随后会出现正向翻转，是典型的事件相关负波（ERN）时域表征。脑地形图中可以看出差异显著者位于额叶和中央区，且出现差异时间位于250 ms左右。

此外，通过不同受试小脑中央区导联（CBZ）误判脑电信号时域波形可以看出：小脑电极处的脑电数据在误判的情况下呈现出了明显的特异性成分。这表明小脑在一定程度上参与了大脑的高级认知加工过程（图6-31）。

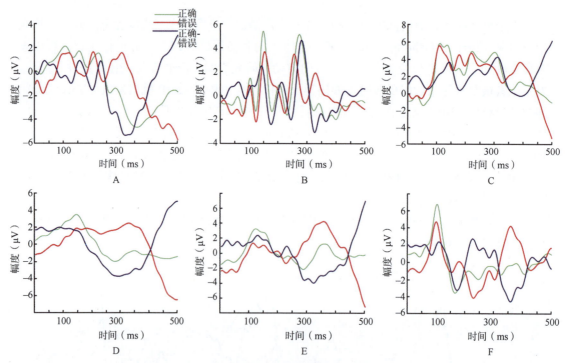

图6-31 6名受试者小脑CBZ导联脑电数据叠加平均图

A～F. 分别为受试者1至受试者6

对每位受试者分别比较小脑电极与ErrP特异性差异明显的电极FZ、FCZ、CZ可以看出：小脑电极的差异波，方向与其相反，且幅值较高。表明在相同条件和受试的情况下小脑可以诱发出比大脑皮层更显著的ErrP成分（图6-32）。

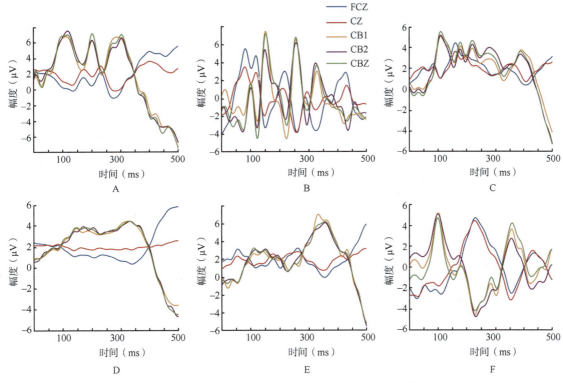

图6-32　6名受试者的FCZ、CZ、CBZ、CB1、CB2叠加平均对比图

A～F. 分别代表受试者1至受试者6

从ERN的峰值来看，不同导联具有较大的区别，其中额叶的ERN及Pe的潜伏期和峰值相对较高。但由于个体差异不同存在较大的波动，就ERN来说，幅值相对较大的电极有FZ、FCZ、CB、P4、OZ、CBZ。潜伏期相对较短的电极有CZ、CP4、FZ、OZ、POZ、PZ、FCZ，综合来看，FZ、FCZ、CZ、OZ导联ErrP表征较强。对于ERN来说，可以看出FZ具有最高的幅值，但根据个体的不同误差波动较大，FCZ和CZ具有相对短的潜伏期和相对高的幅值。对于Pe来说，除额叶外，其Pe幅值较高的区域集中在顶枕区，其中CBZ具有最高的峰值和潜伏期。

上述结果表明，小脑区域的ErrP时域特征相对明显，加入小脑电极可能会有助于提高ErrP的识别。

在时域波形和脑地形图分析过程中，我们发现了ErrP信号在小脑区域的典型表征：几乎所有受试者的ErrP峰值约在错误行为后250～400 ms，且与额叶和顶叶电极的ErrP信号表征相比，幅值较强，方向相反。这可以认为是小脑参与认知活动的一个侧面证据。

三、小脑调控与原发性颅脑损伤患者神经功能研究

目前临床主要研究小脑损伤与认知功能的关系，针对小脑损伤患者如SCA、小脑脑炎患者等，对小脑损伤组与对照组进行统计学差异分析。这在一定程度上忽视了小脑对大脑损伤的调控作用，对此笔者实验室在这方面作了部分研究。

　　为探究小脑调控与原发性颅脑损伤患者神经功能变化的意义，验证大脑损伤后小脑调控的作用、部位及途径，探索小脑调控促进大脑损伤神经修复的客观依据。针对原发性脑损伤患者，在伤后7天和伤后3个月采集相关数据进行分析，在原有64导的基础上增加了覆盖小脑的"PO9""PO10""O9""O10""IZ""CB1""CB1""CBZ"8个采集位点的脑电帽，采集了闭眼静息态下的脑电数据，采样频率为1000 Hz。

　　脑电信号是大脑皮层神经元的同步活动，通过EEG可以对神经元群自发性、节律性电活动进行放大并加以记录。由于脑电信号十分微弱，在采集过程中会受到来自体内和体外环境的影响，尤其是颈部肌电的干扰，因此需要通过预处理去除脑电信号中的干扰信号，提高脑电信号的信噪比，为后续特征提取和分类做准备。笔者实验中主要采用带通滤波的方法进行预处理，同时对数据进行去除伪迹和分段处理。特征提取采用了频谱及脑网络分析的方法。

（一）带通滤波

　　由于脑电数据属于一种时变信号，对于这种信号的线性计算，经常使用有限脉冲响应滤波器（finite impulse response filter，FIR滤波器）对其进行处理。FIR滤波器的输出是输入信号和脉冲响应的卷积结果，数学定义如下：

$$y_{(n)} = \sum_{K=0}^{N-1} h(k) \cdot x(n-k)$$

式中，N是滤波器阶数；$h(k)$是滤波器固定系数；$x(n)$是输入信号。

　　在采集过程中较多环境干扰来源于工频干扰50 Hz左右，以及部分人体噪声或出汗导致的脑电漂移现象，多数低于1 Hz。目前研究表明，头皮采集到的脑外脑电有效成分δ、θ、α、β、γ波，常用成分频率低于50 Hz（Dachao et al.，2018）。因此，笔者实验采用1～45 Hz的FIR滤波器对脑电数据进行滤波，以确保滤去工频噪声和其他噪声导致的漂移现象。

（二）数据分段

　　由于脑电信号本身为一种非平稳时间信号，需进行滑动窗处理分析。其中窗长的选取是一个需要考虑的问题，过短可能对数据处理影响很大，过长则可能无法捕捉到脑电中快速变化的成分。一般可选取不同窗长进行综合分析，再选出合适的窗长，确保能够消除窗长选取带来的影响；或者查阅文献选取合适的窗长及滑动步长。

（三）特征提取

　　脑电波作为一种生物电信号，可以直接反映大脑的内部活动及注意力状态。幅值为5～200 μV，频率分布范围为0.5～100 Hz。根据频率分布范围的不同分为α、β、θ、δ、γ（表6-1、图6-33）（Dachao et al.，2018）。由于分布位置不同，不同脑电节律与生理表现存在一定的关系。

表6-1　不同脑电波形特征表

波形类型	特征	发生状态
α	8～13 Hz；振幅小于50 μV	清醒状态，闭眼放松
β	13～30 Hz；振幅小，对称性	警觉或处于脑力活动；服用药物

续表

波形类型	特征	发生状态
θ	4～8 Hz；振幅大于β波	睡眠早期；白日梦
δ	<3 Hz；振幅较大	深度无梦随眠，快速眼动期；潜意识
γ	>30 Hz；振幅较小	身体运动；更高水平的心理活动

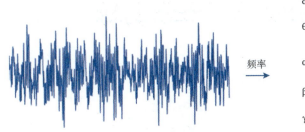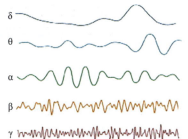

图6-33　脑电频率分段

（四）功率谱分析

计算脑电的频域特征能够很好地反映脑电信号相关频率和相位状态，更容易观察到脑电节律分布和变化规律，以及每个频带的能量。本部分选用Welch算法进行功率谱分析，以再提取相对功率的方法作为脑电的频域特征。

Welch 算法是一种经典功率谱估计算法，能有效提高频谱分辨率和准确性，解决其他算法存在的噪声干扰频谱泄露问题。Welch信号分割成互不重叠或部分重叠的窗口（图6-34），然后采用周期图法对各个窗口信号进行谱估计，最后取各个窗口信号谱估计的平均值，以此来降低谱估计方差（刘牧天，2020）。

（五）脑网络分析

脑网络可以在脑区水平上研究大脑功能机制和特征。构建脑网络的过程实质上是将大脑这个实际的复杂系统通过节点和边的定义以数学形式表示，从而用数学理论加以研究。因此，节点通常定义为大脑的某个区域或者电生理信号记录的位置，而边通常表示的是节点之间在结构上、功能上或者因效上的连接。

结构上的连接通常指的是脑区之间的白质纤维束或者脑区之间形态学上的相关性。功能连接通常指的是大脑不同区域之间激活程度的时空耦合性。

常用网络特征：全局效率、局部效率及聚类系数衡量了网络的信息传递能力，也在一定程度上反映了网络的安全性和稳定性；节点介数和边介数，研究节点或边在最短路径上的贡献度。脑损伤患者相比正常人，在小脑位置，慢波能量占比增大，快波能量占比减小，表明脑损伤后，位于小脑的意识活动减弱，复杂度降低（图6-35）。

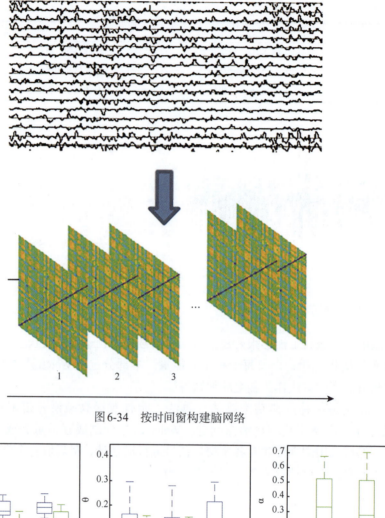

图6-34 按时间窗构建脑网络

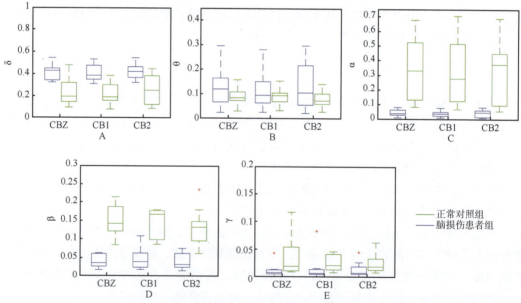

图6-35 脑损伤患者与正常对照组小脑区域相对功率对比

总体来看，相比正常人，脑损伤患者的功能连接普遍增强，其中F-P、F-O、F-C、C-O、C-P、P-CB、O-CB功能连接显著增强，小脑与顶叶和枕叶的功能连接加强（图6-36）。

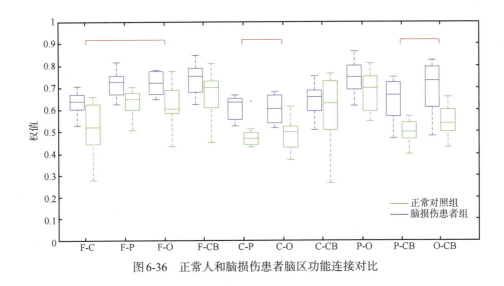

图6-36 正常人和脑损伤患者脑区功能连接对比

各患者中央区及顶叶的功能连接较强，同时GCS评分较低的患者整体网络水平偏高，网络均值可能与GCS评分有一定关联（图6-37）。

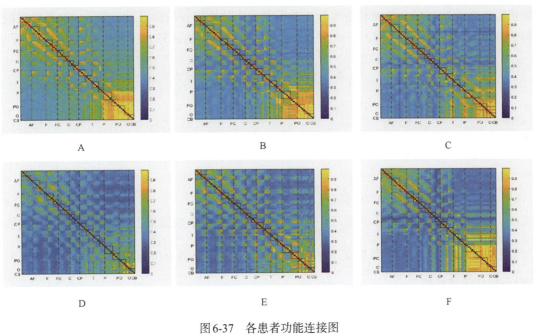

图6-37 各患者功能连接图

A～F. 分别代表患者1至患者6

四、基于小脑靶点的BCI优秀受试者筛选研究

小脑靶点相关特征除可用于对脑损伤患者进行定量评估外，还可用于BCI优秀受试者筛选，下面以ErrP-BCI为例进行介绍，以筛选出在线ErrP-BCI系统中分类算法表现优秀的个体。

本部分研究使用了ErrP诱发范式标定的两类脑电数据切片，计算不同脑区通道下的两类数据之间的皮尔逊相关系数、F值（F-score）、Fisher可分性测度等指标并分别与ErrP-BCI系统中的在线分类算法评价函数结果进行关联分析，进而获取最优的受试者ErrP在线识别能力的定量评价指标，并定量描述个体化差异对ErrP-BCI系统可能存在的影响。通过该评价指标的量化比较可以对受试者进行筛选，进而优化ErrP-BCI系统的实际表现。

（一）基于皮尔逊相关系数的评价指标 TP

该指标定义为两个向量间皮尔逊相关系数的绝对值，并用1减去该值得到基于皮尔逊相关系数的受试者评价指标。可以看出，该评价指标越大，表明个体的ErrP在该导联具有更强的特异性表征，并与受试者正确判断试次具有更强的差异性。

$$TP = 1 - |\text{corr}(x_i, x_j)|$$

式中，corr为皮尔逊相关系数；x_i、x_j分别为正确和错误试次单个导联采集的脑电数据。

（二）基于 F 值的评价指标

F值是一种基于类间类内距离的特征重要性评价准则，可以在实现二分类问题中有效衡量特征之间的差异。此处对正确分类的贡献大小计算出各采样点的F值后，取各导联的均值和最大值作为评价指标。下式为基于F值的评价指标的计算方法：

$$F_i = \frac{(\overline{x_i^+} - \overline{x_i})^2 + (\overline{x_i^-} - \overline{x_i})^2}{\dfrac{B_{n_+}}{n_+ - 1} + \dfrac{B_{n_-}}{n_- - 1}}$$

$$B_{n_+} = \sum_{k=1}^{n_+} (x_{k,i}^+ - \overline{x_i^+})^2$$

$$B_{n_-} = \sum_{k=1}^{n_-} (x_{k,i}^- - \overline{x_i^-})^2$$

式中，n_+和n_-分别为两类样本数目；$\overline{x_i}$为第i个特征在整个数据集上的均值；$\overline{x_i^+}$为正类数据集上的均值；$\overline{x_i^-}$为负类数据集上的均值。$x_{k,i}^+$、$x_{k,i}^-$分别为正类和负类第k个样本点的第i个特征的特征值。

（三）基于 Fisher 可分性测度的评价指标

计算出各采样点的Fisher指标值后，取各导联的均值和最大值作为评价指标。下式为每个采样点上Fisher可分性测度的计算公式：

$$\text{Fisher} = \frac{|u_1 - u_2|}{s_1 + s_2}$$

式中，u_1、u_2分别为错误和正确试次在该采样点的均值；s_1、s_2分别为错误和正确试次在该采样点的方差。

上述指标均为分类问题中两类数据可分性测度指标，因此猜测这些指标可能能够定量评估受试者是否适合特定范式的脑电数据分类。但这些指标之间是否有优劣之分，哪个指标更能够准确表征受试者是否适合特定范式脑电数据分类，还需要进一步设计实验确认。为此，笔者设计了如下测试分析方法，用于评估上述指标的有效性。

1. 确定数据集　以15位判读专业学员ErrP诱发范式下采集的脑电数据集为训练集，其中的所有脑电数据试次标签均已标定完毕。

2. 确定客观评估指标　为评估指标的有效性，还需要确定一个一维客观指标作为待测评估指标的基准，这里取本书改进DCPM算法对每位受试者脑电数据分类的平衡准确率（balanced accuracy，BA）为客观基准指标。BA的计算公式如下：

$$BA = \frac{1}{k}\sum_{i=1}^{k}\frac{TP(i)}{S_i}$$

式中，k为类数；TP为真阳试次数（在本节中即错误或者正确试次正确检出试次个数）；S_i为某一类试次个数。可以看出，当两类数据平衡时，平衡准确率与传统意义上的准确率相等。而当两类数据不平衡时，平衡准确率将两类数据的比例作为参数引入准确率计算，能够更好地评估分类模型的性能。因此本节使用本书改进DCPM算法对每位受试者脑电数据分类的平衡准确率作为客观基准指标。

3. 分脑区计算上述待评估指标　即基于皮尔逊相关系数的评价指标TP，基于F值的评价指标$F(max)$、$F(mean)$、Fisher可分性测度Fisher(max)、Fisher$(mean)$。同步计算每位受试者在本文改进DCPM算法分类下的平衡准确率。

4. 将每个脑区的上述待评估指标与客观基准指标进行相关　分别求出相关系数，同时取15位受试者均值，用以得出相对普遍性的结论。

5. 通过上述计算得到的较高相关系数值其所在的脑区和指标　即为可用于该特定任务受试者筛选的特异性指标和脑区。

因此，本节根据上文中所述的评估指标与测试分析方法，分别比较各脑区筛选方法的评价指标，并与改进DCPM算法分类的平衡准确率分别计算相关系数，得到不同脑区各个指标与平衡准确率的相关性。

对测试集中所有15位受试者的结果取均值。结果如表6-2所示，首先经横向对比可以发现，Fisher系数无论是其均值还是最大值与受试者在ErrP-BCI中的实际表现高度相关。其次，从纵向对比也可以发现，在所有脑区中，小脑区域的各项特征与受试者在ErrP-BCI中的实际表现相关系数最强。

表6-2　不同脑区各指标与平衡准确率的相关性

脑区	Corr	$F(mean)$	$F(max)$	Fisher$(mean)$	Fisher(max)
F	0.219	0.462	0.433	0.464	0.453
C	0.392	0.518	0.292	0.538	0.307
P	0.002	0.428	0.53	0.428	0.520
O	0.17	0.53	0.54	0.526	0.539
CB	0.205	0.689	0.72	0.694	0.731

基于上述结果，使用小脑区域电极的两类训练数据叠加平均后的 Fisher 系数最大值作为评估指标，以 0.15 为阈值对受试者进行筛选，将 15 位受试者分为两组，比较其在反馈式 ErrP-BCI 系统中的平衡准确率，结果如图 6-38 所示，筛选组受试者在 ErrP-BCI 系统中的分类平衡准确率较其余受试者提升了 8% 左右，说明了本筛选方法的有效性。

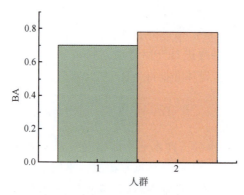

图 6-38　受试者筛选组（1）与其余组（2）在 ErrP-BCI 系统中分类平衡准确率（BA）对比柱状图

（牛　畅　晏　壮　尹奎英）

参 考 文 献

纪蒙，胡文立 . 2008. 小脑的认知功能研究进展 . 医学研究杂志，2008：18-20.

刘牧天 . 2020. 基于脑电信号的驾驶员注意力监测系统设计与实现 . 武汉：武汉理工大学 .

刘卓，李政，徐运，等 . 2015. 事件相关电位 P300 预测 SCA3 型患者认知功能障碍的价值 . 中国临床研究，28：1553-1556.

郑慧，元小冬，张萍淑，等 . 2020. 小脑参与脑认知功能的事件相关电位研究进展 . 中华老年心脑血管病杂志，22：556-558.

Bolduc ME, du Plessis AJ, Sullivan N, et al. 2012. Regional cerebellar volumes predict functional outcome in children with cerebellar malformations. Cerebellum, 11: 531-542.

Ferrez PW, Millán JdR. 2008. Error-related EEG potentials generated during simulated brain-computer interaction. IEEE Transactions on Biomedical Engineering, 55（3）: 923-929.

Fiez JA, Petersen SE, Cheney MK, et al. 1992. Impaired nonmotor learning and error detection associated with cerebellar damage. Brain, 115: 155-178.

Gehring W, Goss B, Coles M, et al. 1993. A neural system for error detection psych science. Psychol Sci, 4: 1-6.

Gu L, Zhang Z. 2017.Exploring potential electrophysiological biomarkers in mild cognitive impairment: a systematic review and meta-analysis of event related potential studies. J Alzheimers Dis, 58: 1283-1292.

Hao W, Jian L, lin Z, et al. 2020. Research progress in the association of cerebellum and cognition. Journal of Clinical Neurology, 33: 73-76.

Lopez-Larraz E, Iturrate I, Montesano L, et al. 2010. Real-time recognition of feedback error-related potentials during a time-estimation task. Annu Int Conf IEEE Eng Med Biol Soc, 2010: 2670-2673

Lupo M, Troisi E, Chiricozzi FR, et al. 2015. Inability to process negative emotions in cerebellar damage: a functional transcranial Doppler sonographic study. Cerebellum, 14（6）: 663-669.

Marien P, Ackermann H, Adamaszek M, et al. 2014. Consensus paper: language and the cerebellum: an ongoing enigma. Cerebellum, 13（3）: 386-410.

Nowparast Rostami H，Ouyang G，Bayer M，et al. 2016. Dissociating the influence of affetive word content and cognitive processing demands on the late positive potential. Brain Topogr，29（1）：82-93.

Peng HW，Chen LD. 2015. Advance in cerebellum's involvement in cognition（review）. Zhongguo Kangfu Lilun Yu Shijian，21：1370-1374.

Roset SA，Gant K，Prasad A，et al. 2014. An adaptive brain actuated system for augmenting rehabilitation. Frontiers in Neuroscience，8：415.

Stoodley CJ，Valera EM，Schmahmann JD. 2012. Functional topography of the cerebellum for motor and cognitive tasks：an fMRI study. Neuroimage，59：1560-1570.

Vocat R，Pourtois G，Vuilleumier P. 2008. Unavoidable errors：a spatio-temporal analysis of time-course and neural sources of evoked potentials associated with error processing in a speeded task. Neuropsychologia，46：2545-2555.

Wang M，Su J，Zhang J，et al. 2017. Visual cortex and cerebellum hyperactivation during negative emotion picture stimuli in migraine patients. Sci Rep，7：41919.

第十一节　小脑监督学习模型与应用

一、小脑监督学习模型

（一）监督学习

监督学习作为机器学习和人工智能的一个重要分支，其核心概念在于利用已标记的数据集对算法进行训练，从而实现数据的精确分类或结果预测。在数据被输入模型后，模型会经历一个权重调整的过程，直至达到适当的拟合状态，这一过程也是交叉验证的组成部分。通过监督学习，各类组织能够大规模地解决现实中的诸多问题，例如，将收件箱中的垃圾邮件自动归类到特定文件夹。

无论是机器、动物还是人类，在与外部世界有效互动中都需要进行大量的计算，这些计算很多可以通过监督学习来实现。监督学习的关键在于，利用系统性能的反馈来调整其内部参数，进而提升未来的表现。这一调整过程是通过迭代方式实现的：系统先对给定的输入做出响应，然后根据预期结果来评估这一响应，最后利用与预期结果的偏差来调整系统内部的自适应元素。监督学习的基本架构涵盖了人工神经网络和生物神经网络中的三个核心组成部分，见图6-39。

1. 自适应处理器　为了学会如何根据每个输入产生适当的响应，处理输入输出的网络需要能够自适应调整其内部参数。在人工神经网络中，这是通过调整连接权重来实现的（Alpaydin，2014；Hagan et al.，2014；Jenkins et al.，1996），而在生物神经网络中，则是通过调整突触强度或神经元的其他属性（即神经可塑性）来完成的（Titley et al.，2017）。

2. 输入预处理　在将输入数据送入监督学习系统的自适应处理器之前，通常需要对原始输入进行某种转换。在人工神经网络中，这一寻找输入数据适当表示的过程被称为特征工程，这是决定算法成功与否的关键步骤（LeCun et al.，2015；Bengio et al.，2013）。

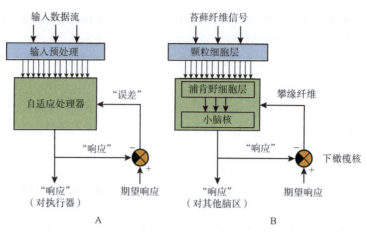

图6-39 监督学习网络的核心架构

实现监督学习的基本计算框架：A. 人工神经网络；B. 小脑网络。预处理阶段（青色）将输入信号转换为编码表示，这些表示是监督学习的合适基质。然后将这些表示发送给自适应处理器（绿色），该处理器产生响应。通过比较网络的实际响应与期望响应（橙色）来计算误差，并作为指导性信号来调整自适应处理器的内部参数（如突触权重），直到达成期望的响应[引自：Jennifer LR，Javier FM，2018. Computational principles of supervised learning in the cerebellum，Annu Rev Neurosci，41：233-253.]

3. 指导性信号 监督学习与无监督学习的关键区别在于，监督学习的网络能接收到关于其性能的反馈，并利用这些指导性信号来调整自适应处理器的内部参数。这些指导性信号是通过比较网络的响应与期望响应来计算的，它们实质上指出了网络响应中的错误。

（二）小脑监督学习模型的构建

1. 输入预处理 小脑的输入层负责将接收的苔藓纤维（MF）信号转化为颗粒细胞（GC）的表达形式，这一过程类似于特征工程，为监督学习准备适宜的数据。在哺乳动物的大脑中，小脑GC占据了超过一半的神经元，因此GC对MF输入的处理实现了编码空间的急剧扩展，有助于实现模式分离和时间基集生成等功能。

2. 大规模循环架构 尽管小脑环路曾被视为是一个主要的前馈感知器网络，但最近的研究揭示了其中广泛存在的循环连接。在机器学习中，包含反馈路径的循环神经网络对于处理序列任务特别有效，如自然语言处理和时间序列预测。小脑的高度循环结构可能支持类似的功能，包括语言处理和顺序运动的协调等功能。

3. 线性计算 监督学习的目标是找到能够将输入信号转化为所需正确响应的映射函数。虽然一些机器学习应用已经通过线性单元网络实现了这一目标，但具有非线性激活函数的单元更为常用。在高度非线性的网络中，要找到单个单元输出流与输入流特征或系统最终响应之间的明显关系通常非常困难。然而，许多小脑神经元的放电率与任务相关参数呈线性关系，如移动刺激的方向或正在执行动作的运动学特性。这种线性编码已在小脑环路的各个层面被发现，包括MF、GC等。尽管小脑神经元和突触具有非线性固有特性，但这些特性以保持小脑网络运行的方式被解除或处于补偿线性状态下。如果GC层提供了适当的基集，这种线性处理不会妨碍网络对非线性映射函数的监督学习，因为任何非线性函数都可以用基函数的线性组合来近似。

4. 智能指导性信号 在监督学习中，错误信号扮演着至关重要的角色，它们是引导自适应处理器进行适当调整的指示器。在许多机器学习应用中，这些指导性信号会精确地指定一组训练输入所对应的期望网络输出。然而，与机器学习不同，生物网络（如小脑）中用于监督学习的错误信号通常更为间接且存在延迟。解决这种远端指导问题的方案已经在其他文献中得到了详细探讨。最近的实验工作揭示了小脑中的指导性信号实际上远比之前所认为的要丰富。

5. 可塑性的多个时间尺度 在机器学习中，调整网络参数时的学习率选择非常关键。学习率过大可能导致网络无法收敛，而学习率过小则会延长学习时间。一种有效的策略是在训练过程中动态调整学习率，当网络远离解或输入统计量发生变化时增加学习率，而在更稳定的情况下降低学习率。小脑中的一种类似机制是调节 CF 所携带的指导性信号的效力。此外，小脑和其他大脑区域还通过不同时间尺度上运行的不同形式的神经可塑性来实现学习。

（三）小脑监督学习网络的结论和讨论

小脑中的监督学习与其他神经网络既有相似之处，也存在独特之处。它受多个指导性信号调控，引发不同位置的神经可塑性变化，这些变化灵活多样，使学习兼具特异性与广泛适应性。小脑神经网络以大规模递归为显著特征，同时其神经元具有异质性。此外，小脑拥有庞大的神经硬件用于输入预处理，虽然其计算功能与大脑其他区域相似，但具体机制仍需深入研究。小脑中的监督式学习与人工神经网络相似，如通过调节指导性信号来调节学习率，但不同的是，小脑中的习得变化会自然衰减，这是机器学习未广泛采用的策略。未来研究将探索这种衰减的特性及其对动态世界适应性的影响。小脑学习的机制可能因区域差异、系统配置、与其他脑区的连接及信息类型而有所不同。小脑电路的简单统一性和新研究工具的应用，使其成为研究大脑计算原理及提升机器学习性能的理想模型。

下文将介绍小脑模型启发的两种类型的应用，分别是面向病理评估和面向预测机器轨迹。

二、小脑监督学习模型的应用

（一）闭环小脑监督网络模型在病理评估中的应用

小脑在人体感觉运动控制中扮演着至关重要的角色，然而小脑疾病常常会削弱运动反应的适应性和学习能力。尽管如此，网络水平变动与小脑功能失常之间的确切关系仍然是个谜。为了解开这个谜团，并推动研发出一种能模拟小脑重要神经元和可塑性特征的闭环人工系统，研究人员采用了一种闭环尖峰计算模型，以模拟并深入分析小脑损伤与网络之间的相关性。

研究人员假设，通过适当调整模型参数，可以重现小脑功能障碍，并通过眨眼经典条件反射（blink classical conditioning，BCC）等方法观察相应的行为效应，进而预测潜在的神经环路适应性。若该假设得到验证，那么基于实际建模的计算机模拟将成为探究疾病机制和评估治疗效果的重要基础。这将有助于弥补对小脑疾病的片面理解，并克服当前体内外分析的局限性，以及不同尺度间关联与行为之间的差异。

该模型模拟了小脑皮层的三种不同类型的损伤，包括 PC 的缺失、MF 的损伤，以及长期抑制机制的损伤。这些修改后的模型随后接受了评估小脑损伤的标准学习范式——眨眼经典条件反射的测试。模型的结果与人类或动物实验的结果高度吻合。

在模拟的病理情况下，该模型成功地再现了典型病理的部分和延迟条件反射，从而凸显了完整小脑皮层功能在加速学习过程中的重要性，尤其是通过将所获取的信息传递给小脑核来实现这一点。此外，研究还发现，不同类型的病变会导致突触可塑性和反应时间发生显著变化，进而产生特定的适应模式。

这项研究不仅将小脑尖峰模型的适用范围扩展到了病理案例，更重要的是它预测了神经元水平的变化如何在整个网络中传播。这为推断小脑病理中所发生的小脑环路改变提供了新的视角。

1. 小脑病理监督闭环网络模型的构建　用于模拟小脑建立一个完整的小脑结构使用EDLUT模拟器，小脑监督网络模型精细地模拟了小脑中的各类神经元及其连接（图6-40）。

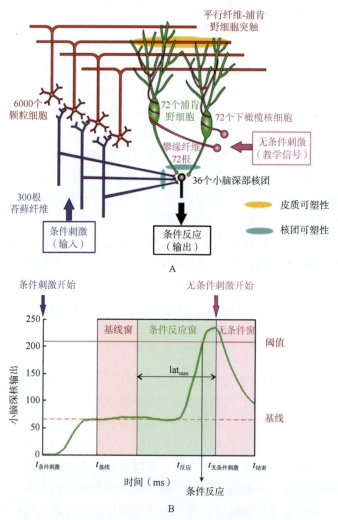

图6-40　此模型的特点在于其精细的神经元建模和突触表示

单个神经元被建模为带泄漏整合发放（leaky integrate-and-fire）模型，而突触则被表示为输入驱动的电导。值得注意的是，该模型中的DCN-IO抑制环并非物理连接，而是一种机制，用于在US发生前检测到条件反射（CR）时降低代表无条件刺激（US）的尖峰模式的下橄榄细胞（IO）放电率。这种设计使得DCN-IO抑制能够将运动指令转化为感觉调制，从而模拟了小脑区域同时控制运动执行和感觉预测的功能。lat$_{max}$：纬度最大值 [引自：Alice G，2018. A multiple-plasticity spiking neural network embedded in a closed-loop control system to model cerebellar pathologies. Int J Neural Syst，28：1750017.]

此模型由300根MF、6000个GC、72个下橄榄细胞（lower olive cell，IO）、72个PC及36个小脑深部核团（DCN）组成，形成了一个高度复杂的网络连接。在这个模型中，MF负责接收条件刺激（conditioned stimulus，CS）并以生理频率发出随机尖峰信号，与GC层建立连接。而每个GC则从MF接收多个突触信号，这些信号的组合构成了输入信号的稀疏表示。IO则接收一个低频随机峰值模式的无条件刺激（unconditioned stimulus，US）信号，该信号与网络动态无关，仅与US事件相关联。通过CF，IO与PC逐个连接，而每个PC通过PF以一定概率从每个GC接收突触信号，形成了大量的连接。此外，每个DCN接收来自所有MF的兴奋性输入及来自PC的抑制性连接。

2. 病理损伤的模拟与结果分析 在成功构建并优化生理模型后，研究者进行了一系列测试以模拟延迟眨眼经典条件反射（eyeblink classical conditioning，EBCC）任务。他们设置了与参考病理研究相同的条件，包括刺激持续时间、刺激间隔和试验次数。随后，为了更深入地了解不同病理情况下的行为演变，研究者在更长的获取前协议上对所有三种病理病例进行了模拟。

（1）PC的丢失模拟。首先，研究者调查了涉及皮层水平的小脑神经群PC的损伤情况。PC在运动适应中起着关键作用，对学习至关重要，因为它们通过抑制信号直接影响DCN输出，并且它们的活动受皮层可塑性的控制。因此，PC的丧失可能会对运动学习造成严重损害。为了模拟这种情况，研究者减少了模型中PC的数量3～27个，即生理条件下参考值的4%～37%。每移除一定量的PC，都进行了36次测试，使用不同的丢失PC模板（空间模式）。研究者将模型结果与参考研究的结果进行了比较，并通过分析输出活动和突触权重来预测修改后的潜在机制。此外，为了更全面地了解这种行为在更长时间尺度上的表现，研究者还进行了1000次习得试验的测试。

在PC数量减少后，该模型准确地反映了不同类型小脑性关节炎患者的EBCC变化。PC数量的减少也与运动学习能力受损相关的其他疾病有关，如AD、产前酒精暴露影响的儿童及孤独症谱系障碍等。这些疾病都观察到PC的丧失，并且这种丧失也与EBCC的改变有关。因此，本研究结果对这些病理情况也具有一定的适用性。

动物实验显示，PC的丧失通常与小脑网络其他部分的改变相关。例如，在基因诱导的PC缺失的突变小鼠中，高尔基细胞数量也减少。产前酒精暴露会导致小鼠PC丧失及GC和PF-PC突触的损伤。PC是将信息传递到DCN的最终共同路径，因此PC的减少相当于削弱了整个皮层对DCN的输出。这与药物阻断家兔PC后在EBCC期间观察到的DCN活性增加相一致。模拟实验还显示，PC对DCN细胞缺乏时间锁定的抑制是导致条件反射（CR）时间和速率改变的原因。

这些发现证实了小脑皮层在快速时间尺度上对联想学习任务的重要作用，与神经生理学的预测相符。此外，研究结果还表明，MF-DCN突触权重的增加可能有助于补偿受损的输出，这提示增强MF的感觉输入可能有助于改善患者的恢复，为神经康复提供了潜在的关键途径。

（2）小脑传入事件受损的模拟。研究者进一步模拟了小脑传入事件受损的情况。这种损伤模拟通过两种方式实现：一是减少活动MF的数量；二是降低CS期间MF的发射率。损伤水平被设定在生理条件下参考值的5%～50%，并对每个损伤量进行了36次具有不同

MF损伤空间格局的试验。试验方案模拟了生理和病理条件，其中包括CS、US的时长，刺激间隔，以及试验的重复次数等参数。通过比较正常模型和改变模型的结果，研究者分析了反应产生、时间及低水平活动方面的差异。为了验证条件反射是否完全受损或仅是严重延迟，研究者使用25%的MF损伤模板和1000次总试验进行了模拟。此外，为了更深入地了解皮层和核团通路的作用，研究者在恢复受损模型后，使用相同的协议参数和1000次获取试验进行了另一项模拟。

共济失调涉及MF通路的结构改变有几种形式。在MF损伤的情形下，该模型能够复现在单项小脑患者研究中报道的条件反应百分比变化。与此相一致的是，该模型预测，即便经过长时间的训练（如1000次配对），条件反射的形成也会明显延迟，并且其强度会比正常情况更弱。预测的机制在于MF对DCN的激发作用较弱，而PC对DCN的抑制作用不准确。小脑传入神经的损伤也会影响GC层，从而导致输入信号的编码不良，并且会减弱可塑性。然而，核可塑性的增强可以在一定程度上恢复损伤，并产生一些条件反射，尽管这一过程较为缓慢且不完全。尽管没有其他关于小脑传入事件受损患者的EBCC研究可供参考，但可以将研究结果扩展到暗示GC层病变的病理中。例如，在精神分裂症患者中观察到联想学习的改变，小脑GC层的异常活动被认为是其中的一个重要因素。动物实验也证明了适当的输入编码在实现运动学习中的作用。有研究指出，小脑GC的广泛失活会阻止小鼠前庭－眼反射（vestibulo-ocular reflex，VOR）的获得和巩固。同时，还有假设指出，在GC层损伤的情况下，其他可塑性机制可能会补偿皮层可塑性的改变。此外，一项关于小鼠EBCC的研究显示，当GC向PC的传递被阻断时，核可塑性成为主要的代偿机制。

（3）PF-PC LTD受损的模拟。最后，研究者探索了小脑内在工作机制的损伤，特别是PF-PC突触LTD受损。皮层可塑性（PF-PC突触）在小脑运动学习中起着重要作用。参考研究分析了PF-PC突触LTD受损的小鼠在EBCC任务中的适应性。这种可塑性位点的LTD损伤与某些神经系统疾病有关。在研究者的小脑网络模型中，通过降低调节PF-PC可塑性部位LTD的参数，可以重现相同的变化。研究者测试了不同程度的损伤，范围为生理条件下参考值的10%～80%，并分析了反应的适应性和时间变化，以及修改后的潜在机制。与之前的案例一样，研究者也评估了在皮层LTD严重损伤的情况下，学习是否只是延迟或完全受损，以及在更长时间的1000次试验上的表现。

通过模拟皮层LTD的损伤，了解突触可塑性在小脑病理中的重要作用。在模拟过程中发现该模型能够反映小鼠中受损的联想学习能力，具体表现为条件反射的获得被推迟，且推迟程度与LTD减少的数量有关。不过，即使在LTD严重受损的情况下，条件反射的获得也能在长期的训练过程中得到部分恢复。

通过分析突触权重的表征，发现皮层LTD的损伤不仅会影响学习的速度和效果，还会改变PC与DCN之间突触的核可塑性。值得注意的是，这种动态变化会对核可塑性造成损害：PC-DCN连接的可塑性被建模为尖峰时间依赖可塑性，因此皮层LTD的损伤会通过延迟PC的抑制作用，进而阻断生理学习所需的DCN活动。

该模型支持了关于皮层LTD在驱动学习中起基本作用的神经生理学假设。这一假设基于转基因小鼠中减少的PF到PC的突触传递和LTD导致EBCC受损的观察。值得注意的是，当LTD减少时，条件反射的百分比和可塑性的再分配并未发生重大变化，这解释了为什么在突变小鼠中，LTD的破坏会导致不一致的行为变化。

此外，对模型中神经活动的分析表明，在条件反射的情况下，输出的形状并未发生改变，从而导致响应时间保持不变，这与实验结果相匹配。

这些建模结果可以扩展到其他小脑病理。事实上，LTD的改变（减少或增强）与特定的病理改变有关，如ASD和脆性X综合征。特别是，通过小鼠模型研究了人类15q11—q13重复（ASD的典型特征），表明遗传改变导致小脑LTD减少和CF到PC突触的修剪改变。因此，针对这种病理的更具体的计算模型应该包括这两种修饰。

在我们的模拟中，小脑可塑性损伤表现为在不改变条件反射时间和形状的情况下，皮层LTD的减少导致条件反射的获得减少。这种情况与人类Griscelli综合征Ⅰ型和Elejalde综合征相符，这两种综合征的特征是在参考动物研究中引起LTD损伤的相同Myosin Ⅴa突变。

然而，需要指出的是，在前100次试验中，该模型无法完全重现精确的实验方案。这可能是由于模型是针对人类数据进行优化的，从而导致条件反射比小鼠更快。这一差异提示在比较动物实验和人类实验时需要谨慎。

3. 小脑监督计算模型与小脑病理状况探讨　小脑监督计算模型已成为强大的研究工具，它结合了真实的小脑脉冲神经网络与闭环感觉运动系统的反馈和前馈环路，从而精准洞察小脑微观电路与外部行为的动态关系。该模型的可调性让研究者能直接考察神经元与宏观行为的关联性，为研究生理机制调控和阐释病理机制提供了重要途径，这将允许从仍然被广泛采用的疾病的"病变–症状"观点转向基于循环环路和神经可塑性的环路所决定的内部环路动力学。模拟结果与实验数据高度一致，验证了模型的精确性，并为探索潜在病理的低层次机制、理解局部病变与行为变化联系提供了支持。该模型成功量化了低层次参数，并将这些参数与小脑的高级控制功能紧密相连，为全面深入解读小脑功能及病理状况奠定了坚实基础。

（二）小脑启发的脉冲神经网络模型预测机器轨迹

受小脑结构启发的网络被应用于运动任务中。在这种网络中，GC层对MF的稀疏输入进行重新编码，进一步增强了其在运动学习中的作用。通过借鉴小脑的连接方式和深度学习的规则，能够识别数据集中的模式，并对轨迹进行优化。模拟了小脑神经元的动力学特性，并整合了GC层、PC层及通过兴奋性和抑制性突触相互连接的小脑核的学习机制。为了验证该模型的模式识别能力，用标准的机器学习数据集及在低成本无传感器机器人的轨迹上进行了测试。经过监督学习的调整，这种受小脑启发的网络在较小的训练数据集上展现出了比特定数据精度模型更广泛的模式分类能力。

启发脉冲神经网络的数学模型：小脑位于大脑皮层的枕叶下方，具有模块化结构，并遵循一个组织良好的网络架构。其传入环路主要包括两个兴奋性输入：MF和CF。来自不同区域的感觉和触觉输入通过MF传递，而CF则产生训练误差。小脑GC层包含大量GC、少量的高尔基细胞，以及单极刷细胞（unipolar brush cell，UBC），而分子层的主要输出神经元是PC。由IO到PC的纠错机制，小脑被认为对感觉和运动模式执行监督运动学习。另外，GC涉及不同感觉模态的稀疏重新编码，其前馈抑制在调节PC模式识别的有效性中至关重要。

通过数学方式重构了这个受小脑启发的神经环路，并将其与深度学习分类器的训练效果相结合，以应用于运动发音控制和模式分类。这一模型有望为机器人关节的控制系统领域提供新的思路和方法。

结合生物物理动力学和小脑的一些学习机制，重建了一个小脑激发的脉冲神经网络。此外，还构建了一种多用途算法，该算法能执行对运动发音控制至关重要的任务，如模式编码、识别、分离、分类和预测。所建模的网络展示了归因于模式分类器的能力，并隐式地作为运动发音控制的轨迹预测器，这与在小脑中观察到的感觉运动控制相似，通过分析和模拟小脑网络的泛化能力，旨在进行模式识别和监督学习。为了量化性能，将CPU上实现的模型与图形处理单元上实现的模型及其他一些学习算法进行了比较。

在当前的研究中，通过扩展之前的研究，重建一个小脑启发的脉冲神经网络，该网络能使用相同的架构执行多种配置的任务，如模式分类和轨迹预测。从两个方面对数学模型进行了重构：一是扩展小脑功能的理论；二是利用对小脑皮层的现代理解，同时开发一种神经启发的生物逼真方法，用于低成本的机器人控制。

在Vijayan等2017年的研究中，主要关注了小脑GC层中GC的差异性。然而，近期的研究进一步整合了小脑GC层的重新编码和关联映射特性，同时结合了兴奋性GC、抑制性高尔基细胞、PC层的模式识别功能，以及DCN的解释应用，从而构建了一个更加综合的模型。这一模型的网络大小具有可扩展性，为小脑功能的研究提供了新的视角。

该研究扩展了Marr-Albus-Ito的理论框架，创新性地在GC层中引入了学习机制。这一举措揭示了GC层在执行一整套操作中的重要角色，并将遵循D'angelo等及Rissert等的实验研究方法进行。基于此，研究者成功地重建了一个小脑激发的脉冲神经网络模型，该模型有能够执行多种数学任务的能力。这一模型的连接和电路设计极具创新性，不仅可被重新用于疾病建模，还为开发无传感器神经假体的控制器模型提供了新的可能性。

（三）神经网络构成

受小脑启发的深度学习算法描述了一个模拟小脑功能的神经网络模型，该模型包括4个主要模块：真实世界数据编码模块、小脑激发的尖峰神经网络模块、尖峰信息解码器模块、学习规则和自适应模块。下面是对这4个模块的详细描述。

1. 真实世界数据的编码　数据集由多个特征组成，每个数据点都有一个类标号。输入特征通过使用卷积高斯核函数进行编码，将属性映射到高维空间中，模拟小脑中的MF-GC的细化过程。模型电流通过GC层计算编码数据的尖峰，估计为加权输入值。在输入映射中，使用类似于突触后潜伏期的正态分布来允许输入的中心-环绕结构，其中中心的神经元接收到最强的激励。这些神经元是用户定义的，并且是可扩展的。深度学习网络（deep learning network，DLN）中的卷积层旨在从数据集中抽象出相关特征。

2. 小脑激发的尖峰神经网络　建立了一个由MF、GC、高尔基细胞和PC组成的可扩展小脑网络模型。这个网络模型的一个关键方面是运用对小脑皮层的现代理解来解决运动任务分类和预测问题。每个特征被表示为一组神经元，MF输入的数量根据数据集特征的大小进行设置。网络由多个MF、GC，以及一个高尔基细胞和一个PC组成。MF向GC和高尔基细胞提供兴奋性输入，抑制性高尔基细胞连接调制所有GC，而PC上的投影被认为是网络的输出。权重的初始化采用从每层的正态分布中随机选取的标准方法，以避免激活层输出的爆炸或消失。

3. 尖峰信息解码器 PC的输出经过一个三层网络解码，为最终输出。PC层被视为池化层，其中汇总了密集GC层的输出。池化层的输出被发送到第二个卷积层，在那里特征被提取、池化和分类。

4. 学习规则和自适应 网络的优化是通过修正带有计算误差的网络连接权值来完成的。预测输出与实际计算误差进行比较，在训练阶段，会在颗粒层（wMF-GC）、浦肯野细胞层（wGC-PC）和解码网络层更新连接权值。

综上所述，这个受小脑启发的深度学习算法通过模拟小脑的结构和功能，旨在更有效地处理真实世界的数据，并通过学习和适应模块来优化其性能。

使用高斯核编码输入参数（运动学参数）到MF尖峰时间，并进行时间编码。时间编码信息作为输入到小脑激发的脉冲神经网络（CISNN）。CISNN是由MF层、GC层和PC层组成的分层网络。CISNN输出为PC机尖峰时间，然后使用堆栈编码器进行速率编码，将输出提供给低成本的机器人铰接器，该机器人铰接器绘制4点轨迹，计算感官和运动值的变化并反馈给网络，以学习和更新现有的权值（图6-41）。

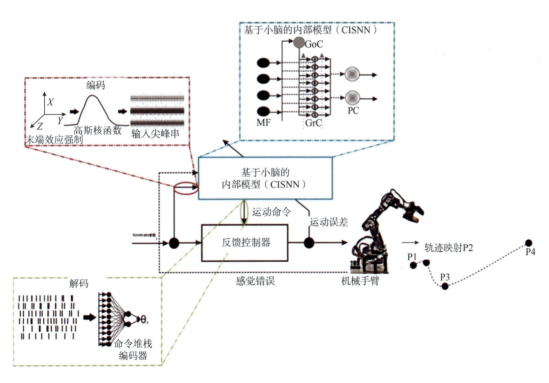

图6-41 用于机器人抽象预测轨迹的网络拓扑

［引自：Asha V，Shyam D，2022. A cerebellum inspired spiking neural network as a multi-model for pattern classification and robotic trajectory prediction. Front Neurosci，16：909146.］

小脑尖峰模型代表了一种生物启发的架构抽象，它能够通过重构小脑网络来预测和分类多模态输入。该模型巧妙地利用了尖峰神经元的时空特征，对多维数据进行约简，同时采纳了神经元环路的可塑性规则。这一模型进一步揭示了小脑微区功能可能与数据编码特性存在密切的相关性，并可能在微调运动任务时表现出强大的适应性。

当前的算法研究表明，GC 层的几何形状可能有助于并发和隐式地解决大规模模式重新编码问题，正如模型的特征分类所展示的那样。模式分类依赖于刺激的颗粒神经元编码、PC 的时间动态及诱导的可塑性。

MF 通过大量的 GC 输入，利用类似的编码机制参与感觉模式的表示。网络模型使用目标表示来从输入中区分不同的模式。由 Marr-Albus-Ito 理论提出，MF 传递感觉信号，而 CF 则传递误差信号，这构成了小脑网络模型的多模式处理基础。

此外，小脑网络模型可以被视作一种深度学习算法。小脑输入的发散性和 PF-PC 映射可以类比于其他深度学习网络中采用的卷积编码层。典型的深度学习网络包含多个卷积层，这可能与小脑中与分类相关的微电路功能相似。在我们的 CISNN 模型中，这些卷积层由 MF-GC、MF-高尔基细胞-GC 和 GC-PC 变换及其学习规则表示，并与执行时间和组合操作的神经元实验数据相匹配。

从算法的角度来看，小脑启发的深度学习模型是一种基于输入特征和用户定义的 MF 的可扩展模型，它能够容纳多模态输入模式，作为时空数据的高维编码器。小脑的投射时空编码属性允许将现实世界的数据转换为尖峰序列，并用于对数据集进行分类。

将小脑模型与不同的数据集和其他标准机器学习算法进行比较表明，该模型作为一个优秀的分类器，具有相当的准确性。当学习率降低时，其准确性会随着训练周期的增加而提高，这表明了一种有效的学习机制。尽管其他知名算法（如 MLP、Dl4jMlpClassifier 和 RBF 网络）在准确性方面可能略优于小脑模型，但该模型足以完成分类任务及低成本无传感器机器人关节器的轨迹预测，这表明采用基于小脑的前馈模型可以用作大数据的监督分类器和预测器。这一研究为开发更高效、更具生物启发的机器学习算法提供了新的视角和可能性。

（尹奎英）

参 考 文 献

Albus JS. 1971. A theory of cerebellar function Math. Biosci, 10: 25-61.

Alice G, Claudia C, Alberto A, et al. 2018. A multiple-plasticity spiking neural network embedded in a closed-loop control system to model cerebellar pathologies. International Journal of Neural Systems, 28: 1750017.

Alpaydin E. 2014. Introduction to Machine Learning. Cambridge, MA: MIT Press.

Alvina K, Walter JT, Kohn A, et al. 2008. Questioning the role of rebound firing in the cerebellum. Nat Neurosci, 11: 1256-1258.

Apps R, Hawkes R. 2009. Cerebellar cortical organization: a one-map hypothesis. Nat Rev Neurosci, 10: 670-681.

Bengio Y, Courville A, Vincent P. 2013. Representation learning: a review and new perspectives IEEE. Trans Pattern Anal Mach Intell, 35: 1798-1828.

Bengio Y, Lamblin P, Popovici D, et al. 2006. Greedy Layer-wise Training of Deep Networks Proc Int Conf

Neural Inf Process Syst，19th. Cambridge，MA：MIT Press，153-160.

Casellato A，Antonietti JA，Garrido RR，et al. 2014. Adaptive robotic control driven by a ver-satile spiking cerebellar network. PLoS One，9：1-17.

Casellato A，Antonietti JA，Garrido G，et al. 2015. Distributed cerebellar plasticity implements generalized multiple-scale memory components in real-robot sensorimotor tasks. Front Comput Neurosci，9：1-14.

Chaumont J，Guyon N，Valera AM，et al. 2013. Clusters of cerebellar Purkinje cells control their afferent climbing fiber discharge. PNAS，110：16223-16228.

Hagan MT，Demuth HB，Beale M，et al. 2014. Neural Network Design Stillwater. 2nd. Stillwater，OK：Cengage Learning.

Jenkins WK，Hull AW，Strait JC，et al. 1996. Advanced Concepts in Adaptive Signal Processing. Alphen aan den Rijn，Neth：Wolters Kluwer.

LeCun Y，Bengio Y，Hinton G. 2015. Deep learning. Nature，521：436-444.

Marr D.1969. A theory of cerebellar cortex. J Physiol，202：437-470.

Raymond JL，Medina JF. 2018. Computational principles of supervised learning in the cerebellum. Annu Rev Neurosci，41：233-253.

Ros E，Carrillo R，Ortigosa EM，et al. 2006. Event-driven simulation scheme for spiking neural networks using lookup tables to characterize neuronal dynamics. Neural Comput，18：2959-2993.

Sokolov AA，Miall RC，Ivry RB. 2017. The cerebellum：adaptive prediction for movement and cognition. Trends Cogn Sci，21：313-332.

Titley HK，Brunel N，Hansel C. 2017. Toward a neurocentric view of learning. Neuron，95：19-32.

Vijayan A，Diwakar S. 2022. A cerebellum inspired spiking neural network as a multi-model for pattern classification and robotic trajectory prediction. Frontiers in Neuroscience，16：909146.